歯科衛生士のための
最新歯周病学
THE NEWEST PERIODONTOLOGY

加藤 熙 編著

著

坂上 竜資
菅谷 勉
高橋 幸裕
藤井 健男

医歯薬出版株式会社

【編著者】

加藤　熈　北海道大学名誉教授（歯学部・歯周病学）

【執筆者】（五十音順）

坂上　竜資　福岡歯科大学口腔治療学講座歯周病学分野教授

菅谷　勉　北海道大学大学院歯学研究科口腔健康科学講座歯周・歯内療法学教室教授

高橋　幸裕　日本歯科大学生命歯学部微生物学講座教授

藤井　健男　松本歯科大学大学院健康増進口腔科学講座総合口腔診療部前教授

This book is originally published in Japanese
under the title of :

SHIKAEISEISHI NO TAMENO SAISHIN SHISYŪBYŌGAKU
(A Textbook of Periodontology for Dental Hygienists)

Editor :
KATO, Hiroshi
Professor Emeritus, Hokkaido University

© 2018 1st ed.

ISHIYAKU PUBLISHERS, INC.
　7-10, Honkomagome 1 chome, Bunkyo-ku,
　Tokyo 113-8612, Japan

序　文

　本書は歯周治療において重要な役割を担う歯科衛生士の皆様に，歯周治療の断片的な知識や技術ではなく，最新の総合的な知識とそれに基づく技術を身に付け，歯周治療を成功させる真の実力をつけ，さらにレベルアップしていただくことを目指し執筆したものです．

　歯周治療を成功させるには，歯周組織・歯周病の特徴をよく理解し，歯周治療の基本的考えのもと生物学に基づいた原因除去重視の知識を学び，それらを患者さんに正しくわかりやすく説明できる力をつけることが必要です．

　本書は，編著者の50年にわたる教育・研究・臨床の成果と経験，および編著者が中心となり医歯薬出版から出版し9刷を重ねた歯科衛生士教本「歯周療法」（1984年），15刷の「歯周治療学」（1994年），歯科医師の教科書で現在7刷の「最新歯周病学」（単著1994年），最新情報を加え全面的に修正・カラー化した．「新版　最新歯周病学」（2011年）を基にし，さらに私と共に歯周病学を学び現在全国各地で活躍している4人の先生（高橋幸裕，藤井健男，菅谷勉，坂上竜資）の協力を得て執筆編集をしています．

　本書は，歯科衛生士学校で学ぶ学生の皆様の「教科書」として，さらに臨床の場で活躍されている歯科衛生士の皆様の「学習書」「研修書」として活用いただけるよう構成しました．また，歯周病学会が認定する歯周病認定歯科衛生士を目指して励む皆様の学習のための「座右の書」としてお役に立つことを確信しています．

　内容は，まずオリエンテーションとして歯周治療では歯科衛生士が担う役割はきわめて大きく，活躍の場であることを示し，モチベーションを向上させます．つづく第1章では，歯周治療の実力向上に必要な「歯周組織と歯周病の正しい基礎知識」を身につけるよう，写真と図を用いてわかりやすく解説しました．

　第2章からは臨床編で，まず歯周治療の基本的考え方，治療の進め方が重要なことを学び，第3章では検査，診断，第一次治療計画の立て方について，詳細に記載しています．

　第4，5，6章は，歯周治療で最も重要な「歯周基本治療」について，実際の症例を示しながら具体的にわかりやすく解説しています．第4章は最も重要な部分である「口腔清掃指導」，第5章は同様に大切な「スケーリング，ルートプレーニング」，第6章は咬合性外傷の治療と基本治療として行うその他の治療および再評価と治療計画の修正について記しています．

　第7，8章は，「修正治療と歯科衛生士の診療補助」について解説しています．「修正治療」は基本治療後に再評価を行って治療計画を修正した修正治療計画を基に行う治療で，第7章は「歯周外科」，第8章は歯周-歯内病変，根分岐部病変，歯周-矯正治療，口腔機能回復治療（固定・補綴治療，インプラント，垂直歯根

破折について記し，歯科衛生士が診療補助を適切に行うことができるよう，これ等の治療の目的・内容・効果を理解しやすく解説しています．

　第9章は，歯科衛生士の重要な役割である「メインテナンス治療」について解説し，長期間メインテナンスするうえで大切なことを学びます．

　本書が完成するまでには，多くの歯科医師と歯科衛生士および家族，さらに医歯薬出版の応援，協力があり，深く感謝する次第です．とくに長い間にわたり協力を惜しまず応援してくれた妻の加藤瑞穂に，心から深く感謝します．

2018年6月

　なお，2刷発行時（2021年6月）に，歯周病に関する新しい情報・研究結果を参考に一部修正と加筆を行っています．

加藤　熈

歯科衛生士のための 最新歯周病学

ORIENTATION 歯周治療と歯科衛生士の役割 (加藤 熙)

I 歯周病学と歯周治療学とは……1
- 1 歯周病学（Periodontology）とは……1
- 2 歯周治療学（Periodontics）とは……1
- 3 歯周組織（Periodontal Tissue）とは……1

II 歯周治療は歯科衛生士の最も重要な活躍分野……2

III 歯周治療を学ぶうえで大切なこと……2
- 1 歯周組織と歯周病を理解する……2
- 2 歯周治療の基本的考えと基本技術を身につける……2
  - 1 原因除去の重要性と歯科衛生士の活躍
  - 2 患者さんの治癒力（免疫力）の向上
- 3 患者（さん）から歯周治療の効果を学ぶ（1965～2012年長期経過症例）……4
- 4 歯周治療に取り組むうえで大切な「心がまえ」……7
  - 1 歯周治療の基本を守れば，歯周病は治る
  - 2 術者と患者が「歯周病を治したい」という熱意と努力が重要
  - 3 常に向上心を持って，新しい知識と技術の習得につとめる
- 5 日本における歯周治療の発展と歯科衛生士の誕生・発展……8
  - 1 近年日本の歯周治療の発展の歴史
  - 2 歯科衛生士の誕生と歯周治療における活躍
- 6 本書の特徴と ADVANCE LEARNING について……9

第1章 歯周組織・歯周病の特徴を理解する基礎知識 (加藤 熙／高橋 幸裕)

I 歯周組織はどのような組織か──歯周組織の形態と機能……10
- 1 歯肉（正常歯肉はどのような組織か）……11
  - 1 歯肉の肉眼的な解剖と部位による名称
  - 2 歯肉の組織学（微細構造）
- 2 歯根膜……16
  - 1 歯根膜線維とシャーピー線維
  - 2 歯根膜の細胞
- 3 歯槽骨……17
  - 1 固有歯槽骨
  - 2 支持歯槽骨
  - 3 歯槽骨の組織学的特徴
- 4 セメント質……18
- 5 歯周組織と歯との付着・結合……20
  - 1 歯肉と歯との付着・結合
  - 2 歯根膜と歯との付着・結合
  - 3 歯肉溝

II 歯周病はどのような病気か──歯周病の分類・特徴・病理変化……21
- 1 歯周病の分類……21
  - 1 歯肉炎（gingivitis）（歯肉病変〈gingival lesions〉）
  - 2 歯周炎（periodontitis）
  - 3 咬合性外傷（occlusal trauma）
- 2 歯肉炎と歯周炎の特徴……26
  - 1 歯肉炎の特徴
  - 2 歯周炎の特徴

目次

- 3 仮性ポケットと真性ポケット
- 4 アタッチメントレベル，アタッチメントロス，アタッチメントゲイン

3 歯周病の病理学的特徴……28
- 1 臨床的正常歯肉の特徴
- 2 歯肉炎の病理学的特徴
- 3 歯周炎の病理学的特徴
- 4 咬合性外傷の病理学的特徴

4 歯周病の発症と進行のメカニズム……30
- 1 歯肉炎の発症
- 2 歯肉炎から歯周炎への進行
- 3 軽度歯周炎から重度歯周炎へ進行

5 局所的に発症する歯周病変と特殊な歯周病……33

6 歯周病における宿主反応……34
- 1 歯周組織の防御作用
- 2 歯周組織における宿主反応

III 歯周病の原因……36

1 初発因子と修飾因子……36
- 1 初発因子：プラーク（デンタルプラーク，歯垢）
- 2 局所性修飾因子：炎症性因子と外傷性因子
- 3 全身性修飾因子
- 4 歯周病のリスクファクター

IV 歯周病と細菌（微生物）との関係……40

1 デンタルプラークと細菌……40
- 1 歯肉縁上プラーク
- 2 歯肉縁下プラーク
- 3 バイオフィルム
- 4 プラーク形成

2 歯周病原（性）菌の定義と分類……43
- 1 非特異的細菌説と特異的細菌説
- 2 歯周病原（性）菌
- 3 レッドコンプレックス（red complex）

3 歯石の形成……47
- 1 歯石の定義と分類
- 2 歯石の組成，形成

V 歯周病と咬合との関係……49

1 咬合性外傷……49
2 外傷性咬合……50
3 炎症（歯周炎）と咬合性外傷との合併……51
4 1次性咬合性外傷と2次性咬合性外傷……51

VI 歯周病と全身との関係（ペリオドンタルメディシン）……52

1 歯周病が全身に及ぼす影響……52
2 全身状態が歯周病に与える影響……53

第2章 歯周治療の基本的考えと治療の進め方 (加藤 熈)

I 歯周治療の基本的考え方と治療を成功させる原則……54

1 歯周病の原因の除去……54
- 1 炎症性因子の除去＝初発因子（プラーク）とプラーク増加因子の除去
- 2 外傷性因子（外傷性咬合）の除去──咬合性外傷の改善

2 歯周組織の防御力（抵抗力・免疫力），治癒力を高める……55
3 メインテナンスにつとめ回復した歯周組織の健康を長期維持する……56
4 歯周治療を成功させる原則……56

II 歯周治療の進め方……57

1 医療面接・患者面談，歯周検査と治療への導入……58

1 医療面接・患者面談，予診票の確認，全身状態の把握
 2 口腔内一般検査と歯周病の検査および歯周治療へ導入
- 2 歯周病の検査と１次治療計画の立案……60
- 3 歯周基本治療……60
- 4 再評価と治療計画の修正・修正治療計画の立案……62
- 5 修正治療……62
- 6 修正治療後の再評価と治療計画修正……62
- 7 メインテナンス治療……63
 1 メインテナンス
 2 サポーティブペリオドンタルセラピー（SPT，歯周病安定期治療）

第3章 歯周治療で大切な検査 —— 歯周病の進行状態と原因の把握
（加藤 熈／藤井 健男）

I 正確な検査と記録の重要性……64
- 1 歯周病の検査と記録の目的と効果……64
- 2 歯周病の検査の内容と進め方……64

II 医療面接（歯科衛生士が行う患者面談）と口腔内一般検査および歯周病検査と歯周治療への導入……66
- 1 医療面接と歯科衛生士が行う患者面談……66
- 2 主訴と歯周病検査・治療への導入……66
- 3 全身既往歴と現在の全身状態，生活習慣について……67
- 4 口腔の既往歴（歯科既往歴）・家族歴について……67
- 5 口腔内一般検査……67

III 歯周病の進行状態の検査 —— 歯周組織の破壊状態の把握……68
- 1 歯肉の検査……68
 1 歯肉の色（発赤の程度）
 2 形態（腫脹），硬さ
 3 スティップリングの消失
 4 歯肉出血，排膿
 5 プロービング時の出血（bleeding on probing, BOP）
- 2 口腔内写真撮影……70
 1 口腔内撮影
 2 撮影に必要な機材・器具
 3 撮影時の注意点
- 3 歯周ポケットの検査（プロービング検査）……72
 1 プロービングデプス（歯周ポケット深さ）測定
 2 プロービングデプス測定の実際
 3 ポケット深さ測定時の注意事項
- 4 アタッチメントレベル（attachment level：AL）の検査……76
- 5 プロービング時の出血（Bleeding on probing, BOP）……76
- 6 エックス線写真検査 —— 歯槽骨，歯根膜，歯根の検査……77
- 7 歯の動揺度の検査……78
- 8 根分岐部病変の検査……79

IV 歯周病の原因の検査……80
- 1 初発因子：プラーク付着状態（口腔清掃状態）の検査……80
 1 視診とプラーク染め出し
 2 プラークチャート
 3 ポケット内プラークの細菌検査
- 2 局所性修飾因子の検査……81
 1 炎症性因子（プラーク増加因子）
 2 外傷性因子（外傷性咬合）の検査

目次

　　　3 全身性修飾因子の確認……87
　V 治療計画の立案……88
　　　1 1次治療計画の立案と歯科衛生士の役割……89
　　　2 修正（2次）治療計画の立案と歯科衛生士の役割……89
　　　3 その後の再評価と治療計画の修正……89
　　　4 メインテナンス治療と治療計画……90

第4章 歯周基本治療−Ⅰ 口腔清掃指導 （加藤 熈）

Ⅰ 歯周基本治療とは……91
　1 歯周基本治療の内容……91
　2 歯周基本治療の効果……92

Ⅱ 歯周治療で最も大切な口腔清掃指導……93
　1 口腔清掃指導の意義と重要性……93
　　1 口腔清掃指導を成功させるために重要なこと
　　2 歯ブラシを用いたブラッシングによる歯肉マッサージの効果
　2 モチベーション（動機づけ）……95
　　1 モチベーション成功の要点
　　2 モチベーションの方法
　　3 モチベーションを高める方法
　　4 繰り返しモチベーションの向上をはかる
　　5 テクニック指導と組み合わせる
　3 ブラッシングテクニックの指導（磨き方の指導）……100
　　1 患者に適したテクニック（磨き方）指導——最初の段階の指導
　　2 代表的な指導例
　　3 2回目以降の指導
　　4 長期にわたる指導
　　5 各種ブラッシング法と特徴
　　6 口腔清掃2段階指導方式の導入
　4 補助清掃用具と指導法……106
　　1 デンタルフロス，デンタルテープ
　　2 歯間ブラシ
　　3 タフトブラシ
　　4 ラバーチップ
　　5 トゥースピック
　5 電動式の口腔清掃用具と指導法……109
　　1 電動歯ブラシ
　　2 音波歯ブラシ
　　3 超音波歯ブラシ
　　4 水流式清掃用具
　6 口腔清掃（ブラッシング）を困難にする因子とその対応・改善……110
　　1 ブラッシング時の痛み
　　2 ブラッシング時の出血
　　3 局所に清掃を困難にする解剖学的な形態不良がある場合
　　4 清掃を困難にする補綴物（ブリッジや義歯）がある場合
　　5 口呼吸が強い場合
　7 化学的プラークコントロール（化学的清掃法）……113
　8 過剰なブラッシングによる歯肉の損傷——ブラッシングの副作用と対策……113
　9 高齢者への指導……114
　　1 高齢者の指導で注意すること・大切なこと
　　2 誤嚥性肺炎の予防の重要性

第5章 歯周基本治療−Ⅱ スケーリングとルートプレーニング
（加藤 熙／菅谷 勉）

Ⅰ スケーリングとルートプレーニングとは　定義および目的と効果……117
1 スケーリングとルートプレーニングの定義……117
1. スケーリング（Scaling）
2. ルートプレーニング（root planing）
3. スケーリング・ルートプレーニング（Scaling・Root Planing, SRP）
4. 関連する用語の定義

2 スケーリングの目的と効果……119
1. 歯肉縁上スケーリングの目的と効果
2. 歯肉縁下スケーリングの目的と効果

3 ルートプレーニングの目的と効果
4 汚染セメント質の除去の効果

Ⅱ スケーリングとルートプレーニングに用いる器具と使用法……122
1 手用スケーラーの特徴と使用法……122
1. 手用スケーラーの構造と種類，使用法の原則
2. スケーラーの把持方法
3. 手用スケーラーの操作法
4. スケーラー刃部と根面との接触角度
5. フィンガーレストとその取り方

2 シックルタイプとキュレットタイプの特徴……129
1. シックルタイプ（鎌型）スケーラー
2. キュレットタイプ（鋭匙型）スケーラー

3 手用スケーラーのシャープニング（研磨）……132
1. スケーラー用砥石の種類と特徴
2. シックルタイプスケーラーのシャープニング
3. キュレットタイプスケーラーのシャープニング
4. スケーラーの切れ味の判定と研磨

4 超音波スケーラーとエアスケーラーの特徴と使用法……136
1. 超音波スケーラー
2. エアスケーラーの特徴とメカニズム
3. 超音波スケーラーとエアスケーラーの使用法と注意点

Ⅲ スケーリング・ルートプレーニングの実際……144
1 歯肉縁下スケーリング・ルートプレーニングの進め方と注意事項……144
1. 術前の準備をする
2. 超音波またはエアスケーラーを用いてスケーリングする
3. キュレットスケーラーを用いてスケーリング・ルートプレーニング（SRP）をする
4. スケーリング・ルートプレーニング（SRP）完了の判定
5. スケーリング・ルートプレーニング（SRP）後の処置
6. 次回来院時の点検（検査）と確認

2 スケーリング・ルートプレーニングを成功させるうえで大切なこと……148
1. 口腔清掃レベルが向上してから行う
2. フィンガーレストをしっかりとる
3. 病状，目的に応じて器具を選択し根面削除量も変える
4. オーバートリートメントを防止する：（根面の汚染の診断が重要である）
5. 軟組織を不必要に傷つけない

3 歯周病の進行度（重症度）に応じたスケーリング・ルートプレーニングと注意事項……150
1. 軽度の歯周病：超音波スケーラーを用いて行う
2. 中等度の歯周炎：超音波スケーラーとキュレットスケーラーを用いて行う
3. 重度の歯周炎：1回のみでは困難，少し改善してから再度行う
4. 根分岐部病変：超音波スケーラー（分岐部用チップ）の主にミニタイプキュレットスケーラーを併用する
5. メインテナンス治療：主に超音波スケーラーを用いる

第6章 歯周基本治療—Ⅲ 咬合性外傷の治療，その他の治療と再評価 (加藤 熈)

Ⅰ 咬合性外傷の治療と歯科衛生士の役割……154
1. 咬合調整……156
2. 歯冠形態修正……157
3. 暫間固定……158
4. ブラキシズム習癖の改善・治療……159
5. 舌の習癖の改善……162
6. 喪失歯の暫間補綴，歯周治療用装置（暫間義歯や暫間ブリッジ）……162

Ⅱ 基本治療として行うその他の治療……163
1. 知覚過敏症の治療……163
   1. 知覚過敏の原因
   2. 知覚過敏の治療法
2. う蝕治療，歯内療法……164
3. 不適合修復物・補綴物の修正……164
4. 保存不可能な歯の抜歯……164

Ⅲ 薬物療法……165
1. 歯周組織の抵抗力を高める薬物
2. 局所の消毒・細菌抑制する薬物
3. 薬物療法の方法

Ⅳ 再評価と1次治療計画の修正・修正治療計画の立案……168
1. 再評価とは……168
2. 再評価として行う検査内容……168
3. 治療計画の修正と修正治療計画（2次治療計画）の立案……168

第7章 修正治療—Ⅰ 歯周外科治療と歯科衛生士の診療補助 (加藤 熈／坂上 竜資)

Ⅰ 修正治療とは……170
1. 修正治療の内容……170
2. 修正治療における歯科衛生士の役割……171

Ⅱ 歯周外科治療……171
1. 歯周外科治療と歯科衛生士の役割……171
2. 歯周外科の適応……172
3. 歯周外科手術の分類（目的による分類）……172
4. 歯周外科手術に用いる器具と材料……173
5. 主な歯周外科手術の目的と術式……175
   1. 組織付着療法
   2. 切除療法
   3. 歯周組織再生療法
   4. 歯周形成術（歯肉歯槽粘膜形成術）

第8章 修正治療-Ⅱ 歯周-歯内病変，根分岐部病変，歯周-矯正治療，口腔機能回復，インプラント，歯根破折の治療

（加藤 熙／坂上 竜資／菅谷 勉）

- Ⅰ 歯周-歯内病変と治療法……187
- Ⅱ 根分岐部病変と治療法……189
  - 1 根分岐部病変の検査・診断と分類……189
  - 2 治療法……190
    - 1 歯根保存療法
    - 2 根分割療法
- Ⅲ 歯周-矯正治療……194
  - 1 歯周-矯正治療の適応症……194
  - 2 歯周-矯正治療の目的と効果……195
  - 3 歯周-矯正治療を成功させるための注意事項と歯科衛生士の役割……195
- Ⅳ 口腔機能回復治療……196
  - 1 口腔機能回復治療とは……196
  - 2 歯科衛生士の役割……196
- Ⅴ インプラント治療……197
- Ⅵ 垂直歯根破折による歯周組織の病変と治療……199
  - 1 口腔内接着法
  - 2 口腔外接着再植法

第9章 メインテナンス治療（メインテナンス・SPT）と歯科衛生士の活躍

（加藤 熙）

- Ⅰ メインテナンス治療の重要性……201
  - 1 メインテナンス治療とその重要性……201
  - 2 歯周病の治癒と病状安定……202
    - 1 治癒
    - 2 病状安定
  - 3 メインテナンス……202
  - 4 サポーティブペリオドンタルセラピー（SPT，歯周病安定期治療）……204
  - 5 リコールシステム……205
  - 6 メインテナンス治療を成功させるうえで大切なこと……206
  - 7 メインテナンス治療時の検査（リコール来院時の検査）……206
  - 8 メインテナンス治療（リコール来院時の治療）と歯科衛生士……207
    - 1 口腔清掃の再指導
    - 2 スケーリング，ルートプレーニング
    - 3 咬合性外傷に対する治療
    - 4 知覚過敏症，根面う蝕の治療
    - 5 歯周外科治療
  - 9 PMTC（プロフェッショナルメカニカルトゥースクリーニング）（専門的機械的歯面清掃）……208
  - 10 PTC（プロフェッショナルトゥースクリーニング）（専門的歯面清掃）……208

索引……210

ORIENTATION

歯周治療と歯科衛生士の役割

I 歯周病学と歯周治療学とは

1 歯周病学（Periodontology）とは

　歯の周囲にあって歯を支える働きをする組織を「歯周組織」（Periodontal Tissue）といい，「歯周組織」の病気を「歯周病」（Periodontal Diseases）「歯周疾患」といいます．
　「歯周病学」は，「歯周病」について学び・研究する学問をいい，歯周病が発病し進行するメカニズムの解明，原因の解明などの基礎分野と，診査・診断，予防，治療法を研究する臨床分野が含まれます．なお歯周病は歯周組織の病気ですが，歯髄の病変が歯根の先端部の歯周組織に進行した病気は根尖性歯周炎といい，「歯周病」には含まれません．さらに歯肉癌などの悪性腫瘍も含まれません．

2 歯周治療学（Periodontics）とは

　「歯周治療学」は，歯周病の予防と治療法すなわち臨床分野を学び研究する学問をいいます．
　しかし歯周病の予防・治療法を学ぶには，歯周組織の構造や特徴および歯周病の発病・進行のメカニズム，原因を知る必要があるので，歯周病の基礎分野を含み広く学ぶ必要があります．

3 歯周組織（Periodontal Tissue）とは

　「歯周組織」は「歯肉」「歯根膜」「歯槽骨」「セメント質」の4つの組織からなり，歯を支持する機能（働き）をしています．

ORIENTATION 歯周治療と歯科衛生士の役割

II 歯周治療は歯科衛生士の最も重要な活躍分野

　歯周病の予防と治療は，歯科医師の指導のもと歯科衛生士が積極的に参加し，活躍する分野であり，卒業直後は無論，専門職としてその後も実力が問われる分野です．したがって本書を用いてしっかりと学び・研修し，自分のものにすることが大切です．

　歯周病を予防・治療するには，まず歯周組織がどのような組織で歯周病がどのような病気であるか—その原因および発病と進行のメカニズムをよく理解し，そのうえで，予防法・治療法を学ぶことが必要です．そこで本書はまず第1章で「歯周組織がどのような組織か」，「歯周病がどのような病気か—歯周病の特徴」を学びます．第2章からは，第1章の基礎知識を基に，臨床分野を学びます．

III 歯周治療を学ぶうえで大切なこと

1 歯周組織と歯周病を理解する

　歯周病の予防と治療を成功させるには，まず正常な歯周組織（歯肉・歯根膜・歯槽骨・セメント質）の構造（解剖）と機能について学び，理解することが重要です．とくに歯肉は歯周病の予防と治療を行う歯科衛生士にとってきわめて大切なので，肉眼的な形態と名称，顕微鏡で見る組織学的な構造を十分に理解し記憶することが必要です．

　次に歯周病に罹患すると歯周組織がどのように変化するかを学びます．

　歯周病は，最初「健康な歯周組織」に「歯肉炎」が生じ，「歯肉炎」が「歯周炎」へ進行するので，まず「歯肉炎」を，次に「歯周炎」について，歯周組織がどのような変化を起こしていくのか，病理学的に学ぶとともに，それらを引き起こす「原因」について理解することが大切です．

　歯周病にはもう1つ，強すぎる咬合力（外傷性咬合）により引き起こされる「咬合性外傷」があり，歯周炎と合併すると急速に破壊が進行する特徴があり，これについても理解を深めることが必要です．

2 歯周治療の基本的考えと基本技術を身につける

　歯科衛生士として歯周病の予防と治療を行うには，「歯周治療の基本的考え」と「治療の基本技術」をしっかりと身につけることが大切です．

1 原因除去の重要性と歯科衛生士の活躍

「歯周治療の基本」は，歯周病の原因を除去して歯周病の進行を止め，さらに歯周病により破壊された組織を修復し，再生させることです．

人間の病気のほとんどは，原因を取り除くことにより改善するし，予防することができます（遺伝性疾患を除く）．歯周病もこの原則にあてはまり，「原因の除去」がきわめて重要です．すなわち「原因除去療法」が基本になるのです．

歯周病の最も重要な原因は「プラーク（歯垢，主体は歯に付着した細菌と細菌の産生物）」であり，プラークを取り除くことが歯周病の予防と治療の基本となります．さらにプラークを増加させたり，取り除きにくくする因子（プラーク増加因子，プラークリテンションファクター）を除去したり，改善することが大切です．歯科衛生士は，最大の原因であるプラークを除去する「口腔清掃指導」「スケーリング・ルートプレーニング」などを担っており，歯周治療・予防で重要な役割をします．

2 患者さんの治癒力（免疫力）の向上

病気の治療でもう1つ大切なのは，患者さんの「治癒力・免疫力」を高めることです．たとえば「喫煙」や「受動喫煙」，「ストレス」，「食生活の偏り」は，免疫力を低下させる因子です．これらを除き，免疫力や修復する力を高めるような生活習慣に改善してもらうことが大切です．さらに糖尿病など全身疾患が治癒力（免疫力）を低下させ歯周病を悪化させること，逆に歯周病が糖尿病を悪化させることが知られており，歯周病と全身状態との関係についても基本的な知識をもつことが必要です．

歯周治療を成功させる要点

```
1  歯周組織について正しい知識をもつ
2  歯周病がどのような病気か理解する
     どのように発症し進行するのかを知る
     歯周病の発生・進行・病理・原因・細菌の関係を知る
3  患者さんに「歯周病がどのような病気か」を理解してもらう（指導力をもつ）
4  「歯周病の治療の原理・基本的考え」を理解し，患者さんに説明する
     原因除去の重要性　治療の進め方を知る
5  歯周治療の基本技術を身につける
     検査と治療の方法は「なぜ」このように行うか理解し技術を習得する
```

3 患者（さん）から歯周治療の効果を学ぶ（1965～2012年長期経過症例）

歯周病の基本を学んだら，次は患者さんから学ぶことが大切です．ここに示すのは，編著者（加藤）が若い時（1965年）に治療を担当し，歯周治療で何が大切かを学び，48年間にわたりその効果を実感した症例です．

（1）初 診（1965年）（図1）

患者（男性，43歳）は1965年に愛媛県松山市から歯周病の治療を希望して，私が当時助教（助手）として勤務していた東京医科歯科大学歯学部病院を受診しました．

患者と面談すると，松山市では，重度の歯周炎で全部の歯を抜歯し総義歯にすると言われ，「新しい技術で歯を抜かないで治らないか」とわざわざ東京まで来たとのことでした．当時，「歯周病は治療困難な難病で再発するので，抜歯し義歯にする方が良い」と考えられていました（8頁，近年日本の歯周治療の発展の歴史参照）．

歯周病の検査では，全身的に特別な異常はなく，プラーク，歯石，早期接触など局所因子が原因の「重度慢性歯周炎」と診断し，治療方針は「原因除去の徹底」とし，毎月1回の松山市からの来院で原因の除去を重視した基本治療を徹底して行いました．

図1 初診時

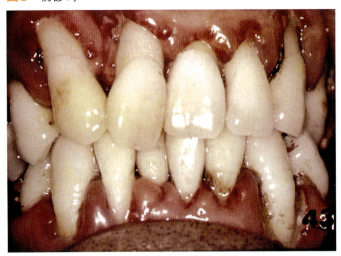

（2）3年後の状態（1968年）（図2）

歯周組織の改善は著しく，歯の動揺度も改善し，抜歯は1本も行う必要がなくなりました．

治療内容は，①基本治療の徹底：口腔清掃指導，咬合調整，歯肉縁上スケーリング，歯肉縁下のスケーリング・ルートプレーニングを行いました．ブラッシング指導の結果，患者は歯ブラシのほか，1968年当時まだ一般に使用されていない補助清掃用具（スティムデントなど）を自分から併用するなど，口腔清掃にきわめて熱心になりました．②上顎左側小臼歯は頰側根の歯槽骨が根尖近くまで吸収しており，フラップ手術と固定を行いました．

3年後，多くの歯は治癒しメインテナンスに移行しました．4年後，著者は北大に転任し，その後のメインテナンス治療は手紙と電話で行うとともに，松山市の日野歯科（日野先生）で行いました．私はメインテナンス中に何本か抜歯される可能性があると思っていましたが，手紙では良好であるとのことでした．

図2　3年後の状態

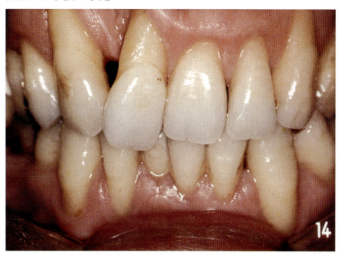

(3) 31年後の状態（1996年）（図3）

初診より31年後の1996年（患者74歳），編著者（加藤）が松山市に講演に行った際に再会しました．

口腔清掃，歯周組織の状態は良好で，一部に歯肉の退縮がみられたが，歯周病の再発はなく，1本も抜歯されていませんでした．全身状態もきわめて良好でした．

(4) 31年後の臼歯部の状態（図4）

臼歯部も歯肉は退縮していましたが，口腔清掃はきわめて良好で，歯肉の炎症はありませんでした．歯面にプラークや歯石の付着はなく，歯根面はきわめてきれいで輝いていました．初診時に頰側根の骨吸収が根尖に達し歯周外科治療と固定を行っていた上顎左側小臼歯は，歯肉退縮していましたが，動揺はなく十分機能をはたしていました．なお，第1小臼歯は歯髄が失活していたため黒く変色していました．

図3　31年後の状態（日野先生のご厚意による）

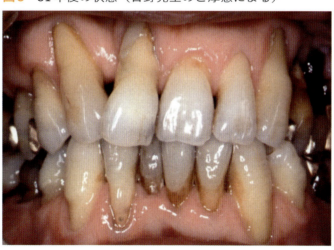

ORIENTATION 歯周治療と歯科衛生士の役割

図4 31年後の臼歯部の状態（日野先生のご厚意による）

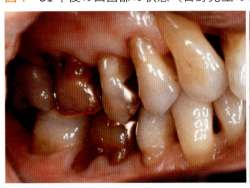
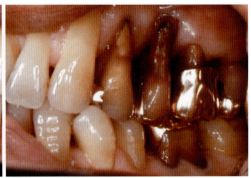

(5) 前歯舌側の初診時と31年後の状態（図5）

清掃のむずかしい前歯舌側も清掃良好で，歯肉に炎症はなく良好に経過していました．

(6) その後（31～48年後）の経過（1996～2012年）

その後も毎年，手紙と電話で連絡しメインテナンスにつとめた結果，患者の歯周病に対する知識はさらに高まり，良好に経過し，1本も抜歯されることはありませんでした．

残念ながら，初診から48年後の2012年に92歳で亡くなられましたが，奥様から「最後まで歯は問題なく何でも食べられた」とのお手紙をいただきました．

図5 前歯の舌側の初診時と31年後の状態

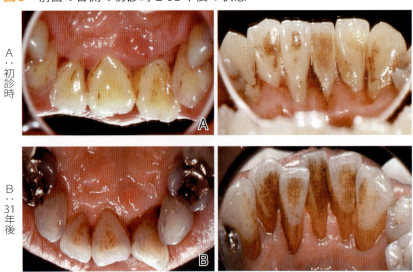

A：初診時
B：31年後

　私が担当した当時（1965年）は，長期の症例報告は全くなく，予後（長期経過成績）は全く予想できないものでしたが，ここに示す48年にわたる治療経過は，かなり重度の歯周病も局所の原因除去を重視した治療（歯周基本治療）により著しく改善すること，さらに患者本人の努力と歯科医院におけるメインテナンス治療により長期間にわたり歯周病の進行と再発を予防できることを示しています．

4 歯周治療に取り組むうえで大切な「心がまえ」

術者は歯周治療を行うにあたり，専門的教育を受けた者（専門職）として，次の心がまえをもって取り組むことが大切です．

1 歯周治療の基本を守れば，歯周病は治る

歯周病は原因除去（とくに局所因子）により改善し健康を取り戻せます．（遺伝関連の特殊な歯周病や著しく重度の歯周病を除く）
- 炎症性因子（プラーク・歯石など）の除去
- 咬合性因子（早期接触，ブラキシズムなど）の除去

とくに基本治療による原因の除去が重要です．
長期管理により再発を防止するのも可能です．

2 術者と患者が「歯周病を治したい」という熱意と努力が重要

術者と患者が，歯周病に対し理解を深め，「歯周病を治し健康をとりもどしたい」という熱意をもって，「原因除去」と「治癒力・抵抗力の向上」に努力することが大切です．
- 口腔清掃とブラッシングによるマッサージの徹底．
- 咬合調整とブラキシズムの対応．
- 患者と術者の信頼関係の確立（患者が治療効果を認めることにより信頼は深まる）．

3 常に向上心を持って，新しい知識と技術の習得につとめる

近年の歯周病学の発展によりかなり重度の歯周病罹患歯も治療が可能になってきています．
炎症と外傷の除去により治る可能性がある歯はすぐに抜歯しないで，基本治療（原因除去）を行って，再検査して判定するのが基本です．
歯周組織の新しい再生療法の開発など歯周治療の進歩は著しく，常に研鑽することが大切です．図1〜5に示した症例では，頰側根の骨吸収が根尖に及んでいた小臼歯は，歯周治療により47年間保存可能でした．

ORIENTATION 歯周治療と歯科衛生士の役割

5 日本における歯周治療の発展と歯科衛生士の誕生・発展

1 近年日本の歯周治療の発展の歴史

1950年代は無論のこと私が歯周治療を学んだ1960年代まで長い間，わが国では「歯周病」は「歯槽膿漏（alveolar pyorrhea）とよばれていました．これは，歯周病が歯槽（歯茎）から膿が漏れ出ることから名付けられた病名です．当時「歯槽膿瘍」は原因不明の難病で，どのような治療を行ってもすぐ再発し，歯槽骨が消失し義歯をつくるのが難しくなるため，早期に抜歯したほうが良いとされていました．

第二次世界大戦後の復興が進むとともに歯周病の治療法を発展させる必要性が叫ばれ，1957（昭和32）年，わが国初の歯周病学講座が東京医科歯科大学にでき（名称は保存学第2講座），日本歯槽膿漏学会（後に歯周病学会と名称変更）が設立されました．しかし，まだ原因として局所因子は重視されず，未知の全身因子が大きく影響すると考えられていたため歯周病は治療困難とされ，多くの歯が抜歯されていました．

日本の近代的な歯周治療の幕開けは，1960年米国留学から石川純（当時東京医科歯科大学助教授，後に北海道大学教授）が帰国し，「歯周治療に歯ブラシによるブラッシング・口腔清掃が大切なこと」「全身因子より局所因子が重要なこと」を伝えた時です．当時，ブラッシングは虫歯予防のために行うもので，「歯周治療に重要である」と考える人はいませんでしたが，石川純先生とその弟子達（加藤熈もその一人）の努力により，徐々に歯周病の治療と予防に口腔清掃が重要であるという考えが広まり，歯周病学は発展し，現在多くの歯周病は予防と治療が可能となってきています．

2 歯科衛生士の誕生と歯周治療における活躍

(1) 歯科衛生士の誕生（1950年）

わが国に歯科衛生士が誕生したのは，戦後米軍の指導により1948（昭和23）年に「歯科衛生士法」が成立し，翌年，教育（全国で7カ所）が開始され，1年間の教育で最初の歯科衛生士が誕生した1950年のことです．発足当時の業務は，保健所において「歯科予防処置」を行うことでした．しかし保健所は数が限られており，歯科衛生士が増えるにつれ歯科医院に勤務する者が増加し，5年後の1955（昭和30）年に法律改正により「歯科診療補助」が業務に追加されました．これにより歯科衛生士の業務は増加し，教育期間を2年にする必要性が叫ばれ，1983年に2年以上とすることが決められ，5年後には全教育機関が2年制となりました．

(2) 歯科衛生士の業務と歯周治療における活躍

歯科衛生士の業務は最初は「予防処置」であったので，歯周病に関する業務も「歯科衛生士法」により「歯科医師の直接の指導の下に，歯の露出面および正常な歯ぐきの遊離縁下の付着物を機械的操作によって除去すること」と決められていました．しかし，これでは歯周病患者の歯石除去が行えないので，1986年に教育期間を2年にすることを条件に，「正常な歯ぐき」から「正常な」を削除するよう改定案が提出され，歯周病患者の歯肉縁下歯石の除去が業務に

加わることになりました．さらに1989年には業務に「歯科保健指導」が追加され，歯科衛生士は口腔清掃指導の面でも歯周治療において大きな役割を担うこととなりました．1992年，「歯周疾患指導管理料」の歯科衛生士加算が新設され，さらに「歯科衛生実施指導料」とされて歯科衛生士の診療行為となり，さらに「歯周病の検査および専門的口腔清掃」「訪問診療による口腔清掃指導」が増加していることから，教育の充実が叫ばれるようになりました．

（3）歯科衛生士の教育と歯周病の教科書

歯科衛生士の教育は最初1年でしたが，業務の拡大により教育内容は増加し1983年に2年以上にすることが決まり（1988年全校2年制），さらに2005年には3年以上にすることが決まり，2010年に全校が3年制になりました．

教科書は，最初（1959年）は専用の書はありませんでした（当時は歯学部学生の教科書も不十分でした）．1969年頃から整備がはじめられ，1983年，教育機関が2年になることが決まり，全国歯科衛生士教育協議会編集で『歯科衛生士教本』が出版されました．歯周病分野は1984年に加藤熙と篠田登が担当して『歯周療法』を執筆しました．加藤熙は「歯周治療の進め方」を，①診査，治療計画，②イニシャルプリパレーション（基本治療），③再評価（治療計画修正），④修正治療，⑤メインテナンス期と明記し，これに沿って治療内容を記載しています．当時，歯学部学生の教科書にも歯周治療の進め方は明記されていなかったため，この書が新しい歯周治療の進め方を示し，現在の治療の進め方の基になっています．その後，1994年には『新歯科衛生士教本』として加藤熙を中心に『歯周治療学』が，2006年には『最新歯科衛生士教本』として申基喆を中心に『歯周病学』が出版されています．

しかし歯周病学の進歩は著しく，今年（2018年），全国歯科衛生士教育協議会編集とは別に本書『歯科衛生士のための最新歯周病学』が出版されることになりました．

（4）歯科衛生士の卒後研修

歯科衛生士は歯周治療の分野でますます活躍が期待され，歯周病の予防と治療が進歩する現在，さらなるレベルアップが必要となり，卒後研修が重視されています．最近は歯科衛生士を対象にした研修会やセミナーが多く開催され，書籍・雑誌も多く出版されていますが，単に治療のテクニックを学ぶだけでなく歯周病がどのような病気か，「歯周病の原因と進行のメカニズム」，治療の基本である「原因除去の重要性」など，歯周治療の基礎からしっかりと学ぶことが大切です．

6 本書の特徴とADVANCE LEARNINGについて

本書は，歯周病学を学ぶうえで大切な部分は，太い字にしたり，アンダーラインを引いてわかりやすくし，重要な用語・キーワードは「　」（カッコ）でくくっています．

さらに，レベルの高い歯科衛生士を目指して歯周治療の実力をアップしたい皆様の要望に応えるべく，最新の歯周治療の情報を「ADVANCE LEARNING（本文中では「A.L.」と略して表記）」として記載しています．なお，日本歯周病学会と日本臨床歯周病学会は，認定歯科衛生士の制度をつくっており，歯周治療における歯科衛生士の大きな目標となっています．

（加藤　熙）

第1章 歯周組織・歯周病の特徴を理解する基礎知識

歯周病は，歯を支える歯周組織を破壊する疾患であり，歯周病を予防・治療するには，まず「歯周組織がどのような組織」であるかをよく理解し，それを基に「歯周病になると歯周組織はどのように変化」するか，すなわち「歯周病はどのような病気」であるかを理解することがきわめて大切である．

歯科衛生士は，臨床で歯周病患者の治療を行うにあたって，患者に正常な歯周組織と歯周病になっている歯周組織を図解するなどして，わかりやすく説明できることが必要である．

I 歯周組織はどのような組織か ── 歯周組織の形態と機能

「歯周組織」は，「歯肉」「歯槽骨」「歯根膜」「セメント質」からなり，歯を支持し，歯に加わる外力に抵抗する機能をもっている（図1-1）．

一方「歯の組織」は，エナメル質，象牙質，セメント質，歯髄，からなる．「セメント質」は「歯周組織」と「歯の組織」の両方に属する．

図1-1　正常な歯周組織と歯の組織

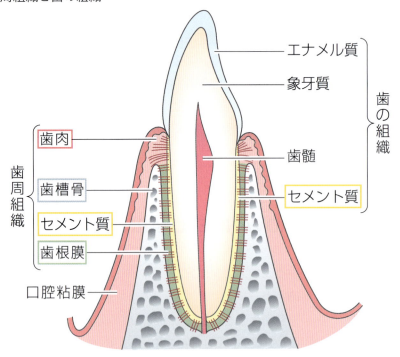

1 歯肉（正常歯肉はどのような組織か）

歯肉は歯の歯頸部と歯槽骨の歯冠側部を覆う粘膜の一種で，口腔に面する上皮（外縁上皮）が「角化」しているのを特徴とする．機能は歯槽骨と歯根膜を外界から保護する働きをしている（図1-2A）．

正常な歯肉の色は「薄い（淡い）ピンク色」である．歯肉に炎症が生じると，赤色が強くなる（発赤）．

1 歯肉の肉眼的な解剖と部位による名称

1) 遊離歯肉

「遊離歯肉」は歯肉の中で，**歯と付着していない（遊離している）歯肉辺縁部**をいう．正常な歯周組織では「歯肉溝」を形成し（図1-4），歯周病では「ポケット」を形成している部分である．

「遊離歯肉」は部位により，「乳頭歯肉」（歯間乳頭）と「辺縁歯肉」とに分けられる（図1-2B）．

①**歯間乳頭（乳頭歯肉）**：歯と歯の間（隣接面の部分，歯間部）の歯肉で，乳頭状に盛り上がっている部分である（図1-3）

②**辺縁歯肉**：歯肉の辺縁部の中で歯間乳頭を除いた部分をいう

2) 付着歯肉

歯肉の中で，**歯あるいは歯槽骨に付着している歯肉**で，「遊離歯肉」より歯根側にある（図1-2B[2]）．表面の上皮は角化しており，硬い食物などで歯肉深部や歯槽骨が傷つかないよう保護している．付着歯肉の幅は，部位により異なり，前歯で広く，犬歯から臼歯では狭くなる．

3) 歯槽粘膜（歯肉ではない）

付着歯肉より根尖側の部分は，歯肉ではなく，「歯槽粘膜」という．表面は角化していない．歯槽骨との結合は弱く可動性がある．歯肉と歯槽粘膜との境を「歯肉歯槽粘膜境」という．

図1-2A　正常な（健康な）歯肉

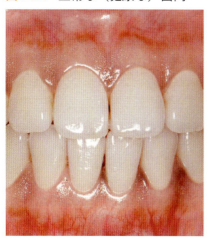

図1-2B　歯肉の部位による名称

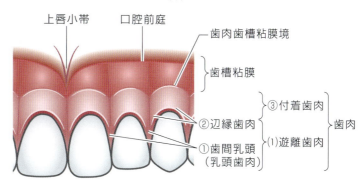

①歯間乳頭と②辺縁歯肉は歯面と付着しておらず（歯肉溝が存在する），1）遊離歯肉とよばれる．2）付着歯肉は歯や骨と付着している歯肉で，接合上皮が歯面と，結合組織がセメント質および骨と付着している．なお，歯槽粘膜は骨にゆるく付着し可動性がある．

図1-3　臼歯の隣接面の歯間乳頭とコル

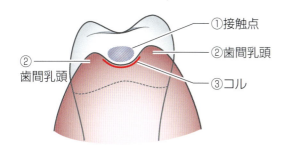

第1章 歯周組織・歯周病の特徴を理解する基礎知識

図1-4 歯肉の部位による名称

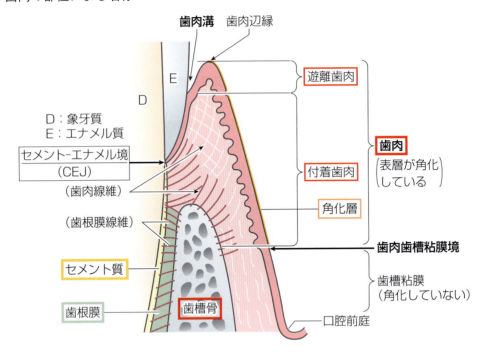

4) 歯肉溝（図1-4）

歯と遊離歯肉との間に存在する隙間（溝）で，正常な歯周組織では深さが頬舌側は1～2mm，隣接面は2～3mmである．

なお，若年者で萌出中の歯は歯肉溝が深いので注意が必要である．

5) スティップリング（図1-5）

健康な歯肉の表面には小さなへこみが多数あり，ミカンの皮のような形状で，「スティップリング」とよばれる．歯肉に炎症が起こると消失する．

図1-5 スティップリング

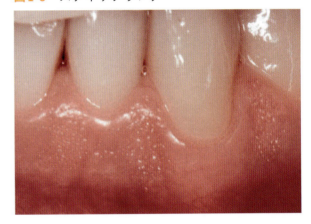

ADVANCE LEARNING

〚歯槽粘膜〛（図1-4）

付着歯肉より根尖側の歯槽骨を覆う口腔粘膜で，付着歯肉に比べ骨との結合は弱く可動性がある．表面の上皮は角化しておらず，粘膜下の血管が透けて見えるため，歯肉より赤色が強い．

〚歯肉歯槽粘膜境〛（図1-4）

歯肉と歯槽粘膜との境界で，両者は色で区別がされるほか，付着歯肉は骨と付着し動かないのに対し，「歯槽粘膜」は骨との付着が弱く可動性で，唇や頬を手指で引っ張ると動くので，境界を知ることができる．

I 歯周組織はどのような組織か——歯周組織の形態と機能

2 歯肉の組織学（微細構造）

歯肉は組織学的には，表面を覆う「上皮」と，その下の「結合組織」からなる（図1-6）．

1) 歯肉の上皮

歯肉の上皮は，「外縁上皮」と「内縁上皮」に大きく分けられる．さらに「内縁上皮」は「歯肉溝上皮」と「接合上皮」に区別される．上皮は上皮細胞からなり，その下の結合組織を保護している

(1) 外縁上皮（図1-6～8）

歯肉の外側を覆う上皮で，最表層が角化した重層扁平上皮である．上皮細胞は4つの層（基底層，有棘層，顆粒層，角化層）からなる．最も底部の基底層で細胞分裂して新しい細胞が生まれ，表層に向かって成長移動する．最後は，最表面の角化層になり，約10～12日で剝がれ落ちる．すなわち上皮細胞は，約10～12日で交代している（図1-8）．

<u>外縁上皮の機能は，角化しており，硬い食物により歯肉や歯槽骨が傷つかないよう保護するほか，細菌など異物や有害な物質の侵入を防いでいる</u>．

図1-6　歯肉の組織・構造

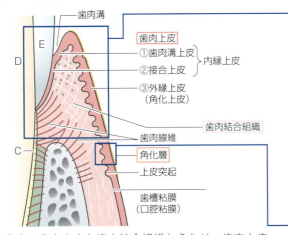

歯肉は歯肉上皮と歯肉結合組織からなり，歯肉上皮は①歯肉溝上皮，②接合上皮，③外縁上皮（角化上皮）からなる．①と②を内縁上皮という．歯肉結合組織には歯肉線維が発達している．

図1-7　歯肉の上皮と結合組織

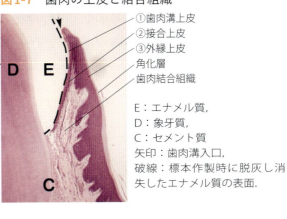

E：エナメル質，
D：象牙質，
C：セメント質
矢印：歯肉溝入口，
破線：標本作製時に脱灰し消失したエナメル質の表面．

図1-8　角化歯肉，外縁上皮の構造（拡大図）

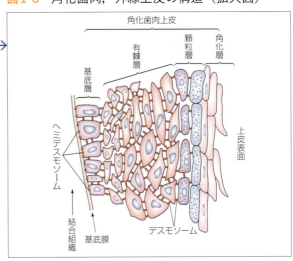

第1章 歯周組織・歯周病の特徴を理解する基礎知識

(2) 内縁上皮（図1-6, 7参照）
歯肉の内側を覆う上皮で，「歯肉溝上皮」と「接合上皮」からなる

①歯肉溝上皮（図1-6, 7参照）
内縁上皮のうち歯肉溝に面する上皮で，角化層はない（角化していない）．

歯周病になりポケットが形成された場合は，「ポケット上皮」という．

②接合上皮（図1-6, 7参照）
内縁上皮のうち歯と接合（付着）している上皮で，正常な歯ではエナメル質と接合し，「セメントエナメル境（CEJ．Cement Enamel Junction）」まで伸びている．歯周病になるとセメントエナメル境を越えて根尖方向に伸び出し，セメント質にも接合するようになる．接合上皮と歯との接合は「ヘミ（ハーフ）デスモゾーム」で接合している．この上皮と歯との付着を「上皮性付着」という（20頁「歯周組織と歯との付着・結合」，図1-18参照）．

2) 歯肉の結合組織（図1-9, 10）
上皮の下には結合組織があり，「歯肉線維」がよく発達している．歯肉線維の周囲には「線維芽細胞」が存在し，新しい線維を作り，古い線維を処理・分解している．ほかに血管・神経が存在し，血管から免疫をつかさどる細胞（好中球，マクロファージなど）が遊走し，体を守っている．これらの免疫細胞は，プラークによる有害な刺激が加わると増加する．

歯肉の結合組織は，歯根表面のセメント質と付着（結合）している．歯肉線維の一部はセメント質の中に埋め込まれ，石灰化して「シャーピー線維」とよばれる．この付着（結合）は，上皮性付着と異なり，強い結合である．歯と歯肉の結合組織との付着は，「結合組織性付着」とよばれる．

「歯肉線維」の主な成分はコラーゲン線維で，健康な歯肉では良く発達し，歯肉を歯と付着させる重要な働きをしている．歯肉線維には，①セメント質から歯肉へ走行する「セメント歯肉線維」，②歯槽骨から歯肉へ走行する「歯槽骨歯肉線維」，③歯を取り巻いて輪状に走行する「輪状線維」，④隣接する歯（隣存歯）との間を結んで走行する「歯間水平線維」などがある（図1-9）．

ADVANCE LEARNING

〚デスモゾームとヘミデスモゾーム〛

デスモゾームは細胞と細胞が接合する細胞間結合様式で，電子顕微鏡の発達により，細胞と細胞はデスモゾームにより結合していることが明らかになっている．**デスモゾーム**は接着斑ともよばれ，2つの接する細胞膜の表面付近に付着板があり，付着板から多数のトノヒラメント（超微細線維）が細胞内に放散する構造になっている．

ヘミデスモゾーム（ハーフデスモゾーム）は，歯と上皮細胞が接合する様式で，歯には細胞がなく上皮の細胞のみで，細胞が1つだけなので，付着板も1つだけで，ヘミ（ハーフ）とよばれている．上皮と結合組織の接合（接着）も，結合組織の表面に細胞がないのでこの様式である．

ADVANCE LEARNING

〚メラニン色素の沈着〛

歯肉には，上皮の基底細胞層に存在するメラノサイトが産生した黒色のメラニンが沈着する場合があり，歯肉に黒い点が生じる（第4章92頁図4-2Aも参照）．

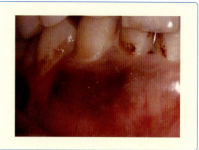

歯周組織はどのような組織か——歯周組織の形態と機能

図1-9 歯肉の結合組織－歯肉線維の走行と名称

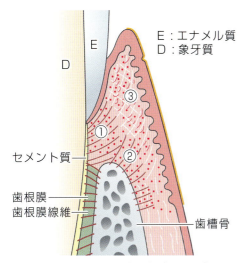
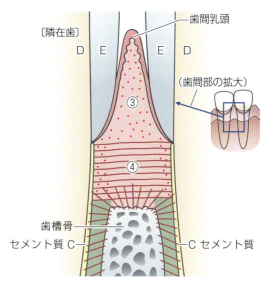

歯肉線維は走行により次の①〜④がある．**①セメント歯肉線維**，**②歯槽骨歯肉線維**，**③輪状線維**（歯を取り巻く線維で，本図では線維の断面が点状に示されている）．

④歯間水平線維（隣在歯のセメント質の間を走る線維で，互いに歯を支え合っている．一方の歯が失われると消失するため，歯の支持力は低下する）．

ADVANCE LEARNING

〚**角化歯肉**〛（図1-7, 8参照）
「歯肉辺縁」から「歯肉歯槽粘膜境」までの歯肉（遊離歯肉と付着歯肉）は，角化しているので「角化歯肉」とよばれる．「歯肉の角化」は，歯肉を防御する役割が大きい．その特徴は，①細菌など有害な物質の侵入を防いでいる，②硬い食物や歯ブラシにより傷つかないように保護する（野生動物は歯肉の角化が強く，硬い生食物を食べても歯肉が傷つかないようになっている），③歯ブラシでよくマッサージすると，角化は良好となり防御力は高まる．④炎症が起こると角化は悪くなり防御力は低下する．

〚**歯間水平線維**〛（図1-9 ④）
　歯のセメント質と隣在歯のセメント質との間を走行する線維で，歯を支える働きをしている．すなわち歯根膜線維と類似した歯を支持する働きをしており，「歯根膜線維」の一部とする研究者もいる．大切なことは隣存歯を抜歯すると，水平線維は失われ支持力は低下することである．

第1章 歯周組織・歯周病の特徴を理解する基礎知識

2 歯根膜

歯根膜は歯根と歯槽骨との間にある結合組織で、線維（歯根膜線維）が良く発達し、両者を連結して歯を支持している。さらに咬合力を骨に直接伝えないクッションの役割と、歯に加わる力（圧）を感じるレセプターの機能をもっている（図1-10〜13）。「歯根膜の幅」は平均約0.25mmであるが、機能状態や年齢により変化し、咬合する歯（対合歯）を失って無機能になると狭くなり、逆に機能が過剰になると広くなる。

1 歯根膜線維とシャーピー線維

「歯根膜線維」は、歯根膜の主線維で、コラーゲン線維からなる。その端は太い線維の束となり、一方はセメント質の中に、もう一方は歯槽骨の中に埋入されて石灰化（カルシウムが沈着）し、「シャーピー線維」とよばれる。「シャーピー線維」は、歯根膜線維がセメント質と歯槽骨の中に埋入されている部分のみをいう（図1-11）。

歯根膜線維は歯に加わる力（咬合力）に対抗し機能的に走行している。歯軸方向の断面では、主に①歯槽骨頂線維、②水平線維、③斜走線維、④根尖線維、⑤根間線維（多根歯の根分岐部の線維）に分類される。この中で、③斜走線維が主要を占め、歯軸方向の咬合力に対抗している（図1-10）。

2 歯根膜の細胞

歯根膜には多くの細胞が存在する（図1-11, 12）。
①線維芽細胞：歯根膜線維を作る細胞
②骨芽細胞：骨を作る細胞
③破骨細胞：骨を破壊する細胞
④セメント芽細胞：セメント質を作る細胞
⑤未分化細胞：各種細胞になる若い細胞

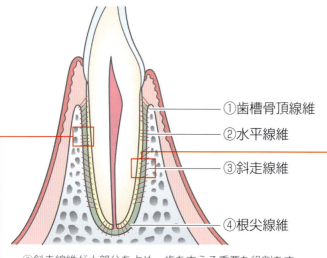

図1-10 歯根膜―歯根膜線維の走行と名称

③斜走線維が大部分を占め、歯を支える重要な役割をする。

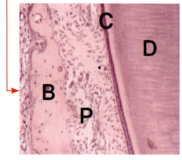

図1-12 歯根膜の構造

B：歯槽骨
P：歯根膜
C：セメント質
D：象牙質

歯根膜では主線維が最も重要な成分であるが、細胞や血管、神経にも富む。

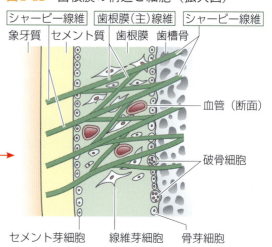

図1-11 歯根膜の構造と細胞（拡大図）

歯根膜主線維はコラーゲン線維の束で絡み合っており、セメント質と歯槽骨の中に入りシャーピー線維となって歯を支持している。

3 歯槽骨（図1-13, 14）

歯槽骨は顎の骨の歯槽突起の部分で，歯根の周囲を取り巻き，歯根膜線維により歯を支持している骨で，「固有歯槽骨」と「支持歯槽骨」に区分される．歯槽骨は歯根に面する部分に歯根膜線維の一端が埋入し石灰化（カルシウムが沈着）しており，この線維は前述したように「シャーピー線維」という．

1 固有歯槽骨

歯槽骨の中で「歯根に面する骨」の部分で，「シャーピー線維」が埋入されている．この部分は石灰化（カルシウム沈着）が良く，歯を支持する重要な機能をしている．エックス線写真では，高度な石灰化層として線状にみられ「歯槽硬線」，「白線」とよばれる（図1-13, 14）．

2 支持歯槽骨

歯槽骨の中で固有歯槽骨以外の部分をいい，固有歯槽骨を支持する機能をもっている．

3 歯槽骨の組織学的特徴

骨は吸収と新生が絶えず繰り返されており，歯槽骨も同様である．とくに圧迫や炎症により吸収が生じ，環境が改善すると再生が生じる．

骨に関する細胞には次の3つがある．
① 骨芽細胞：骨の周囲（歯根膜や歯肉の骨に面する部分）にあり，骨形成に関与する細胞．
② 骨細胞：骨芽細胞が骨を形成した後，骨の中に包埋された細胞（骨の中にある）．
③ 破骨細胞：骨吸収部（骨の周囲）にみられる核が多数ある巨大な細胞．骨吸収に関与する．

> **ADVANCE LEARNING**
>
> 〖骨は，「緻密骨」と「海綿骨」に区分される〗
> 「緻密骨」は，骨の石灰化が高く緻密な部分で，骨の皮質の部分なので「皮質骨」ともいう．
> 「海綿骨」は，骨の内部で，血管，骨髄を含む石灰化の低い部分である．骨髄では血液が産生されている．

図1-13 歯槽骨

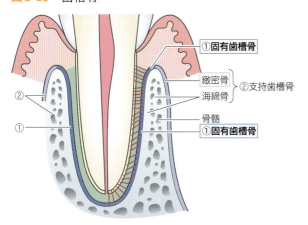

① 「固有歯槽骨」：歯根膜線維（シャーピー線維）が埋入している緻密骨．エックス線写真では歯槽硬線（白線）としてみられる．②支持歯槽骨：固有歯槽骨以外の部分で歯槽骨の外側の緻密骨と骨髄を含む海綿骨からなる

図1-14 歯と歯槽骨のエックス線写真

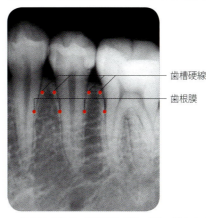

歯根の周囲に歯根膜（黒い線）が存在し，それを囲んで歯槽硬線（白線ともいう）が存在する．

第1章 歯周組織・歯周病の特徴を理解する基礎知識

4 セメント質

歯根の象牙質の外側を覆う硬組織で，歯周組織の1つであるとともに，歯の組織の1つでもある．セメント質には歯根膜線維と連結する「シャーピー線維」が埋入されており，歯を支持するきわめて重要な働きをしている．組織学的には「無細胞セメント質」と「有細胞セメント質」に分けられる．セメント質の厚さは，歯頸部で薄く20～50μm，根尖部で厚く200～300μmである．栄養は歯根膜から供給されている（図1-15）．

セメント質に関する細胞は，次の2つである．

①セメント芽細胞：セメント質の表面の歯根膜にあり，セメント質を作る細胞．歯周組織の再生で重要な役割をする．

②セメント細胞：急速なセメント質形成時にセメント質の中に埋入されたセメント芽細胞．

図1-15 セメント質の種類と厚さ

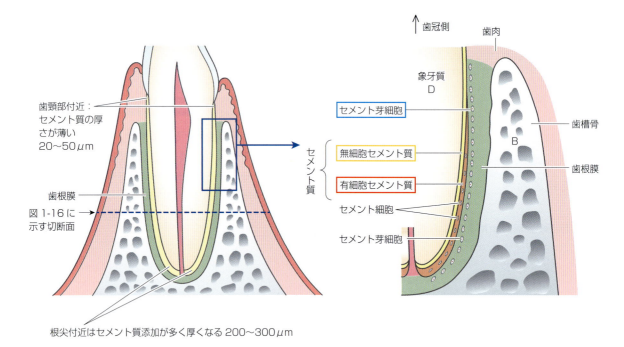

ADVANCE LEARNING

〖無細胞セメント質と有細胞セメント質〗

セメント質には，内部に細胞が存在しない「無細胞セメント質」とセメント細胞が埋入されている「有細胞セメント質」がある．

①「無細胞セメント質」は，最初に歯根の象牙質の外側に形成され，「原生セメント質」ともよばれる．歯根の全表面を薄く覆っており，セメント細胞は存在しない（図1-16）．

②「有細胞セメント質」は「二次セメント質」ともよばれ，歯の萌出後に無細胞セメント質の上に形成される．根尖側1/3に多く，内部にセメント細胞が存在する．

歯の萌出時に，「無細胞セメント質」が歯根の周囲全面に形成される．歯の萌出後は，「有細胞セメント質」が形成される．

有細胞セメント質は種々の刺激でセメント芽細胞（歯根膜中に存在）が形成する．その形成は，根尖寄りに多く，歯根の凹面部にも多い．

図1-16 セメント質の分類と形成に関与する細胞（歯根と歯周組織を水平に切断した図）

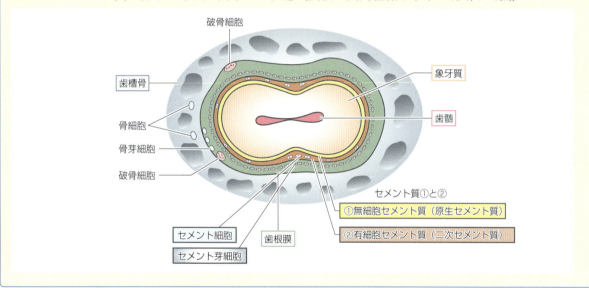

第1章 歯周組織・歯周病の特徴を理解する基礎知識

5 歯周組織と歯との付着・結合

1 歯肉と歯との付着・結合

歯肉と歯との付着・結合には,「接合上皮」が歯面に付着する「上皮性付着」と,結合組織の線維がセメント質の中に埋入されて付着している「結合組織性付着」がある.

1) 上皮性付着（図1-17, 18）

歯肉の上皮（接合上皮）が歯面（エナメル質）に付着（結合）する様式（機構）で,電子顕微鏡による研究により,接合上皮は「ヘミデスモゾーム」と「基底板」によって歯（エナメル質）と付着していることが明らかになっている（14頁参照）.

2) 結合組織性付着（線維性付着）（図1-17, 18）

歯周組織の結合組織がセメント質に付着結合している様式である.歯肉では歯肉線維がセメント質の中に埋入して（シャーピー線維）付着しており,上皮性付着よりも結合力が強い.歯根膜では歯根膜線維が同じ様式で歯と結合している.

2 歯根膜と歯との付着・結合

歯根膜は歯根膜線維の一端がセメント質内に封入され（シャーピー線維）,歯と付着結合している「結合組織性付着」である.線維のもう一端は,歯槽骨の中に封入され（シャーピー線維）,歯を支持している（図1-17）.

3 歯肉溝

歯と遊離歯肉との間には溝があり,「歯肉溝」という.歯肉溝は歯と「歯肉溝上皮」に囲まれた深さ1〜3mmの溝で,底部では「接合上皮」が歯と付着している（図1-17）.

> **ADVANCE LEARNING**
>
> 〚歯肉溝滲出液〛
>
> 歯肉溝には,歯肉から体液が滲出しており,「歯肉溝滲出液」とよばれる.この滲出液は,結合組織の血管から滲出し,歯肉溝上皮を通過したもので,溝の中を洗浄する作用がある.健康な歯肉では量は少なく,咀嚼やブラッシングなど刺激により増加する.一方,プラークが付着して炎症が生じると,血管の透過性は高まり,滲出液は増加する.

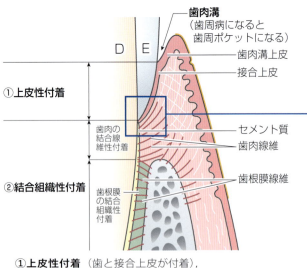

図1-17 歯と歯周組織の付着・結合

①上皮性付着（歯と接合上皮が付着）,
②結合組織性付着（歯〈セメント質〉と結合組織が付着）.

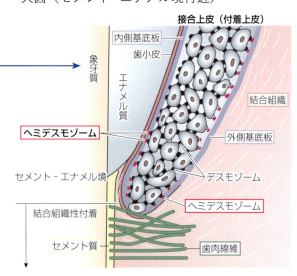

図1-18 歯と接合上皮の付着（上皮性付着）の拡大図（セメント-エナメル境付近）

接合上皮は（基底板と歯小皮を介して）「ヘミデスモゾーム」で歯面に付着している.

II 歯周病はどのような病気か ── 歯周病の分類・特徴・病理変化

歯周病は，歯周疾患ともよばれ，歯周組織に発生し歯周組織を破壊し，その機能を冒す病気をいう．すなわち，歯肉，歯根膜，歯槽骨，セメント質が破壊される疾患である．ただし悪性腫瘍は含まない．歯周病の罹患状況は，年齢が増すにつれ増加し，4mm以上の歯周ポケットのある者は，厚生労働省の2016年歯科疾患実態調査では30代で30％以上，40代〜70代で40〜50％以上である．

歯周病のほとんどは，プラークの細菌が原因となって生じた炎症性疾患であり，大きく「歯肉炎」（gingivitis）と「歯周炎」（periodontitis）に分類される．ほかに，プラークと関係なく強い咬合力・外力（外傷性咬合）により引き起こされる「咬合性外傷」（occlusal trauma）がある（図1-19）．

1 歯周病の分類

歯周病の分類は，昔から多くの研究者や学会が行っているが，研究の進歩や治療法の変化により修正が加えられており，今後も変わる可能性がある．

本書では臨床的にわかりやすい分類として，著者（加藤）がこれまでの研究と報告をまとめ1992年に発表し，2011年に改良を加え，さらに2018年に修正した分類で説明する（表1-1）．

その特長は口腔全体や歯群単位で診断する病名と，1歯単位でのみ診断される病名を区別していることである．

表1-1 歯周病の分類
本書における分類（2011，2018年修正，加藤）

A 口腔全体や歯群単位で診断される病名

1. 歯肉炎，歯肉病変
    1) プラーク性歯肉炎（プラークが原因）
        ① 単純性歯肉炎（プラークのみ関連歯肉炎）
        ② 複雑性歯肉炎（全身因子関連歯肉炎，壊死性潰瘍性歯肉炎を含む）
    2) 非プラーク性歯肉炎（プラーク以外の原因で生じる）
    3) 歯肉増殖（歯肉に炎症なく増殖）
    4) 歯肉退縮（歯肉に炎症なく退縮）
2. 歯周炎
    1) 慢性歯周炎（慢性に進行する歯周炎，最も多い）
    2) 侵襲性歯周炎（急速に進行する歯周炎）
    3) 壊死性潰瘍性歯周炎（歯肉の壊死・潰瘍が強い）
    4) きわめて特殊な歯周炎（遺伝疾患関連歯周炎など）
3. 咬合性外傷
    1) 1次性咬合性外傷
    2) 2次性咬合性外傷

B 1歯単位で診断される病名

1. 歯肉膿瘍と歯周膿瘍
2. 歯周-歯内病変
3. 根分岐部病変
4. 歯根垂直破折
5. インプラント周囲炎

ADVANCE LEARNING

〖**日本歯周病学会による歯周病分類（2006）**〗
2006年日本歯周病学会は，米国歯周病学会とヨーロッパ歯周病連盟の1999年の分類をもとに，表1-2に示す分類を発表している．

〖**米国とヨーロッパ歯周病学会の新分類（2017）**〗
2017年米国とヨーロッパ歯周病学会が新分類を発表した．1999年の分類を変更し，慢性歯周炎と侵襲性歯周炎を「歯周炎」にまとめ，ステージ（重症度）とグレード（進行速度・リスク）を導入している．新分類の詳細は，紙面の都合上209頁にADVANCE LEARNINGとして記載したので，ぜひ参照されたい．

表1-2 日本歯周病学会による歯周病分類システム（2006）

Ⅰ．歯肉病変†
　1．プラーク性歯肉炎　2．非プラーク性歯肉病変
　3．歯肉増殖
Ⅱ．歯周炎†
　1．慢性歯周炎　2．侵襲性歯周炎　3．遺伝疾患に伴う歯周炎
Ⅲ．壊死性歯周疾患†
　1．壊死性潰瘍性歯肉炎　2．壊死性潰瘍性歯周炎
Ⅳ．歯周組織の膿瘍
　1．歯肉膿瘍　2．歯周膿瘍
Ⅴ．歯周-歯内病変
Ⅵ．歯肉退縮
Ⅶ．咬合性外傷
　1．1次性咬合性外傷　2．2次性咬合性外傷

†は，いずれも限局型，広汎型に分けられる

第1章 歯周組織・歯周病の特徴を理解する基礎知識

図1-19 歯周病（分類）

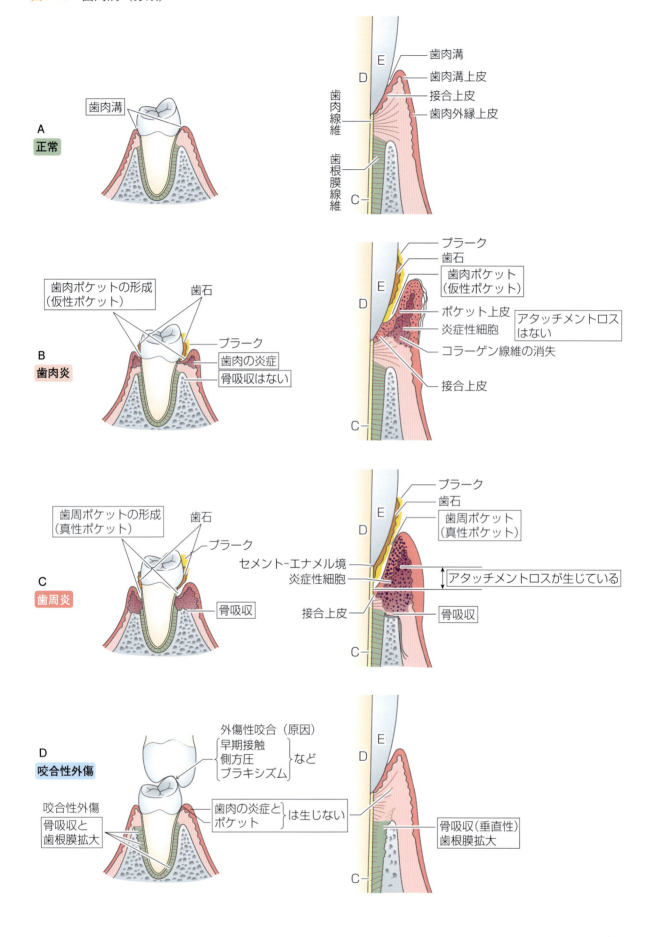

II 歯周病はどのような病気か——歯周病の分類・特徴・病理変化

1 歯肉炎 (gingivitis)（歯肉病変〈gingival lesions〉）

歯肉炎は，歯肉のみに炎症が生じたもので，アタッチメントロス（付着の喪失，27頁参照）がなく，歯根膜や歯槽骨は炎症（病変）が生じていない段階である．歯肉炎は歯周炎の前段階であり，歯肉炎を放置すると歯周炎に進行する危険性が高い（図1-19）．

1) プラーク性歯肉炎（プラークが原因の歯肉炎）

(1) 単純性歯肉炎（プラーク単独性歯肉炎）（図1-20A）

プラーク細菌が原因で生じ，特殊な修飾因子（全身因子など）が関与しない歯肉炎．ほとんどの歯肉炎がこれに属し，長期にわたるものは慢性歯肉炎とよばれる．

(2) 複雑性歯肉炎（全身性・特殊因子関連歯肉炎）（図1-20B，C）

最初プラークにより生じた歯肉炎が，特殊な全身性因子や特殊局所因子に強く修飾されている歯肉炎である．関与する因子や症状により名がつけられ，分類されている．次のようなものがある．

①妊娠性歯肉炎（妊娠に関連するホルモンの影響）
②思春期性歯肉炎（思春期のホルモンが影響）
③薬物性歯肉炎（薬物性歯肉増殖性歯肉炎，薬物の服用によりプラークによる歯肉炎が修飾され，歯肉が増殖（増殖性歯肉炎が生じている）
- フェニトイン性歯肉炎（てんかんの治療薬であるフェニトインの副作用で生じる増殖性歯肉炎）
- ニフェジピン性歯肉炎（高血圧治療薬のニフェジピンの副作用として生じる増殖性歯肉炎）
- シクロスポリン性歯肉炎（免疫抑制薬の副作用）
④白血病性歯肉炎
⑤壊死性潰瘍性歯肉炎（ストレスや不摂生による全身状態悪化により生じる）

2) 非プラーク性歯肉炎（病変）

プラーク細菌以外が原因で生じた歯肉炎．
①ウイルスやアレルギーが原因で生じたもの．
②歯ブラシの誤用や硬い食物による外傷，薬物による損傷．
③皮膚粘膜疾患が歯肉に生じたもの（扁平苔癬など）．

3) 歯肉増殖と増殖性歯肉炎

歯肉に炎症がなく，コラーゲン線維が増殖して歯肉が肥大したもので，①薬物性歯肉増殖症（薬物はフェニトイン，ニフェジピン，シクロスポリンAなど），②遺伝性歯肉増殖症（きわめてまれ）がある．
なおプラークが付着し炎症を伴う場合は，「増殖性歯肉炎」といい，プラーク性歯肉炎の複雑性歯肉炎に分類される．

4) 歯肉退縮

歯肉に炎症がなく，歯肉が退縮しているもの．

図1-20 歯肉炎・歯肉疾患

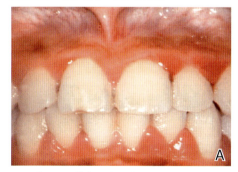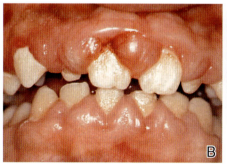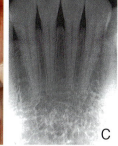

A：プラーク性歯肉炎 (1) 単純性歯肉炎．
B：プラーク性歯肉炎 (2) 複雑性歯肉炎（フェニトイン性増殖性歯肉炎）．
C：症例Bのエックス線像　骨吸収はない．

第1章 歯周組織・歯周病の特徴を理解する基礎知識

2 歯周炎（periodontitis）

「歯周炎」は，プラーク細菌により生じた歯肉炎，すなわち歯肉の炎症性破壊が歯肉から深部の歯槽骨や歯根膜に及んだものである．

真性ポケット（歯周ポケット）の形成，アタッチメントロス（27頁参照），歯槽骨の吸収，歯根膜の喪失が生じている．

1）慢性歯周炎（chronic periodontitis）

慢性にゆっくり進行する歯周炎で，多くの歯周炎はこれに属する（以前は成人性歯周炎とよばれていた）（図1-21）．

歯周炎の進行度により，次の3段階に分けられる．

（1）軽度慢性歯周炎

歯槽骨吸収が根長の1/3以内，ポケットは3〜5mm程度，歯の動揺度0，根分岐部病変はない．

（2）中等度慢性歯周炎

歯槽骨吸収が根長の1/3〜2/3，ポケットは4〜7mm程度，歯の動揺度1程度，根分岐部病変は軽度．

（3）重度慢性歯周炎

歯槽骨吸収が根長の2/3以上，ポケットは6mm以上，歯の動揺度2〜3度，根分岐部病変は2〜3度（図1-21C，D）．

2）侵襲性歯周炎（急速進行性歯周炎）（aggressive periodontitis）

全身的には健康であるが，歯周組織の破壊（歯周病）が急速に進行する歯周炎である．以前は若年性歯周炎と急速進行性歯周炎とよばれていたが，年齢に関係なく存在することから1999年米国歯周病学会が両者を併せてaggressive periodontitisと命名した．「侵襲性歯周炎」はこれを日本語に訳した病名

図1-21 慢性歯周炎（軽度と重度）

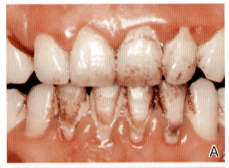
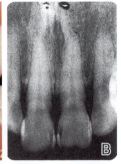

A，B：軽度慢性歯周炎
歯肉の炎症，歯周ポケット（真性ポケット）があり，歯槽骨の吸収は根長の1/3以内．

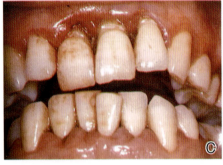
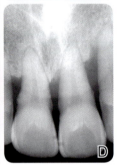

C，D：重度慢性歯周炎
歯肉の炎症，深い（6mm以上）歯周ポケットがあり，歯槽骨吸収は根長の2/3以上に及ぶ．

図1-22 侵襲性歯周炎

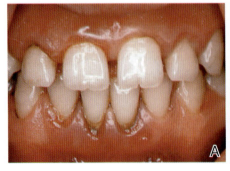
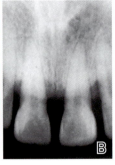
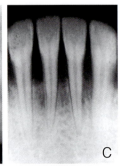

A：19歳，女性歯肉の炎症が強く，歯周ポケットが深い．歯が動揺し，歯が移動し歯と歯の間に隙間が生じている．

B，C：19歳で骨吸収が急速に進行している．

II 歯周病はどのような病気か──歯周病の分類・特徴・病理変化

である．限局型（局所的に生じている）と広汎型（歯列全体に及んでいる）がある（図1-22）．

3）壊死性潰瘍性歯周炎（necrotizing ulcerative periodontitis）

歯肉が壊死と潰瘍を形成する歯周炎．歯肉炎の段階のものは「壊死性潰瘍性歯肉炎」とよばれる．症例は少ない．

4）きわめて特殊な歯周炎（全身因子関連特殊歯周炎）

遺伝疾患が強く関与し，その症状の1つとして出現する特殊な歯周炎で，若い時（永久歯萌出時）から重症になる．パピヨン・ルフェーブル症候群（乳歯も歯周炎となる），ダウン症候群，周期性好中球減少症などの疾患があるが，症例はきわめて少ない．

3 咬合性外傷（occlusal trauma）

「咬合性外傷」は，異常な強い咬合力や側方力，ブラキシズムなどにより歯周組織に生じる外傷性の病変で，歯周組織の中で深部の歯根膜と歯槽骨に変性や壊死などが生じる．歯肉に炎症が生じることはない．しかし，「歯周炎」と合併すると，歯周炎を急速に進行させ，「重度歯周炎」になる（図1-23, 24）（49頁参照）．

(1) 1次性咬合性外傷

早期接触，側方力，ブラキシズムなど強い力により生じる咬合性外傷．

(2) 2次性咬合性外傷

歯周病が進行し歯槽骨や歯根膜セメント質が破壊されて支持力が減少し，通常問題を生じない生理的な咬合力により生じる咬合性外傷．

ADVANCE LEARNING

《1歯単位で診断・分類される歯周病の病名（33頁参照）》

1. 歯肉膿瘍，歯周膿瘍
   深い歯肉ポケット，深い歯周ポケットの中に細菌が増殖し膿瘍を形成したもの．
2. 歯周-歯内病変
   歯周病と歯内病変（歯髄および根尖歯周組織の疾患）が関連し合い，合併している疾患．
3. 根分岐部病変
   歯周炎が臼歯の根分岐部に及んだもの（根分岐部に水平性のポケット形成，骨破壊）．
4. 歯根垂直破折
   歯根が垂直に破折し，歯周炎と類似した症状を示す（深いポケット形成，骨破壊など）．
5. インプラント周囲炎
   インプラントの周囲に歯周病と同じく炎症，ポケット形成，骨吸収が生じる．

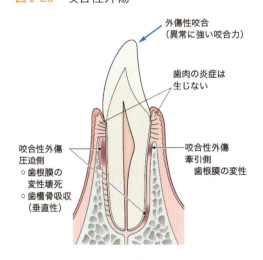

図1-23 咬合性外傷

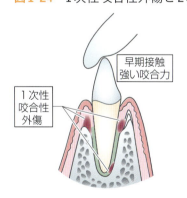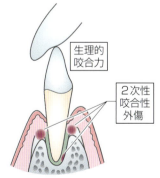

図1-24 1次性咬合性外傷と2次性咬合性外傷

1次性咬合性外傷：早期接触ブラキシズムなど強い力により生じる咬合性外傷．

2次性咬合性外傷：歯周病により支持力が低下しているため通常の力（生理的咬合力）によって生じる外傷．

第1章 歯周組織・歯周病の特徴を理解する基礎知識

2 歯肉炎と歯周炎の特徴

1 歯肉炎の特徴

歯肉炎は，歯肉のみに炎症が生じ，歯根膜や歯槽骨に炎症がない疾患である．

歯肉炎は歯周炎の前段階であり放置すると歯周炎に進行する危険性が高い．その特徴は，
① 歯肉のみに炎症（発赤，腫脹，出血）が生じている．
② 仮性ポケット（歯肉ポケット）が形成されている（仮性ポケットが深いと排膿も生じる）．
③ 歯槽骨の吸収はなく，歯の動揺もない．
④ アタッチメントロスは生じていない（ポケット底は歯冠のエナメル質上にある）（図1-26参照）．
⑤ 歯肉には炎症性細胞（白血球）が増加し，歯肉線維が減少する．歯根膜と歯槽骨はまだ健全である．

2 歯周炎の特徴

歯肉の炎症が，歯根膜，歯槽骨に及び破壊が進行しているもので，その特徴は，
① 歯肉に炎症（発赤，腫脹，出血）がある．
② 真性ポケット（歯周ポケット）の形成，（歯周ポケットからの出血，排膿）がある．
③ 歯槽骨の吸収　歯の動揺　歯の病的移動がある．
④ アタッチメントロスが生じている．
　ポケット底部は，セメント－エナメル境（CEJ，12頁参照）を越え，セメント質上にある．
⑤ 炎症は歯根膜に及び歯根膜が破壊され，破骨細胞は増加し歯槽骨が吸収されている．

3 仮性ポケットと真性ポケット

ポケットとは，正常な歯肉溝（深さ1～3mm）が深くなりポケット状（深さ4mm以上）になったものであり，歯周病の重要な症状である．

1) 仮性ポケット：歯肉ポケット

正式名は「歯肉ポケット」，歯肉が歯冠側に腫脹して歯肉溝が深くなり，形成されたポケットである．アタッチメントロスはなく，ポケット底はセメント－エナメル境（CEJ）よりも歯冠側にある（図1-25）．

2) 真性ポケット：歯周ポケット

正式名は「歯周ポケット」，歯に付着していた歯肉が歯面から剥離して歯肉溝が深くなり生じたポケットである．エナメル質上に存在した歯肉溝の底部が根尖方向に移動し，ポケット底はセメント－エナメル境（CEJ）を越えて，アタッチメントロス（付着の喪失）が生じている．

図1-25 仮性ポケット（歯肉ポケット）と真性ポケット（歯周ポケット）の特徴

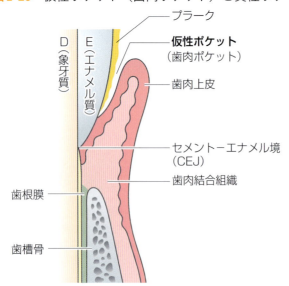

A　仮性ポケット（歯肉ポケット）：歯肉が腫脹して形成されたポケット．ポケット底はエナメル質上にある．

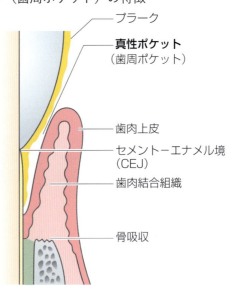

B　真性ポケット（歯周ポケット）：歯肉が歯面から剥がれて形成されたポケット．ポケット底はセメント質上にある．

4 アタッチメントレベル，アタッチメントロス，アタッチメントゲイン

歯肉と歯根膜が歯に付着するのを，「付着」・「アタッチメント」という（図1-26）．

1）アタッチメントレベル（付着の位置）（図1-26, 27）

「アタッチメントレベル」は，歯肉が歯と付着する最も歯冠側の位置，すなわち歯肉溝の底あるいはポケット底の位置をいう．アタッチメントレベルを示すには，セメント－エナメル境（CEJ）から歯肉溝またはポケットの底部までの距離で示す．

2）アタッチメントロス（付着の喪失）（図1-27）

歯と歯周組織（歯肉）の付着が失われる（減少する）こと，すなわち歯肉溝の底あるいはポケットの底が根尖側に移動することで，歯周病が進行したことを意味する．

「アタッチメントロスがある」という場合は，ポケットの底部がセメント－エナメル境（CEJ）を越えて根尖側にあること，すなわち「付着の喪失」が起こっていることを意味する．一方，「アタッチメントロスがない」という場合は，ポケットの底部がセメント－エナメル境（CEJ）を越えていないこと，すなわち「付着の喪失」がないことを意味する．

3）アタッチメントゲイン（付着の獲得）（図1-27）

歯と歯周組織の付着が増加すること，すなわちポケット底が歯冠側に移動することを示し，歯周病が改善して歯周組織の再生が起こっていることを意味する．

図1-26 アタッチメントレベルの定義と表示方法

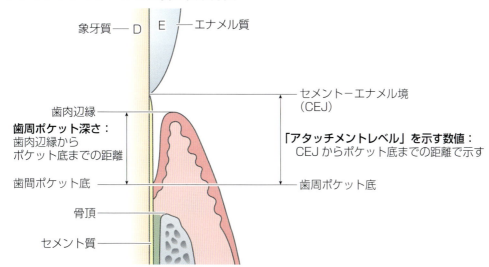

図1-27 アタッチメントレベル，アタッチメントロス，アタッチメントゲインの定義

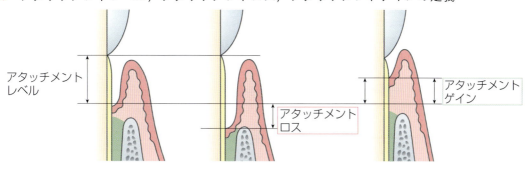

A　アタッチメントレベル（付着の位置）：歯周病の進行状態を示す．
CEJからポケット底までの距離

B　アタッチメントロス（付着の喪失）：歯周病が進行したことを示す．
CEJからポケット底までの距離が以前より長くなったこと

C　アタッチメントゲイン（付着の獲得）：歯周病が改善（再生）したことを示す．
CEJからポケット底までの距離が短くなったこと

第1章 歯周組織・歯周病の特徴を理解する基礎知識

3 歯周病の病理学的特徴

1 臨床的正常歯肉の特徴（図1-28）

①浅い歯肉溝がある（1～3mm）．
②外縁上皮は角化し，上皮突起が発達している．
③接合上皮は上皮突起はなく，ヘミデスモゾームでエナメル質に付着している．
④歯肉結合組織には歯肉線維（コラーゲン線維）がよく発達している．
⑤内縁上皮（歯肉溝上皮と接合上皮）と結合組織に軽度に好中球が遊走（浸潤）している．

2 歯肉炎の病理学的特徴（図1-29）

①歯肉結合組織の微小血管は増加，拡張し，透過性が高まっている（出血しやすい）．
②炎症性細胞が多量に遊走している（最初は好中球，次にリンパ球，さらにプラズマ細胞）．
③仮性ポケット（歯肉ポケット）ができている．結合組織には，炎症性細胞の浸潤と毛細血管の増加が著しくなり，歯肉は腫脹し仮性ポケットができる．
④歯肉線維（コラーゲン線維）は減少する．マクロファージや好中球が持つ酵素による線維の融解，および線維芽細胞の線維を作る機能が低下・減少することによる．
⑤炎症が続くと，接合上皮はセメント-エナメル境（CEJ）を越え根尖方向に増殖する．この変化は歯肉線維の減少により起こり，歯周炎へと進行する．

図1-28 臨床的正常（健康）な歯周組織

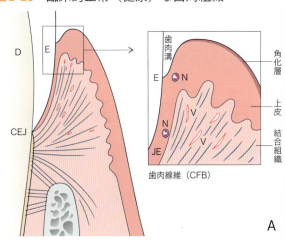
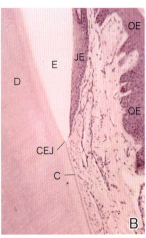

A 模式図
B CEJ付近の組織標本
　内縁上皮（接合上皮（JE）と歯肉溝上皮）内に好中球（N）がごくわずか遊走している．歯肉線維（CFB）はよく発達している．
　E：エナメル質，JE：接合上皮，CEJ：セメント-エナメル境，GC：歯肉溝，D：象牙質，OE：外縁上皮，V：血管．

図1-29 初期の歯肉炎

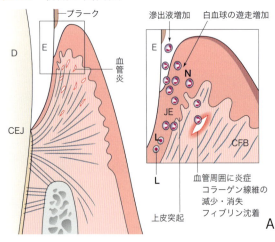
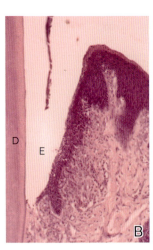

A 模式図．
B CEJ付近の病理標本．
　健康な歯にプラーク付着後2～4週の歯周組織の状態：炎症性細胞である好中球（N）とリンパ球（L）が著しく増加している．コラーゲン線維は減少し，接合上皮（JE）は増殖し，根尖側移動が生じる．
　E：エナメル質，CEJ：セメント-エナメル境，B：歯槽骨．

3 歯周炎の病理学的特徴（図1-30）

①真性ポケット（歯周ポケット）ができている．接合上皮がセメント-エナメル境を越えて根尖方向に増殖し，歯冠側の部分は歯面から剥離して，歯周ポケットが形成されている．
②歯肉結合組織には，炎症性細胞が広範囲に広がり，歯肉線維の減少は進む．
③炎症が歯根膜に拡がり，歯根膜線維が破壊される．
④歯槽骨周囲には，破骨細胞が増加し，骨吸収が起こっている．
⑤歯槽骨が吸収されると歯根膜は減少し，支持力が低下する．

4 咬合性外傷の病理学的特徴（図1-31）

咬合性外傷の病変は，過度な咬合力による歯根膜の物理的損傷や循環障害による退行性病変（組織の変性や壊死），および歯槽骨の吸収である．
①歯根膜の変性，線維の切断，壊死が生じる．
②歯槽骨の吸収　垂直性骨吸収が生じる（骨の圧迫性吸収）．
③セメント質の吸収や剥離が生じる．
④歯肉に炎症を起こすことはない．（歯肉に炎症を起こすのはプラーク細菌）
⑤歯周炎と合併すると，歯周組織破壊が急速に進行し，垂直性骨吸収，深い骨縁下ポケットが形成されることが多い．

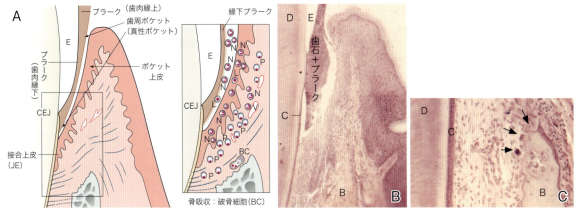

図1-30　歯周炎
A　模式図：炎症が歯根膜へ及び，歯周ポケットの形成，歯槽骨の吸収が生じる．歯肉の炎症性細胞は増加し，とくにプラズマ細胞（P）が多く，リンパ球（L），マクロファージ（M），好中球（N）も存在する．コラーゲン線維の消失，接合上皮（JE）の根尖側移動はさらに進む．
B　病理標本（歯肉周辺）：真性ポケットが形成され，セメント質上に歯肉縁下歯石とプラークが付着．
C　病理標本（骨頂部附近）．骨頂部には骨吸収窩と破骨細胞（矢印）が見られる．
　　E：エナメル質，CEJ：セメント-エナメル境，B：歯槽骨，D：象牙質．

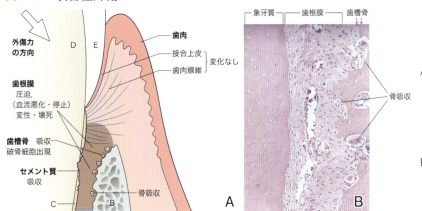

図1-31　咬合性外傷
A　模式図：歯肉に変化はなく，歯根膜，歯槽骨（B）やセメント質（C）に外傷性の病変が生じる（歯根膜線維の変性消失，骨の吸収，セメント質の吸収）．
　　D：象牙質，E：エナメル質．
B　病理標本：咬合性外傷が生じている歯根膜（歯根膜線維の変性・破壊）と歯槽骨（破骨細胞の出現，骨吸収）．

第1章 歯周組織・歯周病の特徴を理解する基礎知識

4 歯周病の発症と進行のメカニズム

1 歯肉炎の発症（図1-32）

歯肉炎を引き起こす初発因子は，プラーク（細菌とその産生物，36頁参照）である．プラークが歯に付着して歯肉に接触すると，プラークの中に含まれる有害物質（内毒素，組織分解酵素など）が，歯肉の上皮を通過して歯肉の中に侵入し，炎症を引き起こす．正常な歯肉もブラッシングを中止しプラークが付着すると，約3～4日で初期の歯肉炎が生じる．そのまま放置すると，約3～4週で慢性の歯肉炎となる．

「歯肉炎の発生と進行のメカニズム」は次の①～⑥の通りである（図1-32）．

①**プラークの付着（プラークが歯肉に接触）**：口腔清掃が悪いとプラーク細菌が歯頸部に付着し，歯肉辺縁に接触する．

②**細菌産生の有害物質が歯肉に侵入**：細菌がつくる有害物質（内毒素（エンドトキシン），酵素など）が歯肉に侵入する．

③**歯肉に炎症が生じる—歯肉の発赤・腫脹**：歯肉の血管の増殖と透過性が高まり，血管から血液成分が滲出し，白血球（炎症性細胞）が遊走する．歯肉は毛細血管の増加と炎症性細胞（好中球，マクロファージ，リンパ球，マスト細胞など）の増加により，腫脹する．

④**仮性ポケット（歯肉ポケット）の形成**：歯肉が歯冠側に腫脹・増殖し，ポケットができる．まだアタッチメントロスはない．

⑤**ポケット内部でプラーク・細菌が増加し，炎症が進行**：臨床的には，歯肉はさらに発赤，腫脹，出血しやすくなる（上皮の破壊と角化の低下，血管の増加と血管壁の弱体化—出血しやすい）．

⑥**歯肉線維が減少し，接合上皮は根尖方向へ増殖（移行）**：歯肉がやわらかくなる（歯肉線維の減少による）．

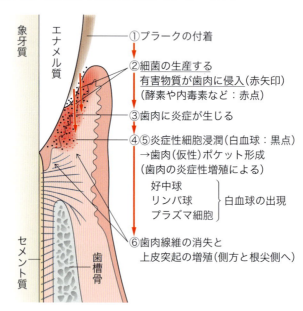

図1-32 歯肉炎の発生と進行のメカニズム

II 歯周病はどのような病気か──歯周病の分類・特徴・病理変化

2 歯肉炎から歯周炎への進行（図1-33）

　歯肉炎を放置すると歯周炎へ進行する．しかし歯肉炎がすべて歯周炎に進行するわけではない．歯肉炎が歯周炎に進行するには，通常ある程度の量のプラーク細菌が長時間にわたり存在することが必要である．とくにプラークを増加させたり，取り除きにくくする因子（歯石など局所修飾因子）が存在すると，プラークが増加して歯周炎に進行しやすい．

　もう1つ重要な因子は「生体の防御力（抵抗力）」，「免疫力」の強弱である．喫煙者や糖尿病患者は，防御力・免疫力が低下しており，歯周炎に進行し，さらに重症化する可能性が高い．

　「歯肉炎が歯周炎へ進行するメカニズム」は次の①〜⑤の通りである（図1-33）．

①**接合上皮の根尖方向への増殖（移動）**：炎症により歯肉線維が減少すると，接合上皮はセメント－エナメル境を越えて根尖方向へ増殖し，セメント質と接合するようになる．

②**接合上皮の歯面からの剝離＝真性ポケット（歯周ポケット）の形成＝アタッチメントロスの発生**：接合上皮の歯冠側部が歯面から剝離する．接合上皮の剝離がセメント質に進むと，ポケット底はセメント質に位置するようになり，真性ポケット（歯周ポケット）が形成される．すなわち「アタッチメントロス」が生じる．この段階で歯周炎に進行した状態となる．

③**深部歯周組織（歯根膜や歯槽骨）への炎症の波及とポケットの深化**：ポケットが深くなるにつれポケット内部には有害な細菌が増加する．細菌はポケット上皮を通過し歯肉に侵入，炎症はさらに広がる．

④**歯槽骨の吸収**：炎症が歯槽骨周辺に及ぶと，骨を破壊する「破骨細胞」が増加・活性化する．一方，骨を作る「骨芽細胞」は減少・活性低下する．この両方の作用により歯槽骨吸収が生じ，進行する．

⑤**歯根膜の変性，消失**：歯肉の炎症が歯根膜に及ぶと「歯根膜線維」は変性・破壊され減少・消失する．歯槽骨が吸収すると歯根膜も失われる．

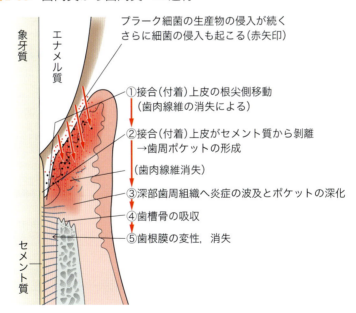

図1-33　歯肉炎から歯周炎への進行

第1章 歯周組織・歯周病の特徴を理解する基礎知識

3 軽度歯周炎から重度歯周炎へ進行

軽度歯周炎は治療せずに放置すると，重度歯周炎に進行する．その原因は，十分解明されていないが，次の因子や条件が考えられている．

①**歯周炎に咬合性外傷が合併**：歯周炎に罹患している歯に，早期接触，ブラキシズム，舌の悪習癖などにより咬合性外傷が生じ，炎症と咬合性外傷が合併すると，歯周病が急速に進行する．

②**毒性の強い歯周病原菌の感染**：毒性の強い歯周病原菌といわれる細菌（AA菌，PG菌など）がポケット内に増加し，歯周組織を破壊する．

③**歯周病の修飾因子であるプラーク増加因子**：例えば根面に溝や分岐があると，プラーク・細菌が増殖し，炎症が強くなり破壊が進む．

④**喫煙，糖尿病など全身性修飾因子による抵抗力（免疫力）低下**：全身性修飾因子により抵抗力が低下すると，ポケット内のプラーク中の細菌が歯肉の中に侵入しやすく体内で増加し，歯周組織の破壊を進行させる．

ADVANCE LEARNING

〖歯周病の進行の特徴〗

1．歯周病の周期的進行（図1-34）

歯周病は慢性に一定の速度で継続的に進行すると考えられていた．Munksgaard, Wearhaug らは1977年の疫学的調査で，1年間で1歯面0.1～0.2mmのアタッチメントロスが生じるとしていた．しかしデータを細かく分析すると，アタッチメントロスはすべての歯に均等に生じるのではなく，一部の歯にのみ起こることが明らかとなった．すなわち歯周病は一定速度で連続して進行するのではなく，急速に進行する「活動期（進行期）」と病変が進行しない「安定期（静止期）」があり，両者が断続的に交互に生じ「周期的に進行」すると考えられるようになった．急性期は短期間で，安定期は長い．急性期にはグラム陰性嫌気性菌と運動性菌が増加し，組織内への細菌侵入が生じる（Socransky らのランダムバースト説）．さらに現在では，歯周炎は次の3タイプの部位があると考えられている．①長期間アタッチメントロスが生じず安定している，②継続的に少しずつ進行する，③周期的に急性期と安定期が繰り返されアタッチメントロスが断続的に進行する．

2．歯周病進行の部位特異性（図1-35）

歯周病の進行は，同一口腔内でも部位ごとに異なっており，ある歯のある部位は急速に進行するが，別の歯，別の部位はほとんど進行せずに現状を維持する場合も多い．これは局所因子が重要な役割をしていることと関連している．

図1-34 歯周炎の周期的進行

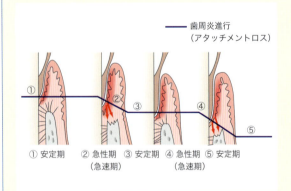

歯周ポケット（プロービングデプス）4mmの部位が，時間の経過とともに変化する様子（Socransky ら1984年を改変）．歯周炎は安定期と急性進行期が交互にくり返して進行する．通常，安定期は長く，急性進行期は短く，これがくり返される．

図1-35 歯周病の進行の部位特異性

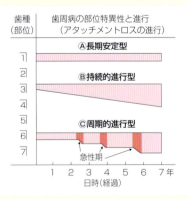

歯周病の進行は部位によって大きく異なる．たとえば図に示すように，1は長期安定していて歯周病は進行しない（長期安定型），3は歯周病が持続的に進行する（持続進行型），6は安定期と急性期が交互に周期的に出現する（周期的進行型）．

5 局所的に発症する歯周病変と特殊な歯周病

1）根分岐部病変（図1-36）

根分岐部病変は，多根歯の根分岐部に歯周病変が進行し，根分岐部の歯周組織が破壊された状態をいう．根分岐部に水平性のポケットが形成され，骨破壊が生じる．根分岐部は清掃しにくく，咬合力が集中し咬合性外傷が生じやすいため，歯周病が進行しやすく，治療が困難である．病変の進行状態を示す分類として，LindheとNymanの根分岐部病変分類1～3度がある（第3章79頁参照）．

2）歯周-歯内病変（図1-37）

歯周病と歯内病変（歯髄および根尖歯周組織の疾患）が関連し，両領域に波及・合併している疾患．

歯髄と歯周組織が根尖孔，側枝，髄管で連絡交通していることから，一方の病変が他方の組織に広がる可能性がある．

3）壊死性潰瘍性歯肉炎・歯周炎（図1-38）

歯肉が壊死と潰瘍を起こしている歯肉炎と歯周炎．歯肉は潰瘍・偽膜形成・出血・疼痛があり，全身的にもリンパ節腫脹・発熱・強い口臭などの症状を示す．原因は，口腔清掃不良，強いストレス，免疫不全などの合併で，スピロヘータが増加し歯肉の中にも侵入している．

4）歯周膿瘍（図1-39）

歯周病が進行し，局所的に歯周ポケットが深くなり歯周組織に生じた膿瘍である．深いポケット内に有害な細菌が増加し，局所の化膿性炎症が強くなって膿が形成され，ポケットの入り口が閉鎖ぎみになり膿の排出が困難になって，組織内に貯留した場合などに生じる．なお，炎症が歯肉に限局して生じた膿瘍は「歯肉膿瘍」という．

5）歯根の破折による歯周組織破壊

歯根が垂直に破折したり，ひびが入ると，破折線に沿って細菌感染が生じ，重度の歯周炎と類似した症状を示す（深いポケット形成，骨破壊など）．通常の歯周治療では改善せず，抜歯の重要な原因となる．最近は接着療法により治療の可能性が認められてきている．（第8章199頁参照）

6）インプラント周囲炎

インプラント周囲の組織（天然歯では歯周組織に相当）に，炎症が生じたもの．インプラントに付着した細菌（プラーク）が原因となる．（第8章198頁参照）

図1-36 根分岐部病変（根分岐部の骨吸収）

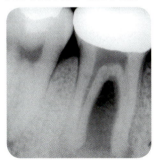

図1-37 歯周-歯内病変（歯周炎と歯髄炎が合併）

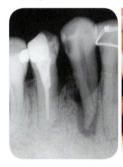 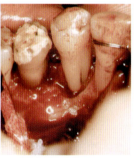

図1-38 壊死性潰瘍性歯肉炎（23歳，男性）

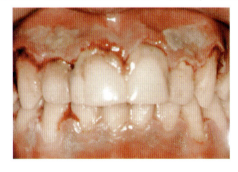

図1-39 歯周膿瘍

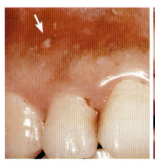 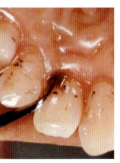

舌側から遠心隣接面にポケットが深く歯周膿瘍が生じている．白矢印部には「瘻孔」が形成されている．

第1章 歯周組織・歯周病の特徴を理解する基礎知識

6 歯周病における宿主反応

1 歯周組織の防御作用（図1-40）

生体（宿主）には防御作用があり，細菌の侵襲を防いでいる．細菌がこの防御機構を破れば病変が生じる．歯周組織における生体の防御には以下のものが考えられる．

(1) 有害物質の生体への侵入の防御（図1-40右側）
①上皮の物理的防御：上皮は細菌や有害物質の侵入を防いでいる．
②咀嚼による自浄作用：食物，特に硬い物や繊維性の食品を噛むことにより歯や歯肉の表面が清掃される．
③唾液による自浄作用，抗菌作用．
④歯肉溝滲出液の流出による歯肉溝内の洗浄（歯肉溝内の細菌など有害物を流し出す作用）．
⑤上皮細胞（上皮の角化層）の落屑（剝がれ落ちること）により歯肉表面に付着した細菌・異物を除去する．
⑥免疫反応による防御：免疫担当細胞が，外来異物と認識したものを特異的に破壊したり中和する（35頁A.L.参照）．

(2) 生体内に侵入した有害物質に対する防御（図1-40左側）
①食細胞（好中球，マクロファージ）の貪食作用による防御：体内に入った細菌など貪食する．
②免疫反応：リンパ球など免疫細胞が侵入した異物を認識して破壊する．

歯周病の病原菌は，これらの防御機構を乗り越えたり破壊して，歯周組織の破壊を引き起こす．

2 歯周組織における宿主反応

歯周病の原因となるプラーク細菌が歯周組織に対して持続して作用した場合に生じる宿主の主な反応は，「炎症」，「結合組織の変性」，「歯周ポケットの形成」，「骨破壊（支持組織の消失）」である．

1）炎症性反応

炎症は生体に侵入した有害物質に対する宿主（生体）の防御反応であり，血管反応期，滲出期，修復期に分けられる．

(1) 血管透過性の亢進

プラーク由来の有害物質，および補体の活性化など免疫反応機構により，歯肉の毛細血管透過性が高まる．これにより，血漿成分，血球が血管壁を通過しやすくなり，血液由来成分が血管の中から組織へと移行する．これが歯周組織の炎症性反応の開始である．血管透過性の亢進は，歯肉溝滲出液の増加となって現れる．

(2) 炎症性細胞の浸潤

上記の血管から遊走した細胞は，「炎症性細胞」とよばれる．「炎症性細胞」は，好中球，マクロファージ，リンパ球，マスト細胞（肥満細胞）など

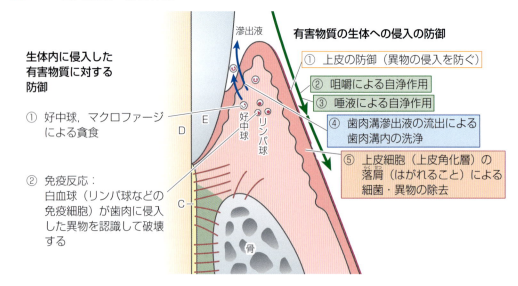

図1-40 歯周組織の防御作用

であり，初期（急性期）には「好中球」，慢性期には「リンパ球」が多くなる．これらの細胞は歯肉に侵入した有害物質の食作用と免疫応答に関与する．さらに，血管透過性，コラゲナーゼ活性（歯肉線維のコラーゲンを分解する酵素），骨吸収促進などと関係する（図1-29，30，40参照）．

2）抗原侵入による免疫反応

免疫反応は生体の重要な防御機構の1つであるが，同時に生体にとって有害な反応ともなることがある．免疫反応は免疫担当細胞の働きによるものであり，外来異物と認識したものに対し，その異物を特異的に中和したり破壊する．これらの異物は抗原とよばれ，宿主自身のものと異なるタンパク質，あるいは多糖類などで，細菌の構成成分，ウイルス，細菌産生物，外来（移植）の組織や赤血球，その他である．歯周病において生じる免疫反応は，プラーク中の細菌由来物質が抗原となり生じる（A.L.参照）．

ADVANCE LEARNING

〚歯周組織における「免疫反応」の進み方〛

免疫反応の過程を段階的に細菌レベルの流れを中心に要約すると次のようになる（図1-28，29，30）．

1. 異物の生体内侵入

デンタルプラーク中の細菌由来物質が歯肉溝の上皮付着を突破して歯肉の結合組織内に入る．

2. マクロファージによる抗原処理

マクロファージが異物（抗原）を貪食しファゴソームが形成される．それに異物を処理（プロセシング）する酵素を含むリソソームが融合し，ファゴリソソームが形成される．プロセシングされた抗原断片は組織適合抗原複合体（MHC分子）とともにマクロファージの細胞の表面に提示される（抗原提示）．

3. T細胞による抗原認識

抗原提示された抗原は，その抗原に特異的に結合するT細胞レセプターを持つT細胞により認識される（抗原認識）．

4. T細胞の分裂・増殖・分化とサイトカインの放出

抗原認識したT細胞は増殖・分化し，サイトカインを放出する．Th1細胞はマクロファージを活性化しマクロファージの食作用を増強させ，Th2細胞はB細胞を活性化する．

5. B細胞の形質細胞（プラズマ細胞）への分化と抗体産生

活性化したB細胞は形質細胞へ分化・成熟し，抗原に特異的な抗体を産生する．

ADVANCE LEARNING

〚免疫反応による歯周組織破壊〛

1. 体液性免疫応答による組織破壊

慢性歯肉炎や歯周炎では多数の形質細胞が出現しており，抗体を産生し，組織中に侵入した抗原と反応し（抗原抗体反応），免疫複合体が形成される．これが補体系を活性化し，その結果，血管透過性が亢進し，好中球を遊走させ集合させる（走化性）．好中球はこの免疫複合体を貪食するが，その過程でリソソーム中の酵素を放出し，コラーゲン線維など組織を破壊する．

2. 細胞性免疫応答による組織破壊

慢性歯肉炎や歯周炎では，前述したようにマクロファージによる抗原提示，T細胞による抗原認識によりT細胞が活性化し，サイトカインを産生する．サイトカインは多くの因子を含むが，炎症性細胞浸潤・遊走の促進，細胞毒性を有して線維芽細胞を変性させたり，破骨細胞活性化因子を有し，歯周組織を破壊する．

3. 歯槽骨の骨吸収メカニズム

骨吸収は破骨細胞の活性化により生じる．歯周炎における骨吸収にはグラム陰性菌の内毒素（エンドトキシン，リポ多糖，LPS）が重要な役割を果たしていると考えられている．すなわち，内毒素が，マクロファージのToll様受容体などにより認識されることで，破骨細胞の活性化までの一連の反応が開始すると考えられている．マクロファージから骨芽細胞，破骨細胞へと，サイトカインなどの細胞間情報伝達物質により反応が進み，最終的にはM-CSF（マクロファージコロニー刺激因子）などのサイトカイン，および骨芽細胞のRANKL（receptor activator of NF-κB ligand）のRANK（receptor activator of NF-κB）への結合により，破骨細胞が分化・活性化される（図1-30，31参照）．

第1章 歯周組織・歯周病の特徴を理解する基礎知識

III 歯周病の原因

1 初発因子と修飾因子

歯周病の原因は，従来から「局所因子」と「全身性因子」の2つに大きく分けられているが，現在では「局所因子」がきわめて重要な役割を担い，「全身性因子」は修飾因子として働くことが明らかとなっている．「局所因子」の中でもプラーク（デンタルプラーク，dental plaque，歯垢，41頁A.L.参照）は，歯周病を発症させる最も重要な因子であり，「初発因子」とよばれる．<u>歯周病の原因は，この「初発因子」である「プラーク」と，それ以外の修飾因子に分けて考える．</u>

「局所性修飾因子」は「炎症性因子」と「外傷性因子」に区別される．「炎症性因子」は歯周組織に炎症を引き起こす因子で，プラークは歯肉炎や歯周炎を引き起こす最重要因子である．他の炎症性因子はプラークを増加させたり除去しにくくして歯肉の炎症を増悪させる修飾因子で，「プラーク増加因子（プラークリテンションファクター）」とよばれる（図1-41）．

「外傷性因子」は歯周組織に咬合性外傷を引き起こす因子で，「外傷性咬合」とよばれ，すでに生じている歯周炎を増悪する修飾因子の1つである．しかし，健康な歯周組織に炎症（歯肉炎や歯周炎）を引き起こす（初発させる）ことはない．

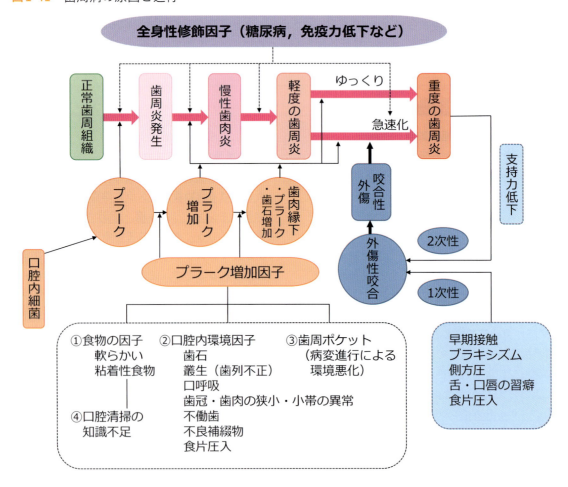

図1-41 歯周病の原因と進行

III 歯周病の原因

1 初発因子：プラーク（デンタルプラーク，歯垢）

プラークは歯肉に炎症を引き起こす最も重要な因子であり，歯肉炎と歯周炎の「初発因子」である（図1-41）．すなわち，プラークが存在しなければ，歯肉炎や歯周炎は生じない．プラークを取り除くことによって，歯肉炎と歯周炎は改善する．この他に，歯石もその内部にプラーク由来の内毒素を含んでおり，初発因子となる可能性がある．

さらに歯肉炎から歯周炎へ進行すると，歯肉縁下のプラークに特定の細菌種が存在することが明らかとなっている．これらの細菌は「歯周病原性細菌」あるいは「歯周病原菌」とよばれている．

一方，全身性因子で初発因子となるものは，現在のところ証明されていない．

2 局所性修飾因子：炎症性因子と外傷性因子

局所性修飾因子は，初発因子によって生じた歯周組織の病変（歯肉炎や歯周炎）を修飾し，増悪させる口腔内の因子である．これは，さらに「炎症性因子」と「外傷性因子」に分けられる．

1）プラーク増加因子（炎症性因子）

「プラーク増加因子」は，「プラークリテンションファクター」ともよばれ，歯肉炎の初発因子であるプラークを増加させたり，プラークを取り除きにくくする因子で，歯肉炎と歯周炎を増悪させる．これらは宿主の自浄作用を低下させたり，歯ブラシや補助清掃用具の適切な使用を困難にして，プラークを増加させ，さらにはその性状を変化させるもので，次の因子が含まれる．

(1) 食物の因子

自浄作用の低い食物やプラーク細菌を増加させる食物である．例えば，軟らかい食物，砂糖，粘着性食物などである．

(2) 口腔内環境因子

①歯　石（図1-42）

プラークが石灰化したもので（詳細は47頁参照），内部に有害な物質（エンドトキシンなど）を含むとともに，表面が粗糙なためプラークが付着増殖しやすく，さらに取り除きにくくなる．歯石は最も重要な局所修飾因子の1つである．

②不良補綴物（クラウン，ブリッジなど）（図1-43）

マージン（クラウンなどの辺縁部）が歯肉縁下に位置し，しかも適合が不良な補綴物や，歯間空隙が狭すぎて清掃が困難な補綴物など．

③歯列不正（図1-44）

叢生の歯および傾斜した歯は，自浄作用，清掃能率ともに低下する．

④口呼吸（図1-45）

口で呼吸すると口腔内が乾燥するため，プラークが歯面に強くこびりつき除去しにくい状態となる．また，唾液による自浄作用の低下や乾燥による歯肉の抵抗力の低下も考えられている．前歯の唇側歯肉

図1-42 プラークと歯石の付着と強い歯肉の炎症

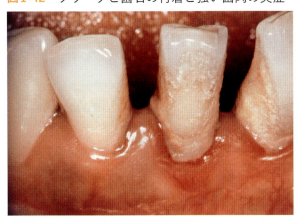

歯石の表面にはプラークが多量に付着し，歯肉の炎症を増悪させる．

図1-43 不良補綴物と歯肉の炎症

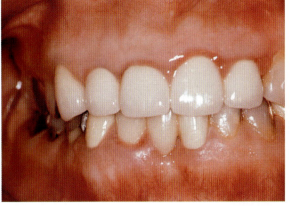

歯肉縁下マージンの補綴物はプラーク増加因子となる危険性が高く，とくに，マージンの適合が悪いとプラークが付着増加しやすい．

第1章 歯周組織・歯周病の特徴を理解する基礎知識

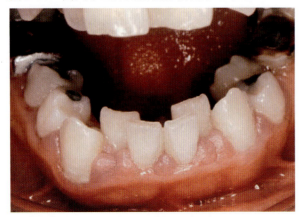

図1-44　歯列不正は局所性修飾因子となる

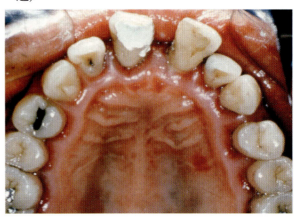

図1-45　口呼吸による歯肉の炎症の増悪（堤状隆起）

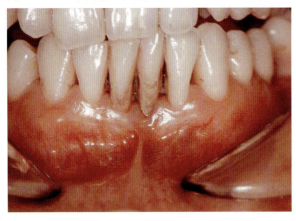

図1-46　小帯異常と付着歯肉の狭小と歯肉の炎症

両者とも口腔清掃を行いにくくするため，プラーク増加因子となる．

と上顎の口蓋側歯肉が最も影響を受けやすく，前歯唇側の歯肉が腫脹したものは「口呼吸線」，口蓋側歯肉が堤状に腫脹したものは「堤状隆起」とよばれる（図1-45）．

⑤付着歯肉の狭小，口腔前庭の狭小，小帯の異常

角化した付着歯肉が狭いと，ブラッシング時に粘膜を傷つけやすい．口腔前庭が狭い場合も同様である．さらに小帯が辺縁歯肉付近に付着している場合もブラッシングを障害する．（図1-46）

⑥歯冠と歯根および歯肉の形態不良

歯冠の歯頸部豊隆が異常に大きかったり，歯根表面に裂溝が走っていると，その部位の清掃が困難となる．さらに歯肉が腫脹していると歯頸部の自浄作用は低下し，ブラッシングによる清掃も困難になる．

⑦対合歯の喪失（不働歯）

対合歯を失うと咀嚼時に食物による摩擦がないため，自浄作用が低下する．

⑧食片圧入（接触点の不良）

隣接歯との接触点が不良なため，食物が咀嚼時に歯間乳頭部へ咬みこまれるのを「食片圧入」という．歯肉を傷つけるとともに，歯間部に入りこんだ食物残渣にプラーク細菌が増殖し，歯周組織を高度に破壊する．

（3）歯周ポケット（図1-30参照）

歯肉にひとたび炎症が生じ，ポケットが形成されたり，歯肉形態に異常が生じたりすると，プラークはさらに付着しやすくなる．4mm以上のポケットがあると，ポケット内部に歯ブラシの毛先は届かず，自浄作用も期待できない．そのため，プラークは増加し，常に炎症が存在する．すなわち，ポケットはきわめて重要なプラーク増加因子であり，歯周治療にあたってはポケットを浅くすることが大切な処置となる．

（4）口腔清掃の知識不足

口腔清掃の重要性を知らずに口腔清掃を行わない

歯周病の原因 III

場合と，行っても清掃法が悪い場合とがある．特別な局所因子がなくても，現代の食生活では自浄作用のみでは口腔を健康な状態に保つには不十分であり，意識的に口腔清掃を十分行わないとプラークが増加する．

2）外傷性咬合（外傷性因子）（図1-41参照）

歯周組織に外傷を引き起こす咬合を「外傷性咬合」といい，外傷性咬合によって生じる外傷性の組織変化を「咬合性外傷」という．咬合性外傷は，プラークによって歯肉に炎症が生じポケットが形成されアタッチメントロスが生じる歯周炎とは異なる病変であり，歯周病の1つに分類されている（図1-31）．

外傷性咬合は歯周炎の初発因子ではないが，歯周炎を急速に増悪させる可能性があり，重要な修飾因子の1つである（詳細は49頁）．

3 全身性修飾因子

「全身性修飾因子」は，歯周病の修飾因子の1つで，プラークによって生じた歯肉炎や歯周炎の進行を早める．しかし全身性修飾因子のみで歯周病が生じることはなく，必ず局所因子であるプラークが初発因子として関与している．なお，全身性因子の作用機序は十分解明されていないものがある（52頁参照）．

1）喫　煙

喫煙はニコチンなどが体内に入り，宿主の免疫系に影響し，組織の抵抗力（生体防御力）を低下させる．さらに末梢血管の収縮，血流の低下を引き起こすため，歯周組織の代謝に悪影響を及ぼすと考えられている．

2）全身性疾患

糖尿病，血液疾患（白血病，周期性白血球減少症など），骨粗鬆症，免疫異常，遺伝疾患（パピヨン－ルフェーブル Papillon-Lefèvre 症候群など）などは，歯周組織の抵抗力，免疫力の低下が起こり，重度の歯周炎が生じやすい（表1-7，図1-68参照）．

3）薬剤の服用

フェニトインは，てんかんの治療薬であるが，歯肉に炎症があると副作用として歯肉増殖を誘発する．高血圧症の治療薬であるニフェジピンおよび免疫抑制剤のシクロスポリンAによっても，増殖性歯肉炎が起こる（図1-20参照）．

4）ストレスなどの精神的因子

ストレスは免疫力を低下させる因子の1つと考えられている．さらにブラキシズム（歯ぎしり）を誘発し，重度歯周炎を誘発する可能性がある．

5）年　齢

高齢者では組織の活力や免疫力が低下し，プラークによる歯肉の炎症は進行しやすい．しかし，増齢自体が歯周病を初発させることはない．高齢者には歯周病に罹患している者が多いが，これは局所因子が長期間作用したためであり，局所因子を取り除くことにより改善することが多い．

6）ホルモン

「思春期性歯肉炎」や「妊娠性歯肉炎」などでは，ホルモンの変化が歯肉のプラーク（細菌）に対する反応に影響を与えている可能性がある．また，女性ホルモンが特定の歯周病原細菌の増殖に関与しているという報告もある．しかし，徹底した口腔清掃指導，局所因子の除去により，これらの歯肉炎は治癒する．

7）栄養欠乏

動物を重度の栄養欠乏にすると，重度の歯周炎を起こすとの報告はある．しかし，現在のわが国では，それほどの栄養欠乏が起こることはまれである．ただし，全身疾患のために栄養障害が生じることがあるので注意する．

4 歯周病のリスクファクター

近年，「リスクファクター」という用語が多く用いられるようになってきている．この用語の定義については，研究者によって異なることもあるが，一般的には次のようになっている．

「リスクファクター」とは，ある疾患の発症率を増加させる因子で，それが存在しなければ発症する確率が減少する因子をいう．

「歯周病のリスクファクター」は，現在のところ，年齢，喫煙，糖尿病，免疫不全，骨粗鬆症，ストレス，肥満，遺伝，人種などがあげられている．まだ不明確なものも多いが，上記の中でも年齢，喫煙，糖尿病，遺伝は明確とされている．

第1章 歯周組織・歯周病の特徴を理解する基礎知識

IV 歯周病と細菌（微生物）との関係

1 デンタルプラークと細菌

　デンタルプラーク（プラーク，歯垢，dental plaque）は，歯肉に炎症を引き起こす最も重要な因子であり，歯肉炎，ひいては歯周炎の初発因子である（図1-41，41頁A.L.参照）．

　プラークは口腔内細菌とその生産物からなり，歯面に強固に粘着し，含嗽（うがい）では取り除けないことを特徴とする細菌の集塊である（表1-3）．個人差はあるが，プラーク1mg（湿重量）中にはおよそ10^8個（1億個）もの細菌が含まれ，25%以上は生きた細菌である．プラークは付着部位により，「歯肉縁上プラーク」と「歯肉縁下プラーク」に分類される．

表1-3　歯面の沈着物の分類[2]

種　類	特　徴
獲得被膜（アクワイヤードペリクル）	歯の表面に形成される0.05〜0.8μmの薄い膜で，唾液由来の糖タンパクよりなり，細菌を含まない．歯ブラシでこすっても取り除けないが，歯磨剤（研磨材を含む）を使用すると取り除ける．酸から歯面を保護する働きがある
プラーク	獲得被膜の上に細菌が付着，増殖したもので，細菌とその産物からなり，歯面に強く付着し，含嗽（嗽）では取り除けない
歯　石	プラークが石灰化したもの
白　質	剥離した上皮，白血球，菌，唾液などを含んだ白く軟らかい物質で，強い含嗽で取り除ける
食物残渣	食後一時的に歯間部などに停滞した食品由来の物質
色素沈着	飲食物や嗜好品の色素が歯面上に沈着したもの，獲得被膜に沈着しているものが多く，研磨材を使わないと取り除けない

1 歯肉縁上プラーク

　「歯肉縁上プラーク」は，歯肉辺縁より歯冠側の歯面に付着した「付着性プラーク」で，好気性あるいはレンサ球菌や放線菌などの通性嫌気性菌が主体をなし，歯肉炎を発症させる（図1-47，48）．

2 歯肉縁下プラーク

　「歯肉縁下プラーク」は，歯肉縁下すなわち歯周ポケット内に存在するプラークで，歯面に付着した「付着プラーク」と，歯面に付着せず遊離している「遊離プラーク」とから成っている（図1-47，49）．

　歯肉縁下プラークの形成は，すでに形成されている歯肉縁上プラークから伸び出す形で生じてくる．すなわち，縁上プラークの存在なしに縁下プラークが生じることはない．伸び出た縁下プラークは，ポケット内の環境（ポケットの深さ，根面の性状，滲出液量など）によって大きく影響を受ける．歯周ポケット内は口腔からの酸素の供給が少なく，ポケット滲出液から高タンパク低糖質の栄養を供給されるため，「偏性嫌気性菌」（酸素がほとんどない状態で生育増殖し，酸素のある体気中では生育できない菌）が増殖しやすい環境である．

3 バイオフィルム

　「バイオフィルム」は，近年，医学，生物学，環境学で用いられている用語で，物質の表面にフィルム状に付着した細菌の凝集塊をいい，菌体外多糖体からなるマトリックス（グリコカリクス）で覆われている．デンタルプラークは典型的なバイオフィルムであり，デンタルプラークを口腔バイオフィルムとして扱うことが，歯周病学のみならず，歯学領域では一般的になってきている（41頁A.L.参照）．

歯周病と細菌（微生物）との関係 IV

図1-47　歯肉縁上プラークと縁下プラーク

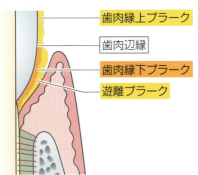

「縁下プラーク」には歯に付着している「付着プラーク」と，付着せずポケット上皮との間に浮遊する「遊離プラーク」が存在する．

図1-48　歯肉縁上プラークのグラム染色像（×1000）[3]

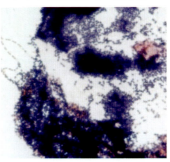

ほとんどがグラム陽性球菌（紫色で丸い形）である．（古西ら[3]）

図1-49　歯肉縁下プラークのグラム染色像（×1000）[3]

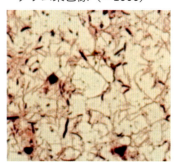

深い歯周ポケットでは，「偏性嫌気性（酸素があるところでは生育できない）グラム陰性菌」（赤色で細長い細菌）や，らせん状をした「スピロヘータ」が優勢になる．

ADVANCE LEARNING

〖「プラークとデンタルプラーク」について〗

　プラーク（Plaque）は，本来①壁や家具に取り付ける飾り板，②解剖学で「丸く平たいできもの，丸く盛り上がった斑点」を意味する言葉である（研究社新英和大辞典，1958）．歯科学で「プラーク」という言葉を最初に使ったのは G.V.Black の1898年にう蝕部を覆う微生物のフェルト状の集積物として記載した論文である．その後1963年 Dawes らは，"歯の表面にみられる軟らかい粘着力の強い物質でうがいでは取り除くことができない"，1976年 Theilade らは，"きわめて多様な細菌が微生物間物質で，お互いに接着した集積物である"とし，広く使用されるようになった．

　日本では1968年頃はまだプラークといわず，「歯苔（したい）」「歯垢（しこう）」とよばれていた（今川与曹，石川純：臨床歯周病学 1968）．1980年代に使用され始め，1984年初版の歯科衛生士教本「歯周療法」（加藤熈ら著）に，他の書籍に先駆けて歯周病の初発因子として明記され，その後広く使用されるようになっている．しかし現在「プラーク」は，医科で血管の内部にコレステロールがこぶ状に付着した状態を示す言葉として使用され，歯科のプラークと区別する必要があり，歯科で区別が必要な場面においては「デンタルプラーク」が使われる．

ADVANCE LEARNING

〖バイオフィルムの特徴〗

　バイオフィルムは水分に覆われた物質の表面に付着し，膜状に形成される微生物の共同体で，デンタルプラークはその代表的なものである．

　バイオフィルム中にはさまざまな細菌が存在し，それらの細菌はお互いに共生・共存状態にあり，菌体外多糖類からなるマトリックスが宿主の免疫・生体防御力や抗菌薬の作用に抵抗している．唾液による自浄作用・緩衝作用や抗菌薬の抗菌作用が深部へ浸透しにくく，表面にしか作用しない．適切なブラッシングなど物理的な清掃方法でバイオフィルムを物理的に除去することが大切である．

ADVANCE LEARNING

〖歯肉縁下プラークの特徴〗

　歯肉縁下プラークの細菌は，ポケットが浅い場合は縁上プラークとそれほど差はなく，口腔レンサ球菌25％と放線菌25％，他に偏性嫌気性グラム陰性菌が25％を占める．ポケットが深くなると偏性嫌気性グラム陰性菌が優勢になり，特に *Porphyromonas gingivalis*, *Prevotella intermedia*, *Fusobacterium nucleatum* など歯周病の病因と強く関連する細菌が存在する．

　「遊離プラーク（非付着性プラーク）」（図1-47）は，付着プラークとポケット上皮との間に存在し，運動性細菌であるスピロヘータや鞭毛を有する細菌が多数を占めている．

第1章 歯周組織・歯周病の特徴を理解する基礎知識

図1-50 プラーク，バイオフィルムの形成[1]

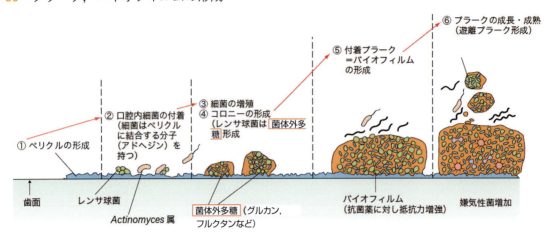

①歯面にペリクルが形成され，②その上に細菌が付着し，③増殖し，④コロニー（集団）となり，⑤プラーク（バイオフィルム）となる．

図1-51 プラーク形成と実験的歯肉炎（Löeらの実験，1965）[2]

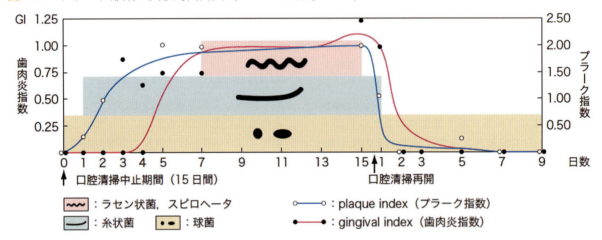

口腔清掃を中止した15日間と口腔清掃を再開したことによるプラークの細菌構成の変化と，歯肉炎の発生状態を示す．

4 プラーク形成（図1-50，51）

歯肉縁上プラークの形成は，最初ペリクル（獲得被膜，acquired pellicle）への細菌の付着で始まり，付着した細菌が定着・増殖することで経時的に細菌量が増加し，集落が成長し成熟する（図1-50）．「Streptococcus mutans」は，スクロース（ショ糖）から粘着性非水溶性グルカンなどの多糖体を産生し，糖を発酵することで代謝産物として酸が作られ，歯質の脱灰と関連する．細菌が付着して8～24時間後には初期プラークが形成される（図1-50）．

さらに時間の経過とともに，プラークを構成する細菌の種類に変化が生じる．Löeらの有名な実験（1965年）が示すように（図1-51），初期はミティス群レンサ球菌（Streptococcus mitis, Streptococcus sanguinis, Streptococcus gordoniiなど）やナイセリア（Neisseria）などの好気性，通性嫌気性菌が優勢である．やがて放線菌（Actinomyces）などレンサ球菌以外の通性嫌気性菌やベイヨネラ（Veillonella）などが増加する．口腔清掃を行わないと3～4日で歯肉炎が生じる．<u>歯肉炎はデンタルプラークの増加（有害物質の作用時間が長くなること）により起こると考えられている</u>．9日目前後の古いプラークでは，グラム陰性偏性嫌気性菌が優勢となり，線状菌（Fusobacteriumなど），らせん状菌（Selenomonasなど）やスピロヘータ（Treponema denticolaなど）も出現する（図1-51）．

IV 歯周病と細菌（微生物）との関係

2 歯周病原（性）菌の定義と分類

1 非特異的細菌説と特異的細菌説

プラークと歯肉炎との関係については，Löeらの有名な臨床実験（1965年）があることは既に述べた（図1-51）．しかし，歯周病を発症させる原因菌は当時明確にされなかった．原因菌については，従来から多くの細菌の複合感染による「非特異的細菌説」と，特定の細菌によって起こる「特異的細菌説」とがあり，論争されてきた．しかし，近年の研究により原因菌と考えられる菌がある程度明らかにされてきた．

2 歯周病原（性）菌

現在はA.L.に記したSocranskyの条件を満たす細菌を「歯周病原（性）菌」とよんでいる．

多くの研究者が歯周病原菌の研究に取り組み，現在，原因菌と考えられている細菌の多くは「嫌気性グラム陰性菌」で，次のものがある（45頁A.L.参照）．

① *Porphyromonas gingivalis*（PG菌）：歯周炎（慢性，侵襲性）の重要な原因菌で（図1-52, 53），レッドコンプレックス構成菌の1つである（46頁参照）
② *Aggregatibacter actinomycetemcomitans*（AA菌）：侵襲性歯周炎の原因菌と考えられている（図1-54）
③ *Tannerella forsythia*：慢性歯周炎の原因菌（レッドコンプレックス構成菌の1つ（図1-55）

図1-52 *Porphyromonas gingivalis* のグラム染色像（×1000）

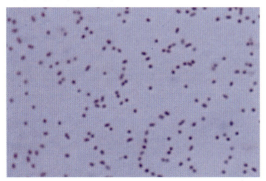

グラム陰性（赤色）の桿菌だが，株にもよるが長さは短く，球形にほとんど近い（「短桿菌」という）．

図1-53 *Porphyromonas gingivalis* の黒色集落

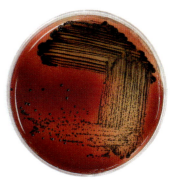

*P. gingivalis*は，血液寒天培地での発育で黒色色素を産生するため，集落が黒くなる．

ADVANCE LEARNING

〚Socransky による歯周病原（性）菌の定義[5]〛

通常，病変が生じている部位には，その原因菌が多数存在すると考えられている．しかし，歯周病は特定の細菌のみの感染によって起こるのではなく，他の細菌も拮抗して存在し，影響を与えている．これらの菌はいわゆる「Kochの条件」を完全には満たしていないが，1995年頃より遺伝子レベルの研究が導入され，Socranskyは以下の「歯周病原（性）菌のためのKochの原則」を作った．その内容は，

1) その細菌が，歯周炎活動部位で，非活動性部位より多く検出される．
2) その細菌を除去すると，歯周炎の進行が停止する．
3) その細菌は歯周炎を発症，進行させるに足る有害な病原因子をもつ．
4) その細菌に対する細胞性免疫応答と体液性免疫応答が患者に生じており，その細菌が歯周病の進行に関与することが示唆される．
5) 動物実験において認められるその細菌の病原性から，ヒト歯周病の進行において果たす役割が推測しうる．

これらの条件を満たすものを「歯周病原（性）菌」と称する．

第1章 歯周組織・歯周病の特徴を理解する基礎知識

図1-54 Aggregatibacter actinomycetemcomitansのロイコトキシンによる多形核白血球食作用の低下

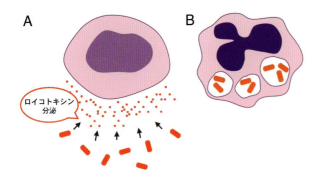

A. actinomycetemcomitansを貪食させた多形核白血球の模式図．ロイコトキシン産性能が低い株（B）では菌は貪食され食胞が形成されるが，ロイコトキシンを産生する株（A）は貪食されない．多形核白血球の核の多形性も失われる．

図1-55 Tannerella forsythiaのグラム染色像（×1000）

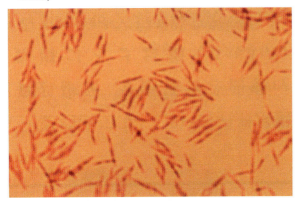

グラム陰性（赤色）桿菌で紡錘形をしている．（古西, 申, 2007[3]）

図1-56 Treponema denticolaの位相差顕微鏡像（×1000）

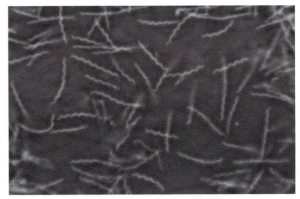

細長く，らせん状をしている．活発な運動性を有する．

図1-57 Fusobacterium nucleatumのグラム染色像（×1000）

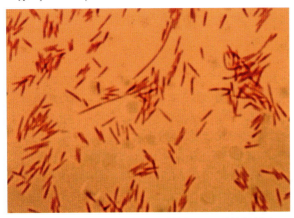

グラム陰性（赤色）桿菌で，線状あるいは紡錘形をしている．

図1-58 Actinomyces oris（viscosus）のグラム染色像（×1000）

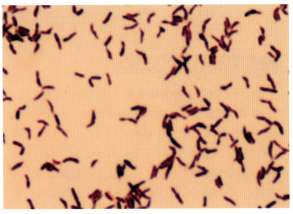

グラム陽性（紫色）桿菌である．

歯周病と細菌（微生物）との関係 IV

ADVANCE LEARNING

〖歯周病原菌の特徴〗

1) *Porphyromonas gingivalis* (ポルフィロモナス ジンジバリス)

重度の慢性歯周炎や侵襲性（急速進行性）歯周炎患者のポケット内に多くみられ，歯周病の重要な病原菌の1つと考えられている偏性嫌気性のグラム陰性桿菌である（図1-52）．血液を含む寒天培地で黒色の集落を形成する（図1-53）．重度の歯周炎患者では，血清中のこの細菌に対する抗体価が上昇していることが多い．この菌は他のグラム陰性菌と同様，内毒素（エンドトキシン，リポ多糖，LPSともいう）を有し，しかもその内毒素はプロスタグランジンの合成を促進し，二次的に骨吸収を促進する．さらにジンジパインなどトリプシン様プロテアーゼをはじめとする，タンパク質を分解する酵素を産生し，それらのもつコラゲナーゼ活性によりコラーゲンを直接，間接に分解すると考えられている．なお，特有な線毛を有し，線毛は宿主細胞への付着に関与する．

2) *Aggregatibacter actinomycetemcomitans* (アグレガティバクター アクチノミセテムコミタンス)

小型の通性嫌気性グラム陰性菌で，若年者の侵襲性歯周炎の患者のポケット内に多く存在し，血清の抗体価も高くなっていることが多く，重要な原因菌の1つと考えられている．本菌はロイコトキシン（leukotoxin，図1-54）および細胞致死膨化毒素とよばれる外毒素を産生し，局所的に白血球の機能低下，上皮細胞の増殖停止を引き起こし，歯周病を進行させる．

3) *Tannerella forsythia* (タンネレラ フォーサイシア)

偏性嫌気性グラム陰性菌で，紡錘形をしている（図1-55）．歯周炎のポケット内に存在し，トリプシン様酵素を産生して病原性が強く，慢性歯周炎の原因菌の1つとされている．*P. gingivalis*や，後述の*Treponema denticola*とともに，いわゆる"red complex"（後述）を構成する細菌の1つで，ポケットの深さ，アタッチメントロスとの関連性が深いとされている．

4) *Prevotella intermedia* (プレボテラ インターメディア)

偏性嫌気性のグラム陰性桿菌で，*P. gingivalis*同様血液を含む寒天培地で黒色の集落を形成する．歯肉炎，急性壊死性潰瘍性歯肉炎や，初期歯周炎，侵襲性歯周炎のポケット内に存在し，その原因菌の1つと考えられている．妊娠性歯肉炎で特に多くみられる．*Porphyromonas*属や*Prevotella*属は，発育にメナジオン（ビタミンK_3）が必要であるが，本菌では女性ホルモンであるプロゲステロンやエストラジオールで代替可能であることがその理由である．

5) *Treponema denticola*および口腔スピロヘータ (トレポネーマ デンティコーラ)

細長く，らせん状で（図1-56），活発な運動性を有する菌である．清掃不良な口腔のデンタルプラークに多くみられ，壊死性潰瘍性歯肉炎・歯周炎ではとくに多くみられる．重度な歯周炎の縁下プラークにも多く，臨床症状と相関傾向を示す．

6) *Fusobacterium nucleatum* (フソバクテリウム ヌクレアタム)

偏性嫌気性のグラム陰性桿菌で，線状あるいは紡錘形をしている（図1-57）．*T. denticola*同様，清掃不良な口腔のデンタルプラークに多くみられ，壊死性潰瘍性歯肉炎・歯周炎ではとくに多くみられる．

7) *Actinomyces oris* (*viscosus*)および*Actinomyces naeslundii* (アクチノマイセス オリス ビスコーサス／アクチノマイセス ネスランディ)

通性嫌気性のグラム陽性桿菌で（図1-58），正常な歯肉溝に存在するが，歯肉炎のポケットに多く存在する．デンタルプラークの蓄積，歯肉の炎症の誘発と関係が深く，これは粘着性の強い多糖体を合成することや，種々の細胞性免疫応答を引き起こす物質を有しているためと考えられている．

④ *Prevotella intermedia*：歯肉炎（妊娠性歯肉炎でとくに多くみられる），初期歯周炎，侵襲性歯周炎の原因とされる
⑤ *Treponema denticola*：歯周炎の原因，とくに清掃不良な歯周炎に多い（レッドコンプレックス構成菌の1つ）（図1-56）
⑥ *Fusobacterium nucleatum*：清掃不良な歯周炎に多い（図1-57）
⑦ *Actinomyces oris*（*viscosus*），*Actinomyces naeslundii*：歯肉炎のポケットに多い（図1-58）
（45頁A.L.参照）

3 レッドコンプレックス（red complex）

Socranskyら[7]によって報告された歯肉縁下プラーク中に存在する細菌集合体（complex）の中で，*P. gingivalis*, *T. forsythia*, *T. denticola*の集合体を「レッドコンプレックス」とよんでいる（図1-59）．これらは，BANA（N-α-ベンゾイル-L-アルギニン-4-ニトロアニリド；トリプシン様プロテアーゼの高感度発色基質）加水分解活性陽性の細菌で，慢性歯周炎と関連性がきわめて高く，歯周炎の重要な原因菌（リスクファクター）とされている．なお，デンタルプラークを構成する細菌は，時間の経過とともに宿主応答，栄養状態，細菌間の競合により，共存する細菌構成が変化するが，レッドコンプレックスは成熟した（最終的）段階で存在するようになると考えられている．

健康な口腔内にもヒトに害をしない多くの常在菌が生存している．これらの菌も細菌集合体をつくっており，図1-60では緑色系で示されている．

しかし適切な口腔清掃をせずに放置すると，細菌の種類・構成が変化し，嫌気性でグラム陰性の菌の集合体（赤色系で示す）が増加する．

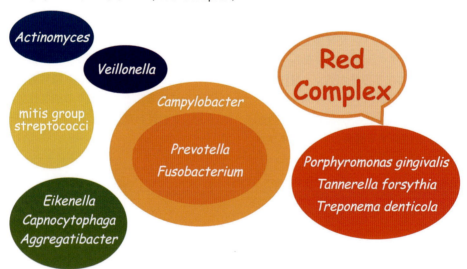

図1-59　レッドコンプレックス（Red Complex）

Socranskyらによって報告された歯肉縁下プラーク中に存在する細菌集合体（complex）の中で，*P. gingivalis*, *T. forsythia*, *T. denticola*の集合体を「Red complex（レッドコンプレックス）」とよぶ．プラークの中で最も成熟した細菌集合体で，歯周炎の重要な原因菌と考えられている．

3 歯石の形成

1 歯石の定義と分類

歯石はデンタルプラークが石灰化したもので，口腔内の歯や他の固体物上で石灰化したもの，あるいは石灰化しつつある沈着物と定義される．

歯石はその付着部位により，臨床的に「歯肉縁上歯石」と「歯肉縁下歯石」に分けられる（図1-60，表1-4）．

1）歯肉縁上歯石

歯肉辺縁より歯冠側に付着したもので，比較的軟らかで，最初黄白色であるが，食物や嗜好品の色素が沈着すると褐色となる．プラークが付着する歯面上のどこにでも形成されるが，唾液由来の物質が石灰化に関与するため，顎下腺管と舌下腺管が開口する下顎前歯舌側（図1-61）や，耳下腺管の開口部である上顎臼歯頬側に形成されやすい．

2）歯肉縁下歯石

歯肉辺縁より根尖側，すなわちポケット内に形成されたもので，歯肉縁上歯石よりもかなり硬く，歯面に強く固着していて除去が困難であり，色は黒褐色である．歯肉縁下歯石は縁下プラーク形成の「足がかり」となり，縁下プラークを「常時定着・増加」させているため，きわめて為害性が強い．石灰化には歯肉溝滲出液が強く関与し，滲出液中のヘモグロビンによって黒色化する．

縁上歯石のように特別な部位に形成されやすいことはなく，どの部位にも形成される．なお，歯肉が退縮すると，歯肉縁下に形成された縁下歯石が，歯肉縁上に露出し縁上歯石の状態となるので，注意が必要である（図1-62）．

表1-4　歯肉縁上歯石と歯肉縁下歯石の比較

	歯肉縁上歯石	歯肉縁下歯石
成り立ち	唾液の作用による歯肉縁上プラークが石灰化したもの	歯肉溝滲出液の作用による歯肉縁下プラークが石灰化したもの
量	比較的多い	比較的少ない
構造	層状	無構造
色調	黄白色	黒褐色，暗緑色
硬さ・除去	軟らかい・比較的除去が容易	硬い・除去困難

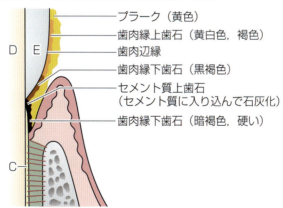

図1-60　歯肉縁上歯石と歯肉縁下歯石
- プラーク（黄色）
- 歯肉縁上歯石（黄白色，褐色）
- 歯肉辺縁
- 歯肉縁下歯石（黒褐色）
- セメント質上歯石（セメント質に入り込んで石灰化）
- 歯肉縁下歯石（暗褐色，硬い）

第1章 歯周組織・歯周病の特徴を理解する基礎知識

図1-61 歯肉縁上歯石[1]

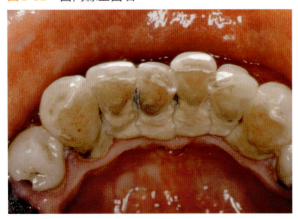

歯肉縁上歯石は下顎前歯の舌側面に付着しやすい．（黄色系の歯石）

図1-62 歯肉縁上に露出した歯肉縁下歯石[2]

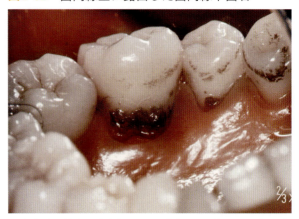

歯肉が退縮し，歯肉縁下で形成された黒色で硬い縁下歯石が露出している．

2 歯石の組成，形成

1） 歯石の組成（表1-5）

個人差や部位による差が大きいが，主成分の無機質（約80％）のほとんどは結晶化，または無定形のリン酸カルシウムである．歯石に含まれる有害成分として重要なのは，グラム陰性細菌由来の内毒素（エンドトキシン，リポ多糖，LPS）で，細胞毒性が強いことである．

2） 歯石形成のメカニズム

まず歯面にプラークが形成され，プラーク中の基質と細菌が石灰化して歯石となる．しかし，石灰化のメカニズムは完全には解明されておらず，(a) 唾液中のCO_2が減少し，唾液がアルカリ性に傾きリン酸カルシウム$Ca_3(PO_4)_2$の沈着が高まるとする説，(b) 最初にプラークの石灰化の核（種）となる物質（リン酸カルシウムの小さな結晶など）が，ペリクルや細菌の菌体内あるいは基質中に形成され，これを中心に石灰化が生じ進行するという説，などが発表されている．

3） セメント質上歯石とセメント質の汚染

セメント質上の歯石は，プラークを構成する細菌とその産生物がセメント質内に侵入して石灰化するため，セメント質の中には，細菌の持つ内毒素などの有害物質を含む歯石成分が入りこんでいる．これらの物質は歯肉が根面へ付着するのを阻害する因子として働く．したがって，歯周治療とくにポケットを形成している歯肉を根面に再び付着させ治したい時は，歯石とともにこれらの有害物質を含んだセメント質（汚染セメント質）を取り除く必要がある．

表1-5 歯石の組成

1 無機質（約80％）：リン酸カルシウムが主成分
1) 結晶化物：ハイドロキシアパタイト $Ca_{10}(PO_4)_6(OH)_2$ 　　　　　　リン酸オクタカルシウム $Ca_4H(PO_4)_3 2H_2O$ 　　　　　　ブルッシャイト $CaHPO_4 \cdot 2H_2O$ 　　　　　　ウイトロカイト $Ca_3(PO_4)_2$ 2) 無結晶物質
2 有機質（約20％）：プラークの成分
タンパク質，炭水化物，脂質（少量）， 内毒素（エンドトキシン），細菌の死骸（とくに糸状菌の死骸を含む）

V 歯周病と咬合との関係

歯周組織は咬合機能と密接な関係があり，適度の咬合力が加わることは，歯周組織を健康に保つのに必要である．しかし，咬合力が異常に強いと歯周組織に外傷(打撲傷)が生じる．この強い咬合力によって生じた外傷（病変）を「咬合性外傷」といい，「咬合性外傷」を引き起こす原因（強過ぎる咬合力）を「外傷性咬合」という（図1-63）．

一方，咬合力が弱過ぎる（対合歯を失うなど）と，歯根膜線維など歯周組織は退化し，支持力は低下する．歯周組織の健康を守るには適度な咬合力が加わることが大切である．

1 咬合性外傷

「咬合性外傷」は，主に歯根膜，歯槽骨，セメント質に生じる．歯に外傷性咬合（強い圧力）が加わると，歯根膜は硬い組織である歯と歯槽骨の間で圧迫されて血流が悪くなり，歯根膜の変性が生じ周囲の歯槽骨やセメント質にも病変（咬合性外傷）が生じる（表1-6）．

咬合性外傷の病理学的変化は，①歯根膜の変性や壊死，②歯槽骨の垂直性吸収，③セメント質の吸収

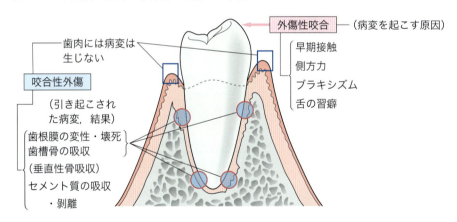

図1-63 外傷性咬合と咬合性外傷との関係[1)]

表1-6 歯周組織に生じる咬合性外傷の病理組織変化と臨床症状

1. 病理組織変化	2. 臨床症状（咬合性外傷単独の場合）
① 歯根膜の変性，壊死 ：外傷性咬合が加わると，歯根膜は硬組織の歯根と歯槽骨の間で圧迫され，血流が悪化・停止し，変性・壊死が生じる． ②歯槽骨の吸収，壊死 ③セメント質の吸収や剝離 ④歯肉は変化が生じない（炎症やポケット形成はない）	①歯の動揺の増加 ②歯の移動（病的移動） ③歯根膜（腔）の拡大 ④歯槽骨の垂直性吸収 ⑤根分岐部の骨吸収（根分岐部に力が集中しやすい） ⑥知覚過敏症や咀嚼痛などが生じる可能性がある ⑦歯根の破折や亀裂の発生
	3. 炎症と合併した場合の臨床症状
	①上記①～⑥の臨床症状が生じる ②骨縁下ポケットの形成（歯槽骨の垂直性吸収を伴う） ③根分岐部病変の発生・進行

第1章 歯周組織・歯周病の特徴を理解する基礎知識

図1-64 炎症と咬合性外傷の合併による歯周組織の破壊

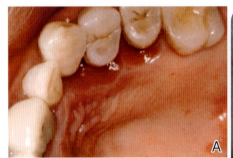
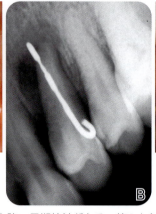
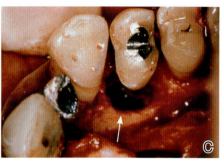

A：上顎第1小臼歯は口蓋側歯肉の強い炎症と強い早期接触がある．第2小臼歯は早期接触していない
B：同部位のエックス線写真：第1小臼歯のポケット内に金属のエックス線診断用プローブを挿入して撮影．根尖に達する垂直性骨吸収と深い骨縁下ポケットが生じている．第2小臼歯には生じていない．
C：第1小臼歯の口蓋側の深い垂直性骨吸収（矢印部）

や剝離等である．臨床的変化は，①歯の動揺度の増加，②エックス線写真上で垂直性骨吸収，炎症を伴うと深いポケット形成（骨縁下ポケット），③歯の移動（病的移動）などが生じる（表1-6, 図1-64）．

一方，歯肉は，歯と歯槽骨の間で圧迫されることはないので，外傷は生じない．すなわち，外傷性咬合のみでは，歯肉に炎症が生じることはなく，歯周ポケットも生じない．

2 外傷性咬合

外傷性咬合は，「歯周組織に咬合性外傷を引き起こす咬合」，すなわち歯周組織に外傷をを引き起こす原因となる因子（外傷性因子）である．外傷性咬合には，早期接触，側方力，ブラキシズム，舌の習癖，矯正力などがある．

1）早期接触
上下の歯列が咬合接触した時，特定の歯が他の歯より一瞬早く接触する状態をいう．早期接触はその歯に強い咬合力を加え，外傷性咬合の代表的な因子である．

2）側方力
歯根膜は，その線維の走行により歯軸方向の力に対しては抵抗が強いが（図1-10参照），側方力（側方からの力）に対しては抵抗力が低く，外傷が生じやすい．

3）ブラキシズム
広義の「歯ぎしり」のことで，次の3種類がある．
①グラインディング：食物がない状態で歯を強くこすり合わせる習癖．（狭義の歯ぎしり）
②クレンチング：上下の歯を食いしばる習癖．
③タッピング：歯をカチカチと連続的にかみ合わせる習癖．

ブラキシズムは睡眠中に多く行われるが，昼間の覚醒時にも無意識に行われる．①と②が多く，歯と歯との間に食物など軟らかい物がなく，直接歯と歯が接触し，強い側方圧や強い持続圧が加わるため，外傷性咬合となる．

4）舌の習癖
舌を前歯の舌側に強く押し付ける習癖で，歯周病により支持力が低下していると，前歯は舌に押されて前方（唇側）に傾斜移動（病的移動）し，前歯に歯間離開が生じる．

5）矯正力
歯を移動するために歯に加える矯正力は，歯に側方力を加えることが多く，歯周組織に外傷が生じる可能性がある．とくに歯周炎に罹患している歯に強い矯正力が加わると，炎症と咬合性外傷が合併し，歯周病が進行する危険性が高い．

V 歯周病と咬合との関係

3 炎症（歯周炎）と咬合性外傷との合併

すでに歯周炎に罹患している歯に，早期接触，ブラキシズム，矯正力など「外傷性咬合」が加わり，「咬合性外傷」が生じた場合には，歯周炎は急速に進行する．すなわち，外傷性咬合は歯周炎の重要な修飾因子（リスクファクター）である．

著者（加藤）らのサルを用いた実験では，歯肉の炎症が深部に及び，歯槽骨頂部付近の歯肉線維が減少し，炎症性細胞が歯根膜や歯槽骨に達している場合は，早期接触などにより咬合性外傷が生じると，歯根膜に炎症と外傷が合併し，歯周組織の破壊（歯周炎）は急速に進行する（図1-65〜67）．

臨床症状は，垂直性骨吸収を伴う深い骨縁下ポケットの形成，歯の動揺，歯の病的移動，根分岐部病変の進行，さらに歯根の垂直性破折などが生じる．

4 1次性咬合性外傷と2次性咬合性外傷

咬合性外傷は1次性と2次性に分けられる．
「1次性咬合性外傷」は，早期接触，ブラキシズム，舌の習癖，など異常に強い力（外傷性咬合）により生じた外傷をいう．
「2次性咬合性外傷」は，歯周病が進行し支持力が低下したため，生理的な（正常な）咬合力が外傷を引き起こすようになり生じた外傷をいう．

図1-65 歯周炎のみで外傷性咬合が加わっていない場合

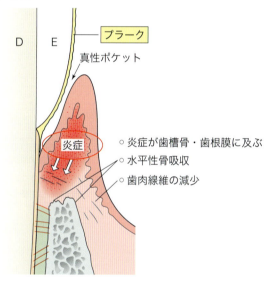

炎症は歯槽骨頂に及び，歯肉線維は消失しているが，骨吸収はゆっくり進む（水平性骨吸収）．

図1-66 歯周炎の歯に外傷性咬合が加わった場合（歯周炎と咬合性外傷の合併）

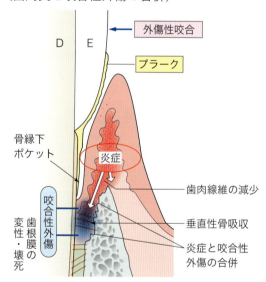

炎症が歯根膜や歯槽骨頂部に及び歯肉線維が消失している歯に，咬合性外傷が生じ歯根膜や骨に変性壊死が生じると，炎症はその部に向かって急速に進行し，深いポケット（骨縁下ポケット）を伴う垂直性骨吸収を引き起こす．とくに骨頂部の歯肉線維の消失の有無が重要な分かれ目と思われる．

図1-67 炎症と咬合性外傷との合併による歯周組織の破壊

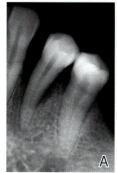 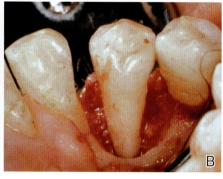

A：エックス線写真：プラークによる炎症と早期接触による咬合性外傷が合併している⌐4に垂直性骨吸収がみられる．
B：Aに示した⌐4の歯周外科治療時の状態：垂直性骨吸収が著しい

VI 歯周病と全身との関係（ペリオドンタルメディシン）

歯周病は全身と関係が深く，全身状態（全身性修飾因子）が歯周病の進行に影響すること，および歯周病が全身に大きく影響することが明らかになってきている．この歯周病と全身の健康との関係を研究する学問を「ペリオドンタルメディシン（歯周医学）」という．

1 歯周病が全身に及ぼす影響

歯周病に罹患すると，口腔内，とくにポケット内の細菌が増加する．最近の研究では，これらの細菌は全身の健康状態に影響を与える可能性があると考えられている．さらに歯周病が進行すると歯周組織の広範囲な慢性の炎症が，全身の免疫力の低下を引き起こし，全身疾患に罹患しやすくなる危険性がある．すなわち歯周病は，全身疾患のリスクファクターとなる可能性が高い．

歯周病が影響する全身疾患としては，「糖尿病」，「心臓血管系疾患（狭心症，心筋梗塞，感染性心内膜炎，脳出血など）」，「メタボリックシンドローム」，「呼吸器疾患（誤嚥性肺炎）」，「早産や低体重児出産」などが考えられている．この他，「口臭への影響」，「咀嚼機能の低下による脳機能低下」などについても研究がなされている．

表1-7 歯周病と全身との関係

1. 歯周病が影響する全身疾患
① 糖尿病
② 心臓血管系疾患（血管障害）
③ 早産, 低体重児出産（早期低体重児出産）
④ 誤嚥性肺炎
⑤ メタボリックシンドローム（動脈硬化性症, 肥満）
⑥ 慢性腎臓病

2. 歯周病に影響を与える全身性修飾因子（全身疾患や生活習慣）
① 糖尿病
② 喫煙
③ ストレス（精神的, 肉体的ストレス）
④ ホルモン（思春期性歯肉炎, 妊娠性歯肉炎など）
⑤ 白血病
⑥ 骨粗鬆症

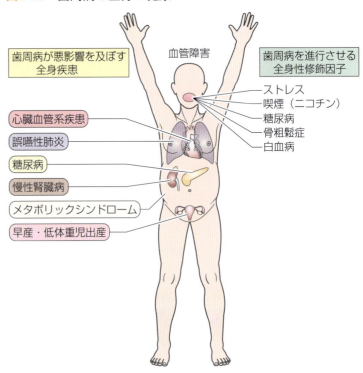

図1-68 歯周病と全身の健康

VI 歯周病と全身との関係（ペリオドンタルメディシン）

2 全身状態が歯周病に与える影響

　全身疾患に罹患したり，喫煙，強いストレス，栄養不良により全身状態が悪化し，免疫力が低下すると歯周病は悪化したり，再発しやすくなる（34，35頁参照）．これらの因子は，歯周病の「全身性修飾因子」であり，「リスクファクター」である（39頁参照）．

　とくに免疫力を低下させる「糖尿病」「喫煙」は重要な全身性因子であり，歯周病の治療にあたっては，これらを改善したり，「禁煙」させることが大切である（表1-7，図1-68）．

ADVANCE LEARNING

〘糖尿病と歯周病との関係〙

　糖尿病は，脾臓のランゲルハンス島で作られるインスリンの量が不足したり，効率よく働かないなどの理由で，血液中のブドウ糖をエネルギーとして適切に利用できない疾患である．その結果，血液中の血糖値が高くなり，多くの症状・合併症を引き起こす．

　糖尿病はⅠ型と２型に分類される．

　Ⅰ型はインスリンを作り出す細胞（脾臓β細胞）が破壊されインスリンが分泌されないために生じるもので，20歳までに発症することが多く，全体の５％程度である．原因は明確にされていない．

　２型は，インスリンの分泌量が減少したり，働きが悪いため生じるもので，全体の95％を占め，中高年に多い．原因は遺伝（インスリンの分泌量が少ない）と生活習慣（肥満によって生じる阻害物質など）とされている．

１）糖尿病が歯周病に与える影響

①糖尿病になると歯周病になりやすい

　以前から糖尿病は歯周病と関係が深いとされ，多くの研究が行われてきた．これまでの研究では，糖尿病患者には歯周病患者が多い，すなわち糖尿病患者は歯周病になりやすく，さらに歯周病を悪化させることが示されている．

②糖尿病は歯周病を悪化させる

　糖尿病は罹患期間が５年を超えると，非罹患者に比べアタッチメントロスが大きく，２型糖尿病者では２年後に骨吸収が多い．さらに，血糖コントロールが悪いと骨吸収のリスクがより高い．一方，血糖コントロールが良いと，歯周炎のリスクは健常者と差がないと報告されている．

③まとめ

　糖尿病は歯周病の有病率・重症度に影響するリスクファクターである．その理由（原因）は，高血糖の持続による細小血管障害により，<u>細菌感染に対する防御機能の低下（好中球の機能不全など）</u>，創傷治癒不全が考えられている．

２）歯周病が糖尿病に与える影響

　歯周病における歯周組織の細菌感染・炎症は広範囲にわたり，宿主にさまざまな影響を与え，糖尿病にも影響している可能性が高い．「歯周治療により糖尿病が改善するか」などの研究が行われ，歯周治療を行うことにより糖尿病が改善する傾向があることが報告されている．例えば，糖尿病患者にスケーリング・ルートプレーニングなどの歯周治療を行うと，グリコヘモグロビン（HbA1c），空腹時血糖が減少あるいは改善傾向を示すという報告は多い．しかし有意義はないという報告もあり，さらなる研究が必要である．

第2章 歯周治療の基本的考えと治療の進め方

I 歯周治療の基本的考え方と治療を成功させる原則

歯周治療の基本は，次の3つである（図2-1）．
第1は，**歯周病の原因の除去**である．

歯周治療ではこの「歯周病の原因除去」が最も大切である．まず最初に検査を行って歯周病の進行状態と発症・進行させた原因を調べ，原因を除去することにより歯周病の進行を止め，破壊された歯周組織をできるだけ再生させることである．

第2は，歯周病に対する治癒力と抵抗力を高めることである．

歯周病の初発因子であるプラークと細菌や修飾因子を完全に除去することは困難であるので，患者の全身状態・生活習慣・局所の血流などに注意を払い，歯周組織の治癒力を高め，歯周病に対する抵抗力(防御力・免疫力)を高めることが大切である．

第3は，メインテナンスにつとめ，回復した歯周組織の健康を長期維持することである．

歯周治療により歯周病が改善したら，長期間メインテナンスに努め，定期的にリコールして来院してもらい，健康を回復した歯周組織に歯周病が再発したり，一部に残存する進行を止め，安定している歯周病変が再び進行することがないようにする（図2-1）．

1 歯周病の原因の除去

「歯周病の原因除去」とくに「局所因子の除去」は歯周病の予防と治療で最も大切である．以前に歯周病が治らない難病とされていたのは，歯周病の原因が不明で何らかの大きな全身性因子が働いていると考えられ，局所の原因除去が十分行われなかったためである（4〜6頁図1〜5参照）．近年歯周病の研究が進み，最も重要な原因は局所因子であり，とく

図2-1 歯周治療の基本的考え（原因除去重視）

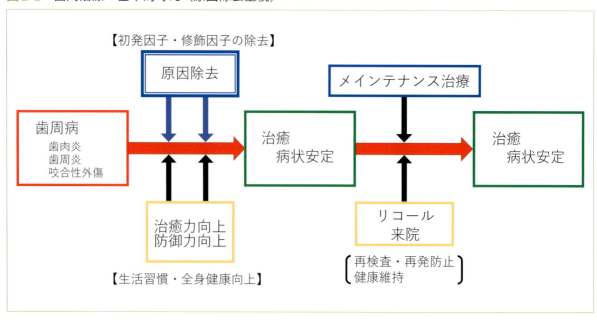

歯周治療の基本的考え方と治療を成功させる原則

に歯面に付着する「プラーク」が初発因子であり、歯周病を進行させる最も重要な因子であること、その他の因子は修飾因子として働くことが明確になるにつれ、治療が可能になってきている（表2-1）。

現在では、歯科医師と歯科衛生士が協力して原因除去を中心とする治療をしっかりと行うことが歯周治療の基本となっている。「歯周病の原因」は、すでに第1章で学んだように、初発因子と修飾因子に分けられるほか、局所因子と全身因子にも分類され、さらに局所因子は炎症性因子と外傷性因子とに分類される（第1章36〜39頁参照）。歯科医師と歯科衛生士は全身因子に注意を払いながら、局所因子の除去に努めることが大切である。

1 炎症性因子の除去＝初発因子（プラーク）とプラーク増加因子の除去

歯科衛生士は、歯科医師とともに患者に口腔清掃指導（口腔衛生指導）を行い、初発因子である「プラーク（細菌とその生産物）」除去の重要な役割を担う。さらにプラークを増加させたり除去しにくくする因子（プラーク増加因子）の除去・改善を行う。「プラーク増加因子」は、「プラークリテンションファクター」ともよばれ、その代表は表面が粗糙でプラークを増加させ取れにくくする「歯石」であり、スケーリングやルートプレーニングを行って除去する。さらに歯科医師が歯周ポケットや骨吸収状態を調べて行う歯周外科治療や矯正治療など複雑な治療の診療補助を行う。

2 外傷性因子（外傷性咬合）の除去 —— 咬合性外傷の改善

歯周組織に外傷を引き起こす外傷性咬合は、歯周炎を進行させる修飾因子としてきわめて重要な役割をする。したがって歯周病の治療では、検査により咬合性外傷の症状を見つけ出し、その原因となる外傷性咬合（早期接触、ブラキシズム、舌習癖など）の有無を調べて改善・除去することが重要である。これら咬合に関する治療は歯科医師が主に行うが、歯科衛生士も咬合性外傷の症状やそれらを引き起こす外傷性咬合、およびそれに対する治療法について十分専門的な知識をもち、診療補助を行うことが大切である（第1章49頁参照）。

表2-1 歯周病の原因（第1章参照）

初発因子（歯周病を初発させるもの）
プラーク（細菌と細菌の産生物）（炎症性因子） 歯石（歯石中に含まれるエンドトキシンなど）

修飾因子（初発因子を増加させたり、初発因子により生じた病変を修飾するもの）
1）局所性修飾因子 **（1）プラーク増加因子（炎症性因子）** ①食物因子（自浄作用低下） 　軟らかい粘着性食物 ②口腔内環境因子（清掃困難＋自浄作用低下） 　歯石 　歯列不正（叢生） 　口呼吸 　歯の解剖学的形態異常 　軟組織の形態異常（小帯異常、付着歯肉狭小、口腔前庭狭小） 　医原性因子（不良補綴物） 　食片圧入 　対合歯の喪失（不働歯、自浄作用低下） ③ポケット形成（病変の進行による清掃困難化） 　歯周ポケットの深化（歯肉縁下プラークの増加） 　歯肉退縮・歯根露出（プラーク付着面の増加） ④口腔清掃の知識不足 　口腔清掃実施不足 **（2）外傷性咬合（外傷性因子）** 　早期接触、側方圧、食片圧入 　ブラキシズム、舌・口唇の習癖 **2）全身性修飾因子（宿主の因子）** 　ホルモン、栄養不良、薬剤の副作用、不適切な生活習慣 　喫煙 　全身疾患（糖尿病、血液疾患、免疫異常など） 　ストレス（肉体的、精神的）、疲労 　年齢（高齢化による免疫力の低下） 　遺伝

2 歯周組織の防御力（抵抗力・免疫力）、治癒力を高める

歯周病は局所因子に対する宿主の防御力（抵抗力・免疫力）の低下により発症・進行する。したがって、歯周組織の抵抗力を低下させる喫煙、全身性疾患（糖尿病など）、ストレス、偏った食生活など不適切な生活習慣や全身性因子を除去・改善することにより、歯周組織の抵抗力（防御力・免疫力）を高めることが大切である。また、歯科衛生士が歯肉マッサージ効果の高いブラッシング法を指導することにより、歯肉の血流を良好にして局所の治癒力・抵抗力を高

第2章 歯周治療の基本的考えと治療の進め方

めることも大切である．歯ブラシを用いた歯肉マッサージは歯肉上皮の角化を良くし，細菌侵入を防御する力を高める効果も認められている（第4章94頁参照）．

3 メインテナンスにつとめ回復した歯周組織の健康を長期維持する

　原因除去療法と治癒力の向上により歯周病の進行は止まり，治癒・再生も生じてくる．しかし，歯周病は原因であるプラークを形成する細菌が口腔内に常に存在するので，再発しやすい．したがって，再発の原因であるプラークが付着増加するのを絶えず防ぐ必要がある．治療中熱心に行うようになった口腔清掃も，時間が経過すると熱意が低下しやすいので，定期的にリコールし再検査を行い，口腔清掃の再指導と修飾因子の点検および必要に応じた再治療が必要である．さらに，プラークなどの原因因子が多少存在しても歯周病が発症・進行しないように，全身状態や生活習慣にも注意を払い，歯周病に対する抵抗力を維持し，長期間メインテナンスにつとめることが大切である．

4 歯周治療を成功させる原則

1）歯周組織の特徴と歯周病の原因および発病と進行を理解しておく

　これはすでに第1章において学んだが，必要に応じて復習し十分に理解する．

2）歯周治療の基本的考えに基づいた治療を行う

　病気を治す原則は「原因を調べ探り出し，除去する」ことである．歯周病の治療においても同じで，まとめると次の通りである．
①原因除去を重視し徹底することが，成功の基である．「歯肉炎と歯周炎」では炎症を引き起こす原因であるプラークの除去，「咬合性外傷」ではその原因となる「外傷性咬合」の除去である．
②次に歯周病に対する抵抗力，治癒力の向上であり，
③最後に長期のメインテナンスである．

3）歯周治療の進め方（順序）の原則を守る

　歯周治療では，本章で学んだ基本的考えのもと，適切な治療順序で行うことが大切である．治療順序（治療の進め方）の詳細は，次に記載するが，検査結果を正確に記録し，歯周治療の基本的考えに基づいて治療計画を立て，治療の各ステップごとに再評価（検査）し，治療計画を修正しながら治療を進める．

ADVANCE LEARNING

〖歯周治療の基本的考え方に基づいた治療の内容〗

　①原因除去により歯周病の進行を止め，②生体の活性を高め，③破壊された歯周組織を再生し，④長期維持する．

①歯周組織の炎症の改善
・最重要な原因（初発因子）プラークの除去：歯肉縁上プラークと縁下プラークの除去および汚染根面の除去
・プラーク増加因子（清掃困難化因子）の除去と改善
・ブラッシング（マッサージ）による歯肉の血流改善

②咬合性外傷の改善・安定した咬合機能の回復
・歯周組織に外傷を引き起こす原因（外傷性咬合）の除去：外傷性咬合（早期接触・ブラキシズム・側方圧）．

③失われた歯周組織の再生
・原因除去と歯根膜および歯槽骨の活性を高めることにより，破壊した歯周組織を再生．

④回復した健康の長期維持
・メインテナンス治療．
　治癒の場合：メインテナンス（健康管理）．
　病状安定の場合：サポーティブペリオドンタルセラピー，SPT．

II 歯周治療の進め方

歯周治療をどのような順序で進めていくかは，治療を合理的に行い，治療効果を高めるうえできわめて重要である．1980頃には治療の進め方（順序）は明確にされていなかったが，現在は臨床研究・臨床経験から，次の順序で進めるのが適切と考えられる（図2-2）．

①初診・医療面接・歯周治療への導入
②歯周病の検査・診断，治療計画の作成（第1次治療計画の立案）
③歯周基本治療
④再評価，治療計画の修正・修正治療計画の立案
⑤修正治療：修正治療計画に基づき，基本治療で治癒しなかった部分に対する治療（歯周外科，矯正治療，咬合機能回復治療などを含む）（第7章170頁参照）
⑥再評価，治療計画の修正
⑦メインテナンス治療：メインテナンス（治癒状態の維持管理），あるいはサポーティブ ペリオドンタル セラピー（SPT，病状安定の維持）

図2-2 歯周治療の進め方

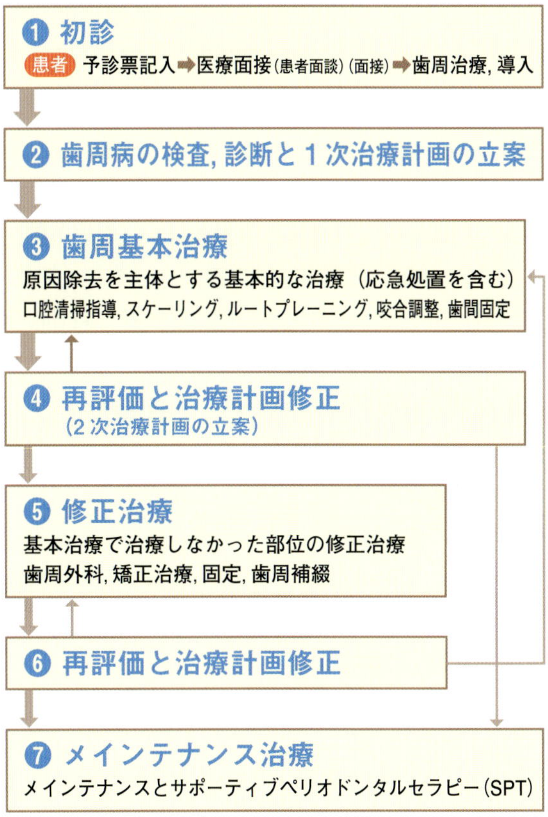

① 初診
患者 予診票記入 ➡ 医療面接（患者面談）（面接）➡ 歯周治療，導入

② 歯周病の検査，診断と1次治療計画の立案

③ 歯周基本治療
原因除去を主体とする基本的な治療（応急処置を含む）
口腔清掃指導，スケーリング，ルートプレーニング，咬合調整，歯間固定

④ 再評価と治療計画修正
（2次治療計画の立案）

⑤ 修正治療
基本治療で治療しなかった部位の修正治療
歯周外科，矯正治療，固定，歯周補綴

⑥ 再評価と治療計画修正

⑦ メインテナンス治療
メインテナンスとサポーティブペリオドンタルセラピー（SPT）

ADVANCE LEARNING

〚わが国の「歯周治療の進め方」の進歩について〛

1980年代まで，わが国では歯周治療の進め方（治療順序）は明確にされておらず，口腔清掃指導を十分行わずに歯肉切除術などの歯周外科治療が行われ，「歯周基本治療」，「再評価」，「治療計画の修正」などの概念（考え方）は存在せず，一部を除き治療レベルは遅れていた．

1984年，加藤熈（本書の編著者）は，当時の歯学部学生の教科書に先駆けて，歯科衛生士教本の『歯周療法』[13]に，現在とほぼ同じ治療の進め方をわが国で初めて明記した．しかしまだ一般の歯科医院で広く行われるに至っていなかった．

1990年代になり日本歯科医師会から日本歯科医学会に『歯周治療のガイドライン』作成の要請があり，加藤も作成委員となり，『今日の歯周治療』（日本歯科医師会誌，1995年2月）に現在とほぼ同じ歯周治療の進め方が記載され，1996年には『歯周治療のガイドライン』が作成された．このガイドラインには本書の治療の進め方とほぼ同じ進め方が明記され，この年歯科の保険診療にも採用されたので，広く行われるようになった．

第2章 歯周治療の基本的考えと治療の進め方

1 医療面接・患者面談，歯周検査と治療への導入

　医師が病気を診断するために，患者に主訴・既往歴・現症・治療への希望などを聞く行為を，以前は「問診」，現在は「医療面接」という．「医療面接」は，歯周治療においても診断と治療計画を立てるうえできわめて大切である．そこで，歯科衛生士は患者とやさしく対応して面談し，歯科医師には話しにくいこれまでの経過，治療歴，生活環境や治療に対する希望・問題意識などを聞き情報を得て，歯科医師が行う診断・治療計画立案の補助を行う．著者（加藤）は，歯科衛生士がこのような目的で患者と同じ目線でやさしく話をし，親しくなり大切な情報を得る行為を「患者面談」とよんでいる（A.L.参照）．
　「医療面接」と「患者面談」の結果をもとに，患者さんを「歯周病の検査と治療」に導入する．歯周病の症状や治療を主訴にしている患者はもちろんのこと，主訴が歯周病でなく，う蝕や義歯などの場合も歯周病に罹患している可能性がある場合は，まず「歯周病の検査」に導入する．

1 医療面接・患者面談，予診票の確認，全身状態の把握

　医療面接・患者面談を能率的に行うため，初診の患者には受付の後，歯科医院で準備している予診票（第3章65頁図3-2参照）に記入してもらう．歯科衛生士はやさしく挨拶と自己紹介を行った後，患者が記載した予診票の確認を行う．これは患者が記載した全身状態や治療歴に記載もれや間違いがある場合があるからであり，これらを確認するとともに，記入されていない患者の悩みや意見を聞き，全身状態も観察する（図2-3）．

2 口腔内一般検査と歯周病の検査および歯周治療へ導入

　予診票を確認し全身状態を把握したら，歯，歯肉，う蝕，歯の欠損，補綴状態などの口腔内一般検査を行う．歯周病が主訴の場合はもちろん，歯周病が主訴でない場合も，患者面談や口腔内一般検査の結果，歯周病に罹患している可能性がある場合は，歯周病の精密な検査と治療の必要性を説明し，検査，さらに治療に導入する．

ADVANCE LEARNING

〚医療面接（問診）と患者面談，予診票の確認について〛

◎**医療面接**：歯科医師が医療に関して行う患者との面接をいい，歯科医師として行う問診，患者とのラポール（親和関係）形成，患者教育などを含む．

◎**患者面談**：歯科衛生士は初診の患者と面談し，親しく話せる関係をつくることが大切である．歯周治療を開始する前に，患者と良好な関係を作り，面談して患者の主訴，治療に対する希望，全身状態，既往歴，治療歴を知ることはきわめて重要である．すなわち，歯科衛生士は「患者に医療の面接」を行うのではなく，より親しく患者と話し合う（面談する）ことが大切である．すなわち歯科衛生士が歯科医師を補助し歯周治療を成功させるには，まず初診の患者と親しく話せる関係をつくる．患者は歯科医師には話しづらいことも，歯科衛生士には話しやすいことがあり，全身状態および患者の気持ちをできるだけ把握し，歯科医師にそれらの情報を提供して共有し歯周治療に生かしていく．
　「患者面談」は，このように歯科衛生士が歯科医師よりも患者と同じ目線で親しく面談し，全身状態や既往歴，治療に対する希望等の情報を得ることをいう．

◎**問　診**：診断の基礎とするために，歯科医師が患者に既往歴，現病歴，現症（現在の状態）などをたずねることをいう．

◎**予診票の確認**：多くの歯科医院では初診受付時に予診票を記入してもらっている．しかし，予診票は誤って記載されている可能性があり，記載されている内容を確認する必要がある．とくに高齢者の患者では全身状態の確認・把握が大切である．

図2-3 歯周治療の進め方

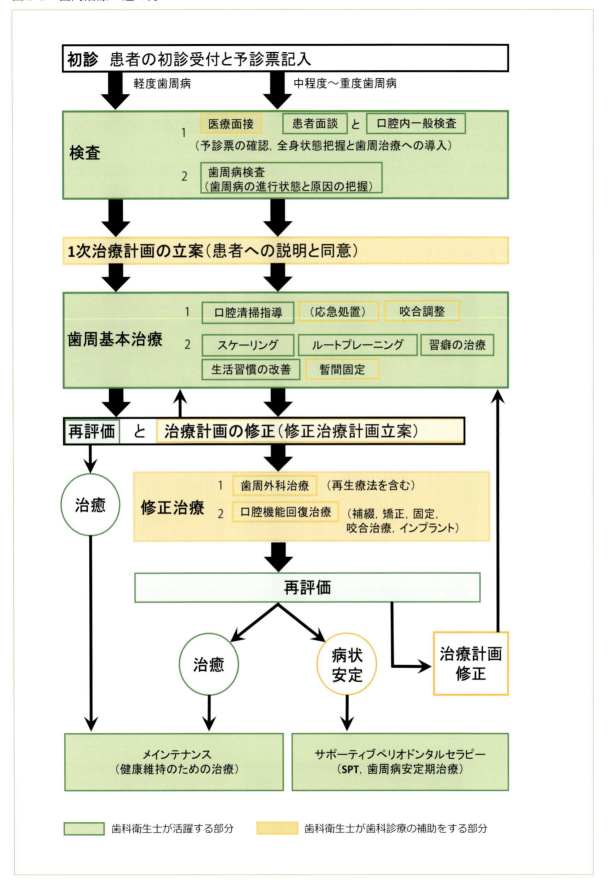

第2章 歯周治療の基本的考えと治療の進め方

2 歯周病の検査と1次治療計画の立案（第3章参照）

歯科医師と協力して歯周病の精密な検査を行う．その結果と患者の希望および全身状態を考慮し，原因除去を中心とした「1次治療計画」を立案する．これを患者へ説明し承諾を得て，治療を開始することになる．「1次治療計画」は，歯周基本治療を行った後に再評価（再検査）し，修正する．この修正をした治療計画を「修正治療計画」という．検査の詳細は第3章で学ぶ（図2-4〜6）．

3 歯周基本治療

歯周基本治療は，歯周治療の中で最も基本となる原因除去を目的とした重要な治療である．その中心は，初発因子で最大の原因であるプラークを除去する口腔清掃指導と，歯石の除去など修飾因子の除去を行うスケーリング・ルートプレーニングであり，歯科衛生士が最も活躍する治療である（表2-2）．

「基本治療」で最も重要なのは，「口腔清掃指導」を徹底させ，患者と協力して最大の原因であるプ

図2-4 歯周病患者の治療の進め方

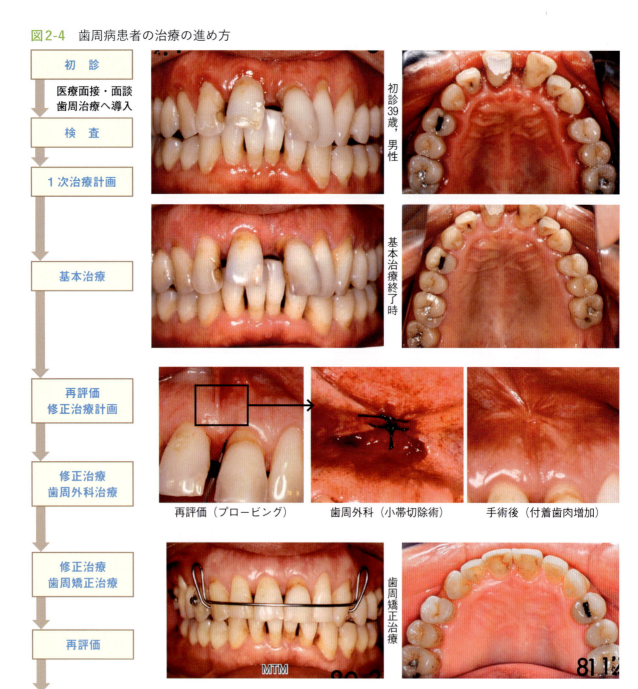

図2-4 （続き）

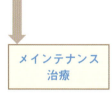
メインテナンス治療

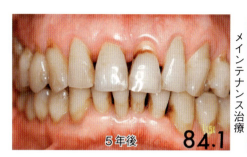
5年後

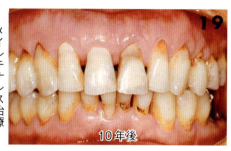
10年後

図2-5　歯周治療による改善（図2-4に示した症例の歯周矯正治療を含む治療効果）

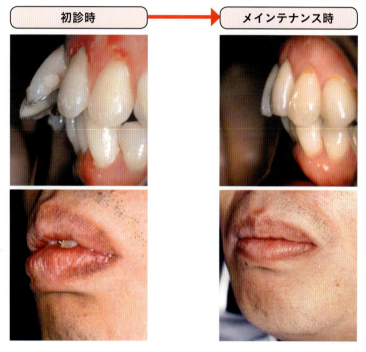

初診時　→　メインテナンス時

図2-6　歯周治療による改善（図2-4に示した症例の歯槽骨の再生）

初診時　→　メインテナンス時

初診（39歳）　　　6年後

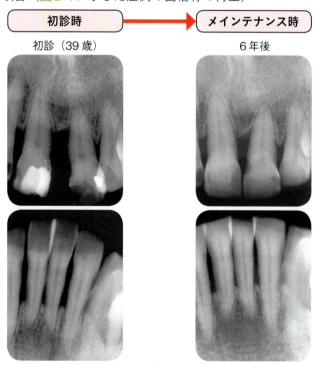

第2章 歯周治療の基本的考えと治療の進め方

表2-2 歯周基本治療の内容
① 応急処置：患者が痛みや強い審美障害，機能障害を訴える場合の治療，対策
② 患者教育・全身因子の改善（喫煙，ストレスの多い生活習慣の改善）
③ **口腔清掃指導（ブラッシング指導）**
④ **スケーリング，ルートプレーニング**
⑤ 咬合治療（咬合調整，暫間固定，ブラキシズム・舌の習癖の治療）
⑥ その他の治療（歯内療法，修復治療，食生活改善）

表2-3 修正治療の内容
① 歯周外科治療
② 歯周・矯正治療
③ 根分岐部病変の治療
④ 歯周・歯内病変の治療
⑤ 口腔機能回復治療（永久固定，歯周補綴）
⑥ インプラント治療
⑦ 垂直歯根破折の治療

ラークを除去することであり，次に重要なのは，プラーク増加因子（プラークリテンションファクター）である歯石や汚染セメント質の除去，歯周ポケットの除去・改善，不適切な補綴物の改善などを行って，プラークを除去しやすくすることである．

さらに，歯の動揺の増加や深い垂直性骨吸収など咬合性外傷が生じている場合は，その原因を除去するため咬合調整や暫間固定などの咬合治療を行う．ブラキシズムや舌の習癖がある場合は，これらの有害性を患者に認識させ改善する治療を行う．同時に歯周病に対する治癒力や抵抗力を低下させる生活習慣，とくに喫煙習慣や日常生活の強いストレスなどを改善させる．

なお基本治療では，患者が痛みを訴える場合や，審美障害や，食物を咬めないなど機能障害がある場合には，歯科治療をスムーズに行うため口腔清掃指導とともに，「応急処置」としてその治療を優先して行う．

4 再評価と治療計画の修正・修正治療計画の立案

歯周基本治療後に再評価（検査）を行い，歯周病の改善状態を調べる．改善しない部位は，その原因と改善方法を検討し，最初に立案した1次治療計画を修正し，「修正治療計画」を立てる（表2-3）．

軽度の歯周病の症例で，基本治療のみで治癒したと判定できた場合は，「メインテナンス治療」に移行する．一方，歯周炎が中程度以上に進行しており，基本治療で一部は改善したが，まだ改善していない部位がある場合は，それを修正するため最初に立てた1次治療計画を修正し「修正治療計画」を立て，「修正治療」を行う．すなわち「歯周外科」などの治療法を選択し行う必要がある．なお，基本治療を再度行う必要があると評価された場合は，再び基本治療を行う．

5 修正治療

再評価を基に1次治療計画を修正した「修正治療計画」をもとに行う治療を「修正治療」という．「修正治療」は，基本治療で十分治癒しなかった部位を修正し「治癒」に導く治療で，その内容は歯周外科や歯周矯正治療を含む表2-3のような内容である．これらの治療は，歯科衛生士の診療補助のもと歯科医師が行う（第7章170頁参照）．歯周病が進行した中〜重度歯周炎では，基本治療のみでは原因の除去が十分には行えず，有害な細菌が残存する深い歯周ポケットや歯の動揺が残存する場合が多い．

6 修正治療後の再評価と治療計画修正

修正治療（歯周外科治療や歯周－矯正治療，口腔機能回復治療など）の後にも再評価を行い，再度治療計画を修正し，必要と判定したらさらに修正治療を行う．一方，再評価の結果，歯周病が治癒している場合は「治癒」，ほとんどの部位は治癒し歯周組織は安定しているが一部に治癒が難しい病変が残る場合は「病状安定」と判定し，「メインテナンス治療」へ移行する．

7 メインテナンス治療（第9章参照）

　歯周治療によって得られた健康な歯周組織や治療効果を管理・維持するためには，定期的な検査と必要に応じた治療を継続して行う必要があり，これらの検査と治療を総合して「メインテナンス治療」という．「メインテナンス治療」は，修正治療後の再評価を基に，「メインテナンス」と「サポーティブペリオドンタルセラピー（SPT）」に分けられる．

1 メインテナンス

　歯周病がすべて治癒している場合で，定期的なリコール検査と必要に応じた早期の再治療により健康を取り戻した歯周組織の管理を行う．

2 サポーティブペリオドンタルセラピー（SPT，歯周病安定期治療）

　ほとんどの歯の歯周組織は治癒し，健康で安定しているが，一部に治癒が難しい病変（4mm以上のポケットや根分岐部病変など）が残る場合は「病状安定」とよぶ．この場合比較的短期間でリコール来院してもらい，残存する病変が進行しないように，さらに健康を取り戻した歯の歯周病の再発を防ぐため，定期的な検査と治療を行う．

第3章 歯周治療で大切な検査
——歯周病の進行状態と原因の把握

I 正確な検査と記録の重要性

　医学において検査は，病気の診断と治療を行ううえで重要な基本資料となる．歯周病においても同じで，歯周病の診断と治療方法（治療計画）を決める基礎資料となる．さらに，治療を開始した後にも必要に応じて検査（再評価）を行う．これらの検査は，治療による変化（改善や悪化）を知り，治療効果を評価し，その後の治療方法を検討，修正するうえで大切な資料，データとなる．したがって，適切な検査を行い正確に記録することは，歯周治療を行ううえできわめて大切である．

1 歯周病の検査と記録の目的と効果

　歯周病の検査と記録は，次のような目的と効果をもっている．
①歯周病の診断，治療計画の立案，治療内容を決定する基礎資料（データ）になる．
②患者に歯周病の病状や原因について説明し，治療計画を説明し，同意を得る資料になる．
③歯周基本治療，とくに口腔清掃指導のモチベーション，テクニック指導の重要な資料になる（第4章参照）．
④スケーリング・ルートプレーニングをどのように行うか，注意点はどこか，その効果はどの程度かを知る基礎資料になる．
⑤歯周治療による歯周組織の変化を知り，治療計画の修正の資料になる．
　さらに，
⑥歯周外科，歯周矯正治療など「修正治療」の必要性を知り，術式の選定などを決める資料となる．
⑦歯周治療により歯周組織が改善し，メインテナンス治療に移行して良いかを決めるときにも重要な資料となる．

図3-1　初診患者の歯周病検査と治療への導入

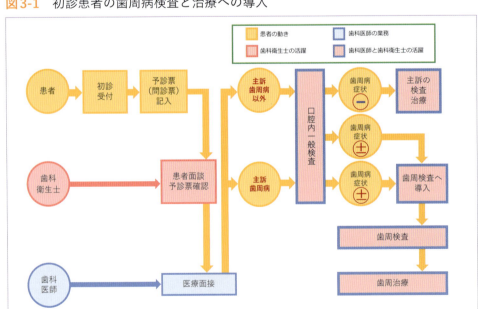

2 歯周病の検査の内容と進め方

歯周病患者が初診で来院した場合，通常検査は，次のような内容で，順を追って行われる（図3-1, 2）．

1）患者と面談（医療面接）

初診の患者は通常受付後に，予診票（図3-2）を記載しているので，それを確認しながら，①主訴（来院した理由），②全身の健康状態，③全身疾患の病歴・治療歴について質問する（第2章58, 59頁参照）．特に歯周病と関連ある全身性因子について注意する．

2）口腔内一般検査，口腔内写真とエックス線写真撮影

口腔全体の状態（歯列・舌・顔面など）を視診し，必要に応じて口腔内写真とエックス線写真撮影を行う．

3）歯周病の進行状態の検査

歯周病がどの程度進行しているのか，歯肉・歯槽骨・歯根膜など歯周組織の破壊の状態を調べる．

4）歯周病の原因の検査

歯周組織を破壊させた原因を調べる．

5）治療計画（1次）の立案

検査結果を基に患者に適した治療方法を検討する．局所的に歯周病が進行している部位は，とくに詳しい検査を行い，治療計画に反映させる．

ADVANCE LEARNING

正確な検査結果を基に歯科医師が立案した治療計画を患者に説明する

歯周病検査
正確に歯周病の進行状態と原因を知る

↓ ←患者の希望

治療計画立案
原因除去を重視した適切な治療法を選択する（1次治療計画）

↓

治療計画の説明
患者に治療計画（利点・欠点）を説明し，了承を得てスタッフ全員が協力し治療を進める

図3-2　予診票の例

予診票

① 一番お困りのことは何ですか？　あてはまる項目に○（まる）をつけてください．
　A　歯が痛い・しみる・欠けた・冠がはずれ
　B　歯ぐきが痛い・血が出る・歯がぐらぐらする・歯ぐきの検査をしたい
　C　入れ歯が合わない・新しい入れ歯が欲しい
　D　その他（できるだけ具体的にご記入ください）

② どこが痛みますか．　　右上奥　　前上　　左上奥
　　　　　　　　　　　　右下奥　　前下　　左下奥　頰　舌　その他

③ 大きな病気にかかったことはありますか．（はい・いいえ）
　はいと答えた方：高血圧・心臓の病気・肝臓病（肝炎）・糖尿病・貧血
　　　　　　　　　腎臓の病気・その他の重度疾患
　血圧（　　　／　　　）

④ 薬を服用していますか．または，以前に服用していましたか．（はい・いいえ）
　はいと答えた方：どんな薬品名ですか（わかる範囲で結構です）

⑤ 薬や食べ物でアレルギーはありますか．（はい・いいえ）

⑥ 口に麻酔をしたことがありますか．（はい・いいえ）
　麻酔をして気分が悪くなったことはありますか．（はい・いいえ・わからない）

⑦ 女性のみお答え下さい．妊娠している可能性はありますか．（はい・いいえ）

⑧ 全身状態や歯科治療に関連して書いておきたいことがあれば書いてください．

ADVANCE LEARNING

〔歯周病の検査と記録の役割〕

口腔内写真，歯周病検査表（ペリオカルテ）作成などの歯周病検査と記録は，歯周治療を成功させる基本である．その内容は
　{ 歯周組織破壊の状態の把握
　　歯周組織破壊の原因の把握 } である．
検査と記録は次に記す重要な役割を担っている．

①治療方針・治療計画を決める重要な資料
②患者への説明資料，モチベーション向上の資料
③治療効果・治療不十分な部分の判定の資料
④次に行う必要がある治療を明確にする資料
⑤症例検討の資料－自分の実力アップになる
⑥重度歯周病の長期にわたる歯周治療とメインテナンスを成功させる資料

第3章 歯周治療で大切な検査
——歯周病の進行状態と原因の把握

II 医療面接（歯科衛生士が行う患者面談）と口腔内一般検査および歯周病検査と歯周治療への導入

初診患者は，歯科に関するさまざまな悩みを抱えて受診する．初診時の対応は，良好な信頼関係のもとで診療が円滑に進むかどうかに大きく影響する．患者は，歯周病の進行状態やどのような治療を行うのか心配し，不安な状況にある．したがって，安心感を与える対応，診療室の環境整備や医療者としての清潔な身だしなみなど患者心理に影響する第一印象は大切である．

1 医療面接と歯科衛生士が行う患者面談

歯科医院で初診患者に対し最初に行うことは，来院した動機・理由（主訴），全身状態，これまでの病状や治療内容（既往歴），現在の症状（現症）などの聴取と病状の診断と治療方針を決めるうえで大切なデータを得ることである．一連の初診診療が進むなかで行う医療情報の聴取は，以前は「問診」とよばれていたが，現在では「医療面接」とよばれるようになっている．

歯科衛生士は受付後に初診患者と最初に接し，「面接」よりも患者と親しく話をする「面談」を行う．著者らはこの患者と歯科衛生士との初診時のコミュニケーションを「患者面談」とよんでいる．この「患者面談」は，患者に安心感を与え信頼を築く礎（いしずえ）となり，患者の状況を的確に把握し，診断・診療に必要な情報を収集し，歯科医師を補助する大きな役割がある（A.L.参照）．

歯科衛生士は，「患者面談」を通して患者と信頼関係（ラポール）を高め，患者が自分から歯周治療へ参加する気持ちをもたせることが大切である．さらに患者の心理を理解するとともに，患者の生活環境や社会的環境を知ることが大切である（図3-3, 4）．

2 主訴と歯周病検査・治療への導入

患者が来院した主な理由，とくに患者が最も強く最初に治療してもらいたいと希望している病状（訴え）を「主訴」という．主訴は，歯周病と関連する症状の場合もあるが，歯周病以外のう蝕，義歯の不調，審美性や歯列不正の改善などの場合もある．

主訴が歯周病に関係する場合は，患者を歯周病の検査と治療に導入しやすい．しかし，歯周病以外の場合は歯周病検査と歯周治療への導入が難しい．歯周病は自覚症状が少なく歯周病罹患に気づかない場合が多いので，次に行う口腔内一般検査では歯周組織の状態に十分注意を払う必要がある．このとき，歯周病の症状，例えば歯肉の発赤や腫脹，出血などがある場合は，適切な説明を行って，歯周病の精密な検査と治療へ導入する必要がある（図3-1参照）．

ADVANCE LEARNING

〚面談と面接〛

「面談」は，「会って直接に話すこと」（広辞苑）．

「面接」は，「直接その人に会うこと」（広辞苑）：（話すことは入っていない），さらに，「入学や入社時に受験生に試問すること（面接試験など）」（日本国語大辞典）という意味があり，歯科衛生士が初診の患者に行うコミュニケーション行動は「面接」よりも「面談」である．

図3-3 患者面談の様子

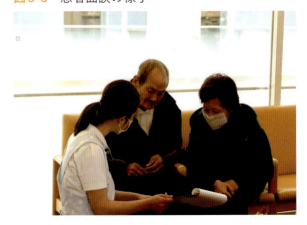

II 医療面接（歯科衛生士が行う患者面談）と口腔内一般検査および歯周病検査と歯周治療への導入

3 全身既往歴と現在の全身状態，生活習慣について

　安心・安全な歯科治療を行うために，配慮すべき全身疾患（心疾患，糖尿病，血液疾患，高血圧，アレルギーなど）および局所麻酔の経験，常用薬物について聴取する．

　さらに歯周病と関連のある全身性因子（第1章52頁参照）と生活習慣（喫煙，妊娠，ストレス，食生活のかたよりなど）について，これまでの経過と現在の健康状態を聞く．これらは初診時にまず歯科医院が作成した「予診票」（図3-2参照）や全身疾患や健康状態を調べるための調査票に記載してもらい，これを確認しながら行うと能率が良く，誤りや検査漏れが少ない．

4 口腔の既往歴（歯科既往歴）・家族歴について

　これまでの口腔（歯科）疾患の治療歴を，歯周病とそれ以外とに分けて聞く．具体的には，

①主訴に関する既往歴と，う蝕に関連する治療について
②歯周病の症状と治療の経験
③歯の欠損がある場合は，抜歯の時期とその原因が歯周病かどうか，さらに家族歴として家族（父・母・兄弟姉妹）に重度の歯周病患者がいるかどうかなどを聞く．

5 口腔内一般検査

　主訴が歯周病の場合は，歯周病について次に精密な検査をするので，まず歯周病以外の「口腔内一般検査」（歯列，咬合，う蝕，歯の欠損，補綴状態などの検査）を行い，記録する（図3-4）．

　一方，主訴が歯周病以外の場合は，口腔内一般検査時に歯周病の症状について注意して検査し，症状がある場合は患者に説明し，次の歯周病の精密な検査に誘導する（図3-4の赤矢印）．

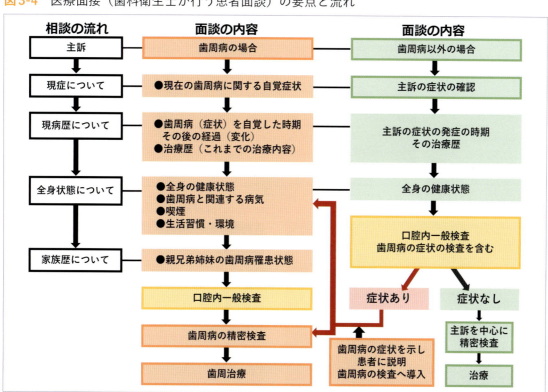

図3-4　医療面接（歯科衛生士が行う患者面談）の要点と流れ

　患者面談の際は，このような流れで話を聞き，歯周病の検査と治療へ導入する（予診票の誤記や記入漏れを確かめながら行うとよい）．

第3章 歯周治療で大切な検査
―― 歯周病の進行状態と原因の把握

III 歯周病の進行状態の検査 ―― 歯周組織の破壊状態の把握

歯周病の検査は，①歯周病の進行状態，すなわち「歯周組織の破壊状態」を調べることから開始する．次に，②歯周組織の破壊を引き起こした「原因因子」を調べる．そして，③両方の検査結果と患者の希望を考慮して治療計画を立て，患者に説明して歯周治療へ導入する．

まず「歯周病の進行状態の検査」について学ぶ．

1 歯肉の検査

歯肉の炎症の程度を調べ把握する．

1 歯肉の色（発赤の程度）

歯肉の色の変化は，歯周病の最初に現れる症状の1つで，健康な歯肉はピンク色であるが，炎症が生じると赤色が増し（発赤），さらに慢性になると暗赤色から赤紫色となる（図3-5，6）．初発する部位は歯間乳頭と辺縁歯肉で，放置すると付着歯肉へ拡大する（第1章11頁参照）．なお健康歯肉でも，メラニン色素沈着があると部分的に褐色から黒色を呈する．喫煙者も色素沈着が認められる（図3-7）．

2 形態（腫脹），硬さ

健康な歯肉は引き締まって硬くスマートな形態をしている．炎症が生じると腫脹し，軟らかく浮腫状になる．一方歯周病が進行して歯槽骨が吸収すると歯肉は退縮傾向を示すので，歯肉辺縁の位置にも注

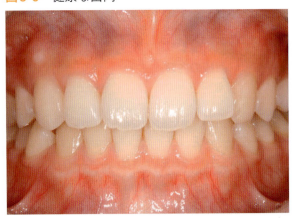

図3-5　健康な歯肉

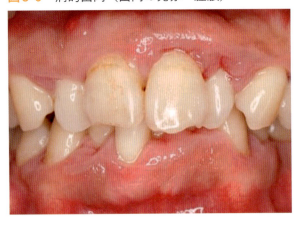

図3-6　病的歯肉（歯肉の発赤・腫脹）

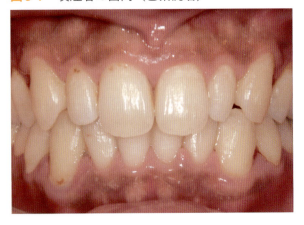

図3-7　喫煙者の歯肉（色素沈着）

III 歯周病の進行状態の検査──歯周組織の破壊状態の把握

意する（第1章24頁図1-21，22）．

3 スティップリングの消失

健康な付着歯肉にはミカンの表面に類似した細かな凹凸状のスティップリング（第1章12頁図1-5参照）がみられ，炎症が生じるとスティップリングは消失することが多い．しかし健康な歯肉でもスティップリングがなかったり，逆にポケットが深くてもスティップリングが確認できることもあるので注意が必要である．

4 歯肉出血，排膿

1）出 血

健康な歯肉は出血することはない．炎症があると，ブラッシングなど軽い刺激で出血する（出血傾向），さらに進行すると刺激しなくても出血する．これを「自然出血」という．出血は歯肉の炎症により血管が増生し，血管壁も弱くなっているためである．

2）排 膿

歯周ポケットからの排膿は，白血球や細菌の死骸が滲出液とともに流れ出る膿汁である．歯肉を圧迫して排膿する場合と，自然に排膿する場合があり，その部位（ポケット内部）の病変が活性化（有害な細菌の数や活性が高い）していると考えられている．

5 プロービング時の出血（bleeding on probing, BOP）

この検査は，口腔内撮影後の歯周ポケットの検査（72頁参照）時に行う検査で，ポケットプローブをポケット内に挿入してプロービング深さを測定し，引き抜いた後（20〜30秒後）の出血の有無を調べる．ポケット内の炎症が強いと出血するので，ポケット内部の炎症を評価するのに用いる（図3-8）．

図3-8　プロービング時の出血（BOP）

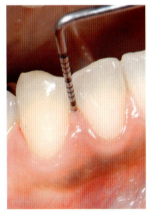
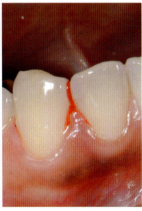

ADVANCE LEARNING

〖歯肉が発赤・腫脹・軟化（浮腫）する原因〗

1. 発赤
プラーク細菌により歯肉に炎症が生じると，細菌に対抗するため歯間結合組織の毛細血管が増加し血流は増加する．②歯肉上皮は角化が悪くなり，結合組織の毛細血管と血流増加の様子が透過して赤色に見えるようになる．

2. 腫脹
増加した血管から組織液の流出や細胞（白血球）の遊走が増加し歯肉は腫脹する．

3. 軟化（浮腫）
歯肉線維が減少し炎症性囊胞が増加するため歯肉は軟らかくなる．

第3章 歯周治療で大切な検査
——歯周病の進行状態と原因の把握

2 口腔内写真撮影

口腔内写真は，初診時の口腔内の状態，とくに歯肉・歯列・咬合状態を記録し，診断，治療計画を立案するのに役立つ．さらに治療による歯肉や咬合状態の変化（治療経過）を知り，治療計画を再検討・修正する場合の重要な資料となる．このほか患者の指導教育や口腔清掃指導時に患者に見せる視覚資料として重要な役割をする．現在はデジタル撮影が発達して口腔内写真による記録が容易になり，撮影後すぐ観察できるなど，きわめて有用である．

1 口腔内撮影

撮影部位は，基本として①正面，②，③上・下顎咬合面（前歯は口蓋，舌側の歯肉を含む），④，⑤左・右側臼歯側面の5部位（5枚法）である（図3-9）．さらに必要に応じて他の部位や方向を変えて撮影する．

撮影時期は，初診時と治療による変化を確認する再評価検査時が基本である．なお，特殊な状態や歯周外科手術時の状態など，記録を残したい場合にも適時撮影する．

2 撮影に必要な機材・器具

1) 口腔内撮影用カメラセット
　一眼レフカメラ，マクロレンズ（近接撮影用），リングストロボの組み合わせを用いる（図3-10）．

2) 口角鉤
　片側用と両側用（アングルワイダー）があり，両側用は口腔に装着し補助者なしで撮影できる（図3-11A）．

3) 撮影用ミラー
　材料はステンレスを用いたミラーとガラスを加工

図3-9 口腔内写真（5枚法）

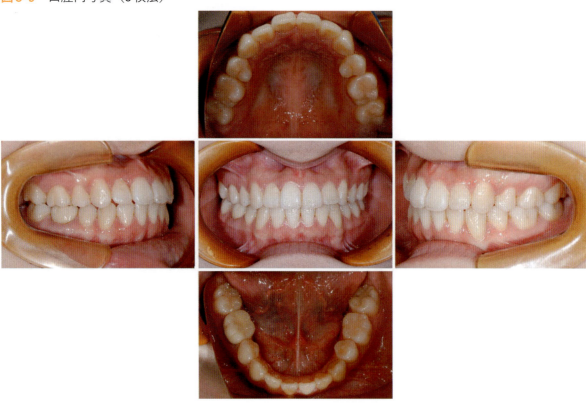

III 歯周病の進行状態の検査──歯周組織の破壊状態の把握

図3-10　口腔内撮影用カメラ（例）

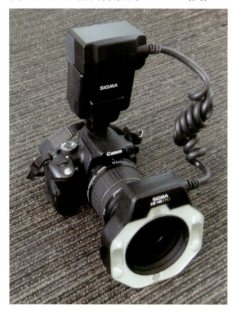

リングストロボを組み合わせている．

図3-11　口腔内写真撮影に必要な器具（口角鉤と撮影用ミラー）

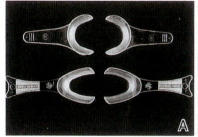 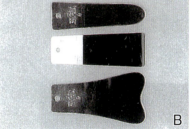 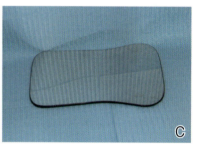

A：口角鉤　　　　　　　　B：撮影用ミラー（ステンレスミラー）　C：撮影用ミラー（ガラスミラー）

したガラスミラーがある．形態は咬合面撮影に用いる大型，臼歯側面に用いる細長型がある（図3-11B, C）．

3 撮影時の注意点

口角鉤は水で軽く濡らして口腔内に挿入する（乾燥していると接触面が擦れて患者に痛みを与えるため）．

1）正面像撮影

咬合した状態で上顎の切縁を連ねる線（咬合平面）が画面中央で水平になるようにカメラを構える．オートフォーカスにして切歯面とカメラが垂直になるようにする．

2）咬合面像撮影

咬合面用のミラーを用い，最後方歯まで写るようにする．下顎前歯の舌側歯肉が見えない場合は，前歯舌側の歯肉がよく撮影できるよう拡大と方向を変えて，追加撮影すると良い．

3）側面像撮影

側面用のミラーを用い，咬合させた状態で最後方歯がよくわかるように撮影する．咬合平面は画面中央で水平になるようにする．

第3章 歯周治療で大切な検査
——歯周病の進行状態と原因の把握

3 歯周ポケットの検査（プロービング検査）

歯周病の特徴は，歯肉溝が病的に深くなりポケットを形成することである．歯肉炎では歯肉が増殖して深くなる歯肉ポケット（仮性ポケット）が形成され，歯周炎では歯周組織の歯への付着が破壊され付着部が根尖方向に移動して歯周ポケット（真性ポケット）が形成される（第1章21～31頁参照）．ポケットが深くなると内部は嫌気性環境となり，嫌気性の歯周病原菌が増加し歯周病は進行する危険性が高くなる（第1章40～46頁）．すなわち深い歯周ポケットは，歯周病が進行していることを示すとともに，さらに増悪する可能性が高いことを示している．そのためプロービング検査は重要である．

このように歯周病の進行に重要な関係のある歯周ポケットを調べるために，「ポケットプローブ（ポケット探針）」が用いられる．このポケットプローブを使用してポケットの状態を検査することを「プロービング」といい，次の検査が含まれる．

①プロービングデプス（ポケットの深さ）の測定
②プロービング時の出血（BOP）の有無
③アタッチメントレベルの測定
④ポケット内の根面形態，プラークの付着と歯石の沈着状態の検査

1 プロービングデプス（歯周ポケット深さ）測定

「プロービングデプス（歯周ポケット深さ）」測定は，ポケットプローブを歯肉辺縁からポケット内へ約25gの力で挿入し，辺縁からポケット底部（上皮付着部）までの距離を測定する検査で，歯周病検査の中で最も重要な検査の1つである．しかしプローブをポケット底部まで正確に挿入するのはたいへん難しい．症例によっては歯肉縁下歯石などがポケットプローブの挿入を邪魔してポケット底部まで到達しないことがある（実際より浅い値となる）．逆にポケット底部に炎症があるとプローブがポケット底部に止まらずに底部の組織を貫いてしまうことが多い．すなわちプロービングデプスは，実際のポケットの深さより深く測定されることが多く，その程度は，歯肉の炎症が強いほど大きくなる傾向を示す（図3-12）．

このようにプローブを用いて臨床的に測定したポケットの深さは，組織標本を作製してポケット深さを測定する「組織学的ポケット深さ」と異なる値を示すので，最近は「臨床的ポケット深さ」あるいは「プロービングポケットデプス」（probing pocket depth：PPD），さらに簡略化して「プロービングデプス」（probing depth：PD）という．

図3-12 プロービング時のプローブ先端の位置

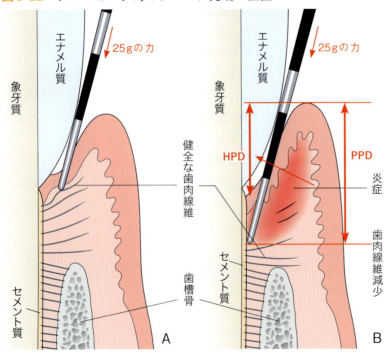

A：炎症のない歯肉． プローブを25gの力で挿入すると，プローブの先端は，歯肉溝上皮をわずかに貫いて歯肉線維が発達している部位で止まる．
B：炎症の強い歯肉． プローブの先端は，上皮および結合組織の炎症部を貫き，線維の残存部まで達する．
PPD：臨床的ポケット深さ（プロービングポケットデプス，クリニカルポケットデプス）
HPD：組織学的ポケット深さ（ヒストロジカルポケットデプス）

III 歯周病の進行状態の検査——歯周組織の破壊状態の把握

2 プロービングデプス測定の実際

次の事項に注意し，深い歯周ポケットを見落とさず，できるだけ正確に測定することが大切である．

1) ポケットプローブの選択

どの部位のポケットにも挿入しやすく，目盛りが見やすいものがよい．臨床では断面が円形で，目盛りは先端から3・3・2・3mm単位で，白と黒の2色にカラーコーティングされたものが歯肉色と対比し見やすいため多く使用されている（図3-13）．

2) 基本的な測定部位とウォーキングプロービング

ポケットは同一歯でも部位により大きく異なることがあり，基本は6点計測（唇側と舌側の近心，中央，遠心の合計6部位）が原則である（図3-14）．さらに診断が難しい場合には必要に応じて測定部位を増加したり，歯の周囲を歩くようにくまなく測定する．この測定法を「ウォーキングプロービング（walking probing）」という（図3-15）．逆に軽度の歯周病では，4点計測や1点計測法も行われるが，深いポケットを見落とす危険性があるので，注意が必要である（図3-14）．

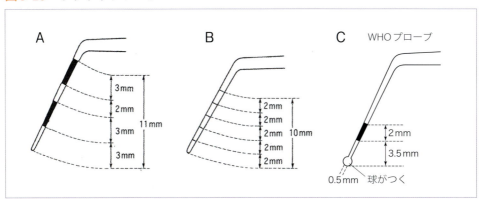

図3-13 ポケットプローブ

種々のタイプがあるが，カラーコーティングされた見やすいものがよい．
A：最も広く臨床でも用いられている．B：2mm単位で研究用に用いられる．C：WHOプローブで先端に直径0.5mmの球がついており，疫学に用いられる．

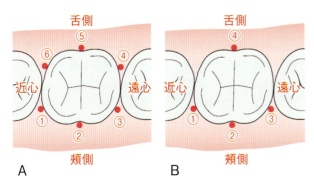

図3-14 プロービング6点計測（A）と4点計測（B）の部位

6点計測の方が4点計測より正確な情報を得ることができる．とくに上顎大臼歯の口蓋側の隣接面には根分岐部があり，根分岐部病変の診査上で，きわめて大切である．

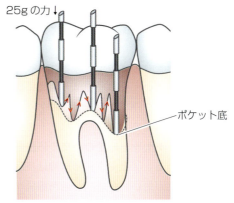

図3-15 ウォーキングプロービング（Walking probing）

歯周組織の破壊が進行し，診断がむずかしい歯は，測定部位を増し，歯の周囲を歩くように，くまなく測定する方法．

第3章 歯周治療で大切な検査
——歯周病の進行状態と原因の把握

3）測定値の記録方法

測定値は部位別に診査表に記載する．診査表はグラフ式と数字で示す方式がある（図3-16, 17）．見やすく術前と術後が比較できるものならどちらでもよい．なお，プロービングデプスが4mm以上は病的状態である．

図3-16 グラフ式プロービングデプス（ポケット深さ）記録表

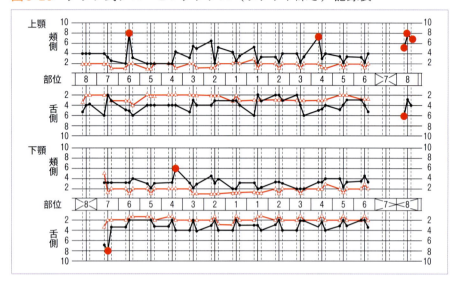

グラフ式は，ポケットの位置や深さがイメージしやすく，再評価時の測定値を同一紙上に記入することにより治療による変化を比較しやすい（黒線は術前，赤線は治療後）．なお，BOP（＋）の場合は赤色マーク●印をつけるなどの方法をとる．

図3-17 数字式プロービングデプス（ポケット深さ）記録表

BOP（＋）の部位を赤色数字で示している．

ADVANCE LEARNING

〚臨床的ポケット深さ（プロービングデプス）の特徴〛

歯周病患者のポケット深さは，実際より深く評価されやすい．その理由は，歯肉に炎症があるとプロービング時にプローブがポケット底部の組織を貫くからである（図3-12）．その原因は，①炎症によりポケット底部の上皮の細胞間結合が弱くなっている　②上皮下結合組織は炎症性細胞（細胞間結合が弱い）が増加し歯肉線維が減少している．③その結果，プローブは炎症の強い部分を貫き，炎症が軽度で歯肉線維が十分残存（発達）している部分にまで達する．

歯周治療により炎症が改善し，歯肉線維や健全な上皮が再生すると，プローブは貫通しなくなり，臨床的ポケット深さ（PPD）は減少する．

なお，「歯周膿瘍」など急性炎症が強いときは，結合組織に強い炎症が生じており，歯肉線維の消失は著しく広範囲となっている．そのためプローブは歯肉の結合組織深く挿入され，実際のポケット深さより著しく深く測定される可能性がある．炎症が改善してから再測定するなど診断や治療方法の選択に十分注意する必要がある．

III 歯周病の進行状態の検査——歯周組織の破壊状態の把握

3 ポケット深さ測定時の注意事項

測定にあたっては，次の事項に注意し，深いポケットを見落とさず，正確なプロービングをすることが大切である．

①プロービング前にエックス線写真を参照し，歯槽骨の吸収状態や歯根の方向・形態を考慮して測定する．

②プローブは約25gの力でポケットに挿入するプローブはペングリップで軽く把持し，プローブ先端が根面かポケット底にあたる触覚を意識する，（図3-12，18）．プロービング圧は秤を利用し，25g程度の力が加えられるよう練習するとよい．

③プローブは，入口から根面に沿って根尖側方向へ挿入する．根面から離れると深いポケットを見落とす危険が高い．歯軸や歯根が傾斜している歯には十分注意する．

④根面に歯石，う蝕，不適合修復物があり，正しいプローブの挿入がむずかしい場合には，プローブで歯肉を根面から離すよう側方に圧排しながらプローブを挿入し，測定する（図3-18）．

⑤多根歯の根分岐部のポケットが深い場合は，根分岐部病変が進行している可能性が高い．ファーケーションプローブを使用し，根分岐部病変の診査をする必要がある（第8章189頁「根分岐部病変の治療」参照）．

⑥記録ミスが生じるのを防ぐため，測定者と記録者は，測定部位と記入部位に誤りがないよう，測定の途中何度か測定部位の確認を行う．一人で測定と記録を行う場合も，数歯ごとに確認する．

図3-18 プロービング時の注意点（挿入する力と歯石）

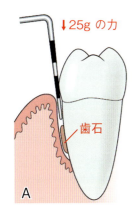
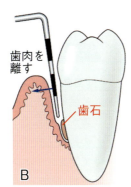
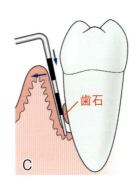

A：プローブは25g程度の力で根面に沿って挿入する．
B，C：プローブが歯石に障害されてポケットの底部に達しない場合には，プローブで歯肉を根面から離すようにして，歯石を避けてポケット底部まで挿入する．

ADVANCE LEARNING

〚隣接面の接触点直下に骨吸収と深いポケットがあると思われる場合の測定〛

エックス線写真検査で隣接面に，重度の骨吸収があると考えられるのに，ポケットデプスが浅い場合は，接触点の直下に骨吸収と深いポケットが存在することが多い．この場合は，接触点を避け，プローブを傾けて挿入して調べる（図3-19）

なおこの測定を行った場合は，記録用紙にそのことを記載しておくことが大切である．

図3-19 接触点直下に骨吸収と深いポケットがあると思われる場合の測定

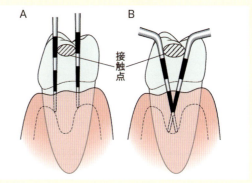

A：原則的な方法で歯軸方向にプローブを挿入すると，歯間部中央は測定できない．
B：接触点を避けて斜めに挿入するとよい（測定値は斜めの分を考慮すること）．

第3章 歯周治療で大切な検査
―― 歯周病の進行状態と原因の把握

4 アタッチメントレベル（attachment level：AL）の検査

　歯周病学における「アタッチメント」とは、歯と歯周組織との付着（アタッチメント）のことである．「アタッチメントレベル（attachment level：AL）」は、歯周組織が歯に付着している位置（臨床的にはポケットの底の位置）をいう．すなわち「アタッチメントレベル」は、歯周組織が歯に「付着する位置」の意味であるが、その位置を示す（表す）方法としてセメント-エナメル境（CEJ）から付着の位置（歯肉溝底またはポケット底）までの距離で示すため、現在ではこの距離を「アタッチメントレベル」という．

　「アタッチメントレベル」の臨床的な計測方法は、<u>セメント-エナメル境（CEJ）を基準点にし，歯周組織が付着する最も歯冠側の位置，すなわち「歯肉溝底」または「ポケット底」までの距離を測定し，これを「アタッチメントレベルを示す数値」とする</u>．

　なお，臨床で測定する場合は，前述したようにプローブがポケット底を貫くことから，標本を作製して組織学的に測定した場合と区別し，「クリニカルアタッチメントレベル」（clinical attachment level：CAL）とよばれる（図3-20）．

5 プロービング時の出血（Bleeding on probing，BOP）

　プローブをポケット内に25gの力で挿入し，引き抜いた後20～30秒以内に認められる出血を「BOP」といい，その有無を検査する（図3-8）．通常，ポケット深さ測定時におけるBOPを記録する．

　BOP（＋）の部位は，炎症がポケット内壁や底部に存在し，プロービングにより毛細血管が損傷しやすく出血する．このような部位は歯周炎が進行する危険性があり，ポケット内部の炎症を改善する治療が必要である（第4，5章参照）．

図3-20　アタッチメントレベルとポケットの深さ

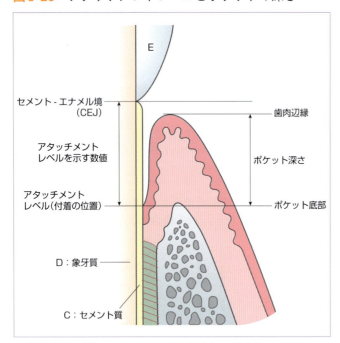

アタッチメントレベル：歯周組織（歯肉）が歯と付着する最も歯冠側の位置．数字で示す方法としてセメント-エナメル境（CEJ）からポケット底（歯肉が歯と付着する最も歯冠側の位置）までの距離で示す．

ADVANCE LEARNING

《アタッチメントロス（attachment loss）》
　<u>歯周病が進行して歯周組織の歯への付着が失われること</u>をいう．すなわち歯肉の接合上皮や結合組織が歯面から剥離してアタッチメントレベル（ポケット底の位置）が根尖方向へ移動することである．
　アタッチメントロスは「歯周組織の付着の喪失」を意味し，CEJからポケット底までの距離（アタッチメントレベルを示す数値）は，増加する．なお臨床的にCEJが不明（削られたり，歯肉縁下）の場合は，他の目印になる物（冠のマージンなど）を用いる．

《アタッチメントゲイン（attachment gain）》
　<u>歯周治療により失われた歯周組織の付着が回復し増加すること</u>をいう．すなわち，アタッチメントレベル（付着の位置：ポケット底部）が歯冠側へ移動することをいう．これは歯周病により根面から剥離していた歯周組織（上皮と結合組織）が根面に再び付着することにより，アタッチメントレベルを示す数値（CEJからポケット底までの距離）は，減少する．

6 エックス線写真検査—歯槽骨，歯根膜，歯根の検査

　歯槽骨，歯根膜の検査は，基本的にデンタルエックス線写真撮影が用いられる．顎骨全体の診断にはパノラマエックス線写真撮影が有効であるが，歯槽骨と歯根膜，歯根の形態を細かく診断するには，デンタルエックス線写真撮影が優れている．現在はデジタルエックス線写真撮影が発達し多く用いられている．（被曝量が少なく，現像液も不要で簡便）．撮影には，①フィルムの位置と，②エックス線照射方向と照射量を適切にし，③エックス線被曝を最小限にすることが大切である．インジケーター（フィルムホルダー）を用いるとフィルムの位置と照射方向が適切になる（歯科放射線学の成書参照）．

　検査内容は次の①〜③である．

①歯槽骨の骨吸収状態：「歯槽骨吸収度」は，歯根長と骨が吸収された部分の長さの比率で表される．「骨吸収のタイプ（型）」は，「水平性骨吸収」（骨がほぼ水平に吸収されたもの）と，「垂直性骨吸収」（骨が垂直性に吸収されたもの）に区分される．さらに「垂直性骨吸収」は残存する骨の壁の数により，1壁性，2壁性，3壁性，4壁性に分類される（図3-21，22，23）

②歯根膜腔の拡大と歯槽硬線（白線）の消失（図3-24）．

③根の形態，根分岐部病変，う蝕，歯石沈着など．

図3-21　Glickmanの骨欠損の分類

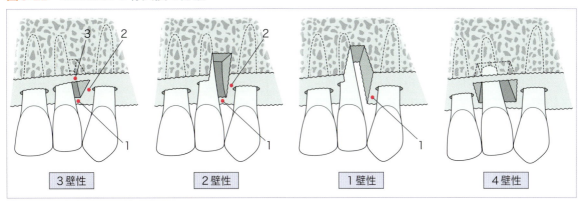

図3-22　デンタルエックス線写真（10枚法）

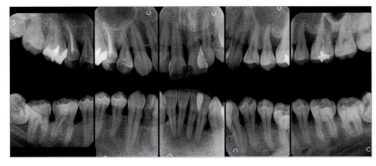

図3-23　歯槽骨の垂直性吸収と根分岐部病変（矢印）

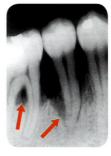

図3-24　歯根膜の拡大（矢印）

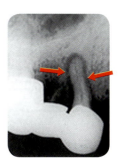

第3章 歯周治療で大切な検査
―― 歯周病の進行状態と原因の把握

ADVANCE LEARNING

〖3次元CTによる検査〗

近年，コーンビームCT撮影による3次元的解析が可能になっているが，被曝線量と経済的な面からすべての症例に適応することは問題が多く，デンタルエックス線写真で診断が困難な進行した歯周病，歯根破折，歯周-歯内病変などの診断に限られる（図3-25）．

図3-25 コーンビームCTによるエックス線写真検査

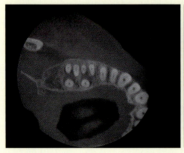
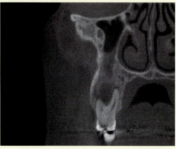

コーンビームCTにより3次元的な歯槽骨の欠損状態の把握が可能である．
（松本歯科大学内田啓一教授より恵与）

7 歯の動揺度の検査

臨床における歯の動揺度の測定は，ピンセットを用い，前歯は切端部を挟む，臼歯は咬合面の小窩に先端を押し当てて歯を動かし，加える力と歯の動き具合で判定する（図3-26）．判定基準は「Millerの動揺度分類」が用いられている（表3-1）．さらに細かく0.5単位で評価する方法も有効である（Lasterら，1975）

図3-26 歯の動揺度の臨床的測定法

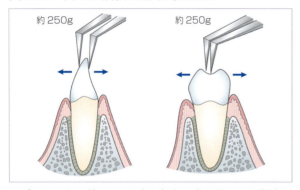

ピンセットで約250gの力を加え，歯を動かして判定する．

ADVANCE LEARNING

〖歯の動揺について〗

1. 歯の生理的動揺と動揺度の変化

歯は健康な状態でわずかな動揺があり「生理的動揺」とよばれる．歯の動揺度は支持歯周組織の質的・量的変動によって変化する．一般的に歯周炎により歯根膜と歯槽骨の破壊が進行すると動揺は増加する．さらに早期接触などによる咬合性外傷によっても増加する．逆に歯槽骨量が少ない場合でも，炎症や咬合性外傷を改善し，歯周組織の健康が回復すると動揺度は減少する．

2. 歯の動揺度の客観的測定法

動揺度をピンセットで調べる方法は，判定に術者の主観が入るので，より客観的な動揺度測定法として，歯に加える荷重量と変位量を測定する方法（静的測定法）と，歯に振動力を加え歯の振動様相を調べる方法（動的測定法）がある．現在，ペリオテスト™（打診子の歯面接触時間を測定）が市販され臨床応用されている（加藤，2011[1]参照）．

表3-1 動揺度の臨床基準（Millerの分類〈1946〉改変）

0度（生理的動揺）	ほとんど動くと感じない．0.2mm以下，下顎前歯はやや大きい
1度（軽度の動揺）	唇舌方向にわずかに動く．正常な動揺より大きいとはじめて感じる程度
2度（中等度の動揺）	近遠心方向にも動く．唇舌的に約1.0mm以下動く
3度（高度の動揺）	垂直方向（歯軸方向）にも動く．唇舌的に1.0mm以上動く

III 歯周病の進行状態の検査——歯周組織の破壊状態の把握

8 根分岐部病変の検査

根分岐部病変は，多根歯（上下顎大臼歯と上顎小臼歯）の根分岐部に歯周病が進行し組織破壊が生じポケットが形成されている状態をいう．すなわち根分岐部に根尖方向（垂直方向）のみでなく水平方向（分岐内部方向）にもポケットが形成されている状態である（図3-27）．

検査はエックス線写真検査で骨の吸収状態，根の分岐の状態を調べるとともに，「ファーケーションプローブ（根分岐部探針）」を用いて分岐部への挿入程度を調べる（図3-28）．病変進行の程度は「Lindheの分類」または「Glickmanの分類」で判定し，検査表に記録する（表3-2）．

> **ADVANCE LEARNING**
>
> 〚**歯肉溝滲出液（gingival crevicular fluid；GCF）の検査**〛
>
> 歯肉溝滲出液は，歯肉溝や歯周ポケットに漏出する歯肉の結合組織からの組織液で，炎症が強くなると増加するので．炎症の程度を評価するのに用いられる．しかし，採取液量が微量なため臨床には用いられていない．研究面では，歯肉溝滲出液中のサイトカインや酵素を調べ，歯周病変の活動性を把握する研究が行われている．

図3-27 根分岐部病変（下顎大臼歯）

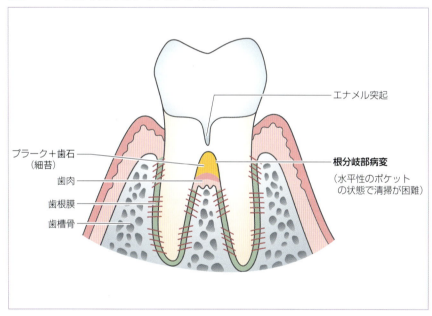

図3-28 ファーケーションプローブ

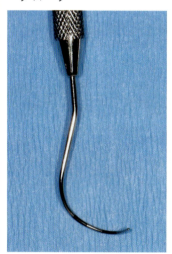

表3-2 根分岐部病変の進行度の分類

Lindhe	
1度	プローブが入るのは歯冠幅の1/3以内
2度	プローブが歯冠幅の1/3以上入るが貫通しない
3度	プローブが完全に貫通する

Glickman	
Ⅰ級	分岐部入り口までで中へ入らない
Ⅱ級	水平に入るが，貫通しない
Ⅲ級	貫通するが，根分岐部は露出していない
Ⅳ級	完全に貫通し，根分岐部が露出している

IV 歯周病の原因の検査

前述した歯肉の検査，口腔内写真撮影，エックス線写真検査など「歯周病の進行状態の検査」に引き続いて，それらの破壊を引き起こした「原因の検査」を行う．

1 初発因子：プラーク付着状態（口腔清掃状態）の検査

プラークは，歯周病の初発因子で歯周病の発症と進行に強くかかわる最も重要な原因因子であり，プラーク付着状態の検査はきわめて重要である．

1 視診とプラーク染め出し

プラークの検査は，まず視診でプラークの付着状態（口腔清掃状態）を評価する．次にプラークは白色で肉眼による判定がむずかしいため，プラーク染色剤で染め出して評価する．染色剤はエリスロシンを主剤としたものが多い．歯面へ染色剤を塗布し，洗口後に染色された歯面のプラーク付着部をプラークチャートに記録する（図3-29）．

2 プラークチャート

プラークチャートは付着部位を明確に示すことができ，ブラッシング指導の資料として有用である．チャートはさまざまなタイプが発表されているが，「O'Learyのプラークコントロールレコード」（Plaque Control Record：PCR）が多く用いられている．「PCRの評価方法」は，<u>歯肉に接する歯頸部のプラークを重視し，1歯を唇側，舌側，近心，遠心の4面に分割し，各部位の歯頸部へのプラークの付着の有無を調べ，記録する</u>．なお，口腔清掃状態を数字で示す方法として，次の式で「プラーク付着率（プラークスコア）」を求める（図3-30，31）．

$$プラーク付着率 = \frac{プラーク付着区画数}{総区画数（4×総被検歯数）}$$

3 ポケット内プラークの細菌検査

歯周ポケット内のプラークがどのような細菌で構成されているか，有害な原因菌（PG菌，AA菌など）

図3-29 プラークの染色（染め出し）

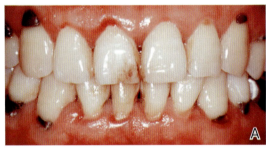
A：プラーク染め出し前．

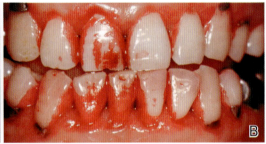
B：プラーク染め出し後．

ADVANCE LEARNING

〚ポケット内プラーク細菌の検査方法〛

細菌の検査法として次のような方法が開発されている．①ポケット内にペーパーポイントを挿入してプラークを採取し，検査機関に郵送して検査してもらうPCR（polymerase chain reaction）法など特異的DNA増幅法で検知する方法，②細菌が産生する酵素による呈色反応を応用する酵素判定法（治療室で行える）がある．さらに，③歯周病原細菌に対する血清抗体価を酵素免疫測定（ELISA）法で測定し，個人の細菌感作を検査する方法などがある．

図3-30　O'Learyのプラークコントロールレコード（PCR）

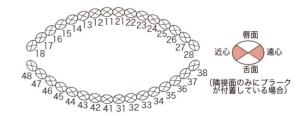

1歯を4区画（唇，舌，近心，遠心）に分け，歯頸部（歯肉辺縁部）にプラークが付着しているかを判定し，各部位のプラークの有無を記入する．

図3-31　歯周病検査表（チャート）

PCR																
動揺度			1	1	1	0	0	0	0	0	0	0	1	0		
根分岐部病変																
PPD B			5 4 5	5 4 5	3 2 3	3 2 3	3 2 3	3 4 8	4 2 3	3 2 3	3 2 3	4 2 4	4 3 3	4 4 4		
PPD P			6 9 4	4 6 4	4 4 4	3 2 4	3 2 3	3 4 6	3 2 2	2 2 2	2 2 2	4 2 2	4 2 3	6 5 4		
歯列	8	7	6	5	4	3	2	1	1	2	3	4	5	6	7	8
歯列	8	7	6	5	4	3	2	1	1	2	3	4	5	6	7	8
PPD L	10 6 4	4 4 9	4 4 2		3 2 3	2 2 2	2 2 2	2 2 2	4 4 4	2 2 2	2 2 2	2 2 2	2 2 2	4 4 5	3 3 3	4 5 4
PPD B	9 4 4	4 4 4	4 3 2		2 2 2	2 2 2	2 2 2	2 2 2	5 4 4	2 2 2	2 2 2	2 2 2	2 2 2	3 2 3	3 2 3	4 4 4
根分岐部病変																
動揺度	0	0	0		0	0	0	0	1	0	0	0	0	0	0	0
PCR																

歯周ポケット深さ（PPD），根分岐部病変，歯の動揺度とO'Lealyのプラークコントロールレコード（PCR）を記録する．

が多いか少ないかは，歯周炎の進行性・活動性を評価するのに役立つ可能性がある．従来研究面で用いられていたが，臨床応用が可能になってきている（第1章43～46頁参照）．

2 局所性修飾因子の検査

局所性修飾因子は，①炎症性因子（炎症を助長し進行させる因子）と②咬合性因子（咬合性外傷を引き起こし歯周炎と合併し進行させる因子）に分けて検査する．

1 炎症性因子（プラーク増加因子）

「プラーク増加因子（プラークリテンションファクター）」は，プラークが付着しやすく除去しにくい環境にする因子，すなわちプラークを蓄積，増加させる局所性因子であり，歯肉の炎症を助長する．「プラーク増加因子」を取り除かなければ，患者によるブラッシングが行われているとしても，局所的に清掃が困難な状況が続くので，歯周病の増悪，再発を引き起こす可能性が高くなる．

プラーク増加因子として，歯石，不適合な補綴修復物，う蝕・楔状欠損，歯列不正，食片圧入，歯肉歯槽粘膜部異常，小帯異常，口腔前庭狭小，歯・歯肉・歯槽骨の形態異常，歯周ポケットなどがあり，これらについて検査する．

1）歯　石（図3-32，33）

歯石は歯肉縁上と歯肉縁下歯石に区分され，歯肉縁上歯石は視認できる（第1章47頁参照）．歯肉縁下歯石は，探針やプローブ先端で根面を触知して確認する．ポケットの比較的浅い部分の歯石は，ポケット入口に歯肉が開くように軽微なエアブローを吹きかけ，ポケット内部を視診する．さらにエックス線検査で隣接面部にある歯石が確認されることもある．

2）歯列不正（叢生）

叢生，転位歯，傾斜歯は，自浄作用の低下とともに，ブラッシング時に歯ブラシによる毛先部分の当たり方にバラツキができ，プラーク除去がむずかしく局所的にプラークが残留しやすい（第1章38頁図1-44参照）．

3）口呼吸

口呼吸を習慣的に行っていると，歯や歯肉は乾燥し，唾液によるプラークの自浄作用が阻害され，プラークが固着して歯周組織への為害性が高まると考

第3章 歯周治療で大切な検査
―― 歯周病の進行状態と原因の把握

図3-32 歯肉縁上歯石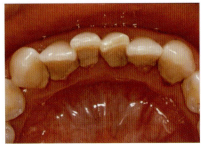

歯肉縁上歯石（下顎舌側）

図3-33 歯肉縁下歯石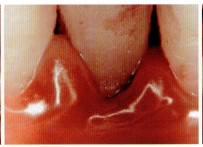

歯肉が退縮し，歯肉縁下歯石が露出．歯肉縁下で形成された縁下歯石が縁上に露出している．

図3-34 口呼吸線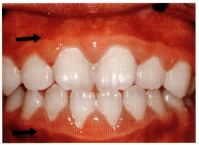

図3-35 食片圧入（視診）（A）とコンタクトゲージ（B）

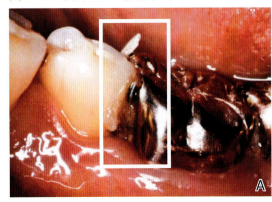

青：50μm
黄：110μm
赤：150μm

えられる．下記の所見が認められる場合は，口呼吸の有無や程度について検査する（第1章38頁図1-45参照）．
　①口唇の異常な乾燥
　②口呼吸線（前歯唇側部に出現する歯肉辺縁の炎症性腫脹）（図3-34）
　③堤状隆起（口蓋側歯肉に出現する堤上の腫脹）（第1章38頁図1-45参照）

4) 清掃困難な歯冠修復物・補綴物
　補綴・修復物のマージンが不適合な場合やブラッシングによる清掃性が困難な形態であると，十分なプラークコントロールができない．その結果恒常的なプラーク蓄積が生じて歯周病が増悪するので，修復物の形態と適合状態を検査する（第1章37頁図1-43参照）．

5) 食片圧入（図3-35, 表3-3）
　食片圧入とは食事のとき食片が歯間部に圧入されることで，歯肉を圧迫するほか，食片にプラーク細菌が付着増殖し，炎症を増悪させる．食片圧入の原因として，接触点の不良（歯間離開度の不良），辺

表3-3 コンタクトゲージによる診断

種類	接触点	接触点の状態	食片圧入
青（緑）ゲージ（50μm）	入らない	きつめである	ない
	入る	正常範囲	ほとんどない
黄ゲージ（110μm）	入らない		
	入る	ややゆるい	危険がある
赤ゲージ（150μm）	入らない		
	入る	ゆるい	危険が高い

縁隆線の不揃い，プラガーカスプ（対咬歯の咬頭がクサビ状に接触部に咬みこむ状態），早期接触，歯の動揺（歯が動いた接触点がゆるむ）などがある．
　食片圧入の自覚・他覚症状がある場合は，まず「コンタクトゲージ」による接触点の強さの検査を行う．歯間離開度が110μmを超えると食片圧入の危険性が生じ，150μm以上で高率に発生する．食片圧入は隣接面部の垂直性骨吸収を引き起こす可能性がある．

歯周病の原因の検査 IV

図3-36 付着歯肉と口腔前庭の狭小

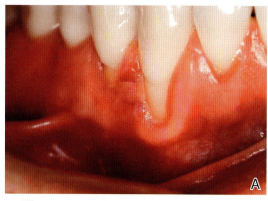
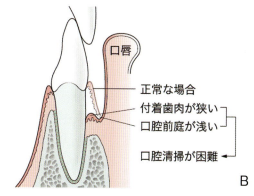

A：③歯肉の退縮部は付着歯肉の幅が狭く，口腔前庭も浅く，ブラッシングにより歯肉が傷つきやすく清掃が困難である．清掃法に工夫が必要である（第4章参照）． B：付着歯肉が狭く口腔前庭が浅いと，ブラッシングが行いにくい．

図3-37 小帯の異常と口腔前庭の狭小

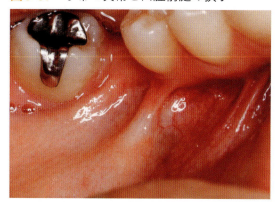

小帯が歯肉辺縁に付着し，付着歯肉が狭く口腔前庭も浅いため，ブラッシングは障害されている．（第4章参照）

6) 付着歯肉および角化歯肉の狭小（図3-36）

付着歯肉の狭小，角化歯肉の狭小は，局所の清掃を困難にして炎症を誘発する可能性がある．付着歯肉・角化歯肉は表面が角化しており，ブラッシング時に毛先による傷がつきにくいが，口腔粘膜は角化しておらず傷つきやすい．さらに痛いためブラッシングを控えてしまう．付着歯肉の幅が1mm以下になると清掃が難しくなるので，炎症が認められるときは，清掃法の指導に十分注意する．

7) 口腔前庭が浅い（狭小）（図3-36B，37）

口腔前庭が浅い場合も清掃を困難にして炎症を誘発する．これは口腔前庭が浅いと，歯ブラシを局所に挿入するのが難しいためである．さらにその部分は付着歯肉・角化歯肉が狭いことが多く，ブラッシング時に歯表面が傷つきやすいことも原因となる．

8) 小帯の異常（図3-37）

歯肉辺縁に小帯が接近しているとブラッシングが行いにくく，炎症を誘発する可能性がある．小帯の異常には，先天的に異常なものと，歯肉が退縮して

ADVANCE LEARNING

〚角化歯肉と付着歯肉について〛

◎角化歯肉：歯肉の外側の上皮（外縁上皮）は角化しているのでこの名がついている．すなわち，角化歯肉の幅は歯肉（遊離歯肉と付着歯肉）の幅を意味する（第I章11頁参照）．

◎付着歯肉：歯根や歯槽骨に付着し可動性がない歯肉であるためこの名がついている．すなわち角化歯肉から遊離歯肉（歯肉溝，ポケットの部分）を除いた歯肉である．表面は角化している．以前は付着歯肉が狭い（1mm以下）と歯肉の健康を保てないとされたが，その後の研究でソフトな歯ブラシで適切なブラッシング法を行えば清掃でき，健康を維持できることが認められている．

◎歯肉歯槽粘膜境：歯肉と歯槽粘膜の境で，付着歯肉と角化歯肉の幅を調べる基準点となる．その部の口唇や頬を引っ張ると，粘膜は引っ張られて動くが，付着歯肉は動かない．その境が「歯肉歯槽粘膜境」である．

第3章 歯周治療で大切な検査
——歯周病の進行状態と原因の把握

生じたものがあり，その部分の清掃性をどの程度障害しているか調べ対応する．

2 外傷性因子（外傷性咬合）の検査

歯周組織に咬合性外傷を引き起こす因子（外傷性咬合）を検査する．はじめに，①咬合性外傷の症状を調べ，次に，②それを引き起こす原因（外傷性咬合）を検査する．咬合の検査は歯科医師が中心に行うが，歯科衛生士は検査の内容・意義を理解し，補助を行うとともに患者に説明できる知識が必要である．とくに重度な歯周炎は，咬合性外傷を合併していることが多く，治療を成功させるうえで大切である．

1) 咬合性外傷の臨床症状の検査

咬合性外傷の症状の有無を調べる．歯周組織と歯に生じる咬合性外傷の症状を表3-4に示す．これらの症状がある場合は，その原因になる可能性がある「外傷性咬合となる因子（表3-5）」の有無を検査する必要がある．

2) 外傷性咬合（咬合性外傷を引き起こす原因）の検査

咬合の形態的検査と機能的検査を行って，表3-5に示した外傷性咬合(咬合性外傷を引き起こす原因)となる因子を調べる．

(1) 早期接触の検査

はじめに咬頭嵌合位（上下の歯の咬頭が密に嵌合する位置）の早期接触の有無を検査する．まず咬合触診法（図3-38）を行い，次に咬合紙（カーボン紙）とホルダーを用いて検査する（図3-39）．続いて，側方運動時と前方運動時の早期接触も同じ方法で検

表3-4 咬合性外傷の臨床症状

1．歯周組織と口腔粘膜に生じる症状
・歯の動揺の増加
・歯の病的移動，傾斜，挺出
・深い骨縁下ポケットの形成
・打診痛や咀嚼痛
・重度の歯周炎（歯周膿瘍の形成）
・頬，唇，舌の歯列圧痕
2．歯や歯髄に生じる症状
・高度の咬耗，局所的な異常咬耗
・歯髄の変性，知覚過敏症の発生
3．エックス線写真に生じる症状
・垂直性骨吸収
・歯根膜の拡大（歯頸部または歯根全周）
・歯槽硬線の消失
・根分岐部病変
・歯根の吸収

表3-5 外傷性咬合となる因子（咬合性外傷の原因因子）

1．1次性外傷を引き起こす因子（口腔内）…最も重要
・早期接触
・ブラキシズム（グラインディング，クレンチング，タッピング）
・側方圧
・食片圧入（歯周組織の炎症を合併する）
・舌の習癖（舌を前歯の舌側に押しつける習癖），口唇の習癖
・矯正力
2．2次性外傷を引き起こす因子（口腔内）
・歯周組織の支持量の減少
・残存歯の著しい減少や孤立歯
・歯冠長と歯根長の比率の悪化
・咬耗により咬合面が平坦で拡大する．（強い力が加わりやすい）
3．全身性の因子（口腔外）
・精神的ストレス（職業や家庭生活）　　　　　　　　　　　　　　　　　　　　　　　　　　　　}ブラキシズムの原因となる
・肉体的ストレス（職業，スポーツなど）

図3-38 早期接触の検査：咬合触診法

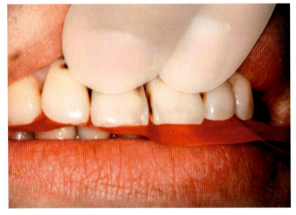

早期接触の検査は，指先を歯の頬側面（2～3歯）に軽くあてがって咬合させ，その時の上下の歯の接触により生じる歯の振動状態を調べる．早期接触歯は周囲の正常な歯より強く振動するので，判定する．咬合紙を用いる場合は，指先を被検歯の頬側面にあてがい，咬合接触による歯の動揺を抑えて咬合させて調べる．

歯周病の原因の検査 IV

図3-39 咬合紙と咬合紙ホルダー

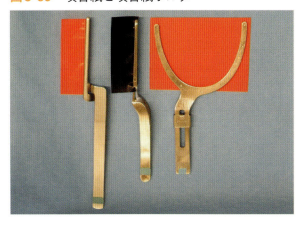

査する．ブラキシズム，顎関節症のある場合は後方位の早期接触も検査する．歯科衛生士は咬合紙（赤と青）をホルダーに付けて準備する（図3-39）．

①**咬合触診法**（図3-38）

　検査する歯と隣接する歯の唇（頰）側面に，第2指や第3指を軽くあてがって咬合させ，そのときの歯の振動（動揺）を指先で感知する．早期接触歯は，他の歯よりも強く振動（動揺）するので，隣接歯との感触の差で評価する．この振動を「フレミタス」という．

②**咬合紙による印記法**

　動揺のない歯が早期接触の場合は，早期接触部が強く接触するので，その部の咬合紙が穿孔し，歯面にはリング状に印記される．動揺のある歯は，咬合時に歯が動揺しないように指腹で歯の動揺を抑えて咬合させ，印記する．さらに，側方運動と前方運動時の早期接触の検査では，赤と青色の咬合紙を使い分け，咬頭嵌合位を赤色で印記した後，側方と前方運動時の接触面を青色で印記し区別する．

（2）**ブラキシズムの検査**（表3-6，7）

　ブラキシズムは，「歯ぎしり」と訳され，覚醒時や睡眠時に口の中に食物がない状態で咀嚼筋群が無意識に活動して発生する．「狭義の歯ぎしり」（グラインディング，grinding），「食いしばり」（クレンチング，clenching），「歯をカチカチかみ合わせる癖」（タッピング，tapping）がある（第6章159頁参照）．

　ブラキシズムは，上下の歯の間に食べ物の介在がない状態で無意識に行われ，強い咬合力が歯に加わるため，歯周組織に咬合性外傷を引き起こす大きな原因となる．歯周組織の炎症とブラキシズムによる咬合性外傷が合併すると，歯周炎の重症化につなが

表3-6 ブラキシズムの臨床症状の検査

1. 問　診
・起床時の顎のだるさ（筋の疲労感） ・歯ぎしりの自覚，歯ぎしり音があるといわれる ・肩こり，偏頭痛，頸部（首すじ）のこり
2. 視　診
・高度の咬耗（象牙質の高度の露出，年齢を考慮） ・咬合機能面から離れた部位の咬耗 ・頰粘膜の歯列圧痕（図3-41）
3. 触　診
・歯の動揺の増加 ・咀嚼筋群の肥大（咬筋が発達し，エラの張った感じ） ・顎関節部の圧痛
4. 歯周組織の症状
・重度の歯周炎，とくに炎症が比較的軽度であるのに重度の骨破壊（垂直性骨吸収）を伴う ・臼歯の歯周炎，とくに根分岐部病変の進行

表3-7 ブラキシズムの原因となる可能性のある因子の検査

1. 問診（全身状態）
・職業上と家庭生活上の精神的ストレス，肉体的ストレスの程度
2. 視診・触診（咬合状態）
・咬頭嵌合位の早期接触と側方位・前方位の早期接触 ・後方接触位の早期接触（左右側の臼歯が同時に接触するか） ・側方運動と前方運動を障害する咬頭干渉
3. 食いしばり癖の観察，舌習癖の観察
・安静時に上下の歯を高頻度に接触させている癖．日常生活時（とくに作業時など）に上下の歯を接触，食いしばっている癖（患者に自己観察させるとよい）安静時の舌の位置を調べる．

ADVANCE LEARNING

〚オクルーザルスプリントを用いたブラキシズムの臨床的評価法〛

　池田雅彦[10]らが研究・提唱している評価法で，オクルーザルスプリント（ナイトガード）の表面の削れ方で評価する方法である．この方法は，スプリントという異物を装着するため，咬合が少し高くなるなどの問題点はあるが，装置の製作と調整法を注意するなどにより，ブラキシズムの為害性を軽減しながら客観的に診断できる優れた方法である．レジンの削れ方は，表面を検査用黒色色素で染めて装着し，評価しやすくしている．ブラキシズムの程度を3段階に評価する（第6章参照）．

第3章 歯周治療で大切な検査
——歯周病の進行状態と原因の把握

図3-40 ブラキシズム（とくにクレンチング）の症状 ——頬粘膜の歯列圧痕

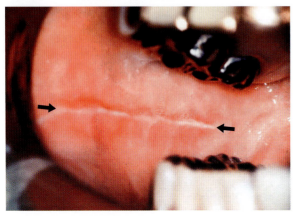

クレンチング時に筋が緊張し，頬粘膜を歯列に強く押しつけるために形成される可能性が高い．

図3-41 舌や口唇の習癖の検査

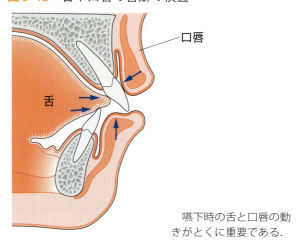

嚥下時の舌と口唇の動きがとくに重要である．

図3-42 前歯の歯間離開と舌の習癖

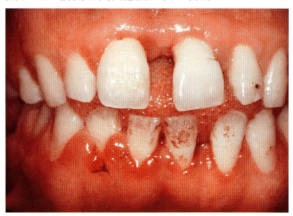

前歯の歯間離開と唇側転位（前突）を伴う舌の習癖．

ることが示されている．ブラキシズムの検査を表3-6，7に示す．クレンチング（食いしばり）習癖者には頬粘膜に歯列の圧痕が生じることが多い（図3-40）．

この他，オクルーザルスプリントの咬合接触部の磨耗からブラキシズムを評価する方法（85頁A.L.参照）や，小型筋電計を応用する睡眠中ブラキシズムの記録・検査法が研究されている（第6章160～161頁参照）．

（3）舌や口唇の習癖の検査（図3-41，42）

舌を前歯の舌側面へ強く押しつける舌習癖（突出癖）は，歯に強い側方力を加え，咬合性外傷を引き起こすとともに歯の唇側傾斜，歯間離開，口唇閉鎖困難を誘発する．これらの臨床所見の有無を調べ，安静時および会話時や唾液嚥下時の舌の位置・動きを注意深く観察する

（4）トゥースコンタクトハビットの検査

日常の生活の中で，無意識に長時間上下の歯を接触する習癖を「トゥースコンタクトハビット（歯牙接触症：Tooth Contact Habit〈TCH〉）」という．正常者は，咀嚼，嚥下，会話時を除けば，上下の歯は離開している．

上下の歯を長時間接触させるため筋の緊張が長時間におよび，歯周組織に負担が加わるとともに，顎関節症や，頭頸部の疼痛，肩こりなどの症状を引き起こすことがある．ブラキシズムの中のクレンチングと類似し，咬合性外傷が生じる危険性がある．

簡易的な検査法として，正しい姿勢で正面を向かせ，唇に力を込めずに上下の歯を軽く接触させ，その状態から軽く上下の歯を離したときの違和感の有無を検査する．

この習癖やクレンチングのある患者は，頬粘膜や舌に歯列圧痕（図3-40）が生じやすい．本人はこの習癖に気づいていないことが多く，習癖について説明し，患者自身でも調べてもらう必要がある．

（5）設計不良な補綴物の検査

欠損歯数に比較して支台歯数が少ないなど支台歯に咬合力の過重負担が生じて咬合性外傷を引き起こしている補綴物の有無を調べる．

歯周病の原因の検査 IV

3 全身性修飾因子の確認

口腔内の検査が終了したら，再び患者面談を行い，歯周病の全身性修飾因子について確認する（表3-8）．

1）全身性疾患

①**糖尿病**：糖尿病は歯周病の全身性の重要な修飾因子（リスクファクター）である．糖尿病によって生じる歯周組織の微細な末梢血管の血管壁の変化や免疫機能障害が歯周病の進行に関与すると考えられている．さらに唾液量が減り口渇となるため，プラークが固着しやすい口腔内環境となり，歯周病は憎悪する．糖尿病患者では，医科的な糖尿病のコントロールと同時に，歯周病のプラークコントロールを確実に行う必要がある．

②**その他の疾患**（血液疾患，骨粗鬆症，ホルモンバランスの崩れ）：好中球減少症は血液中の多形核白血球が周期性や急性・慢性に減少する疾患で，細菌に対する抵抗性が弱く，短期間で重度の歯周炎になる．

2）生活習慣

①**喫煙**（タール，ニコチン）：喫煙は歯周病の重要なリスクファクターである．タバコに含まれるニコチンは，好中球の走化性，貪食能を低下させるなど宿主の免疫機能を抑制するため，歯周組織の細菌に対する抵抗力が弱まる．さらに，ニコチンによる末梢血管や線維芽細胞に対する障害により，歯周外科後の創傷治癒能が低下する．歯周治療では禁煙が必須である．

②**その他**（ストレス，栄養不良，肥満，薬物の服用）：「ストレス」は，免疫作用の抑制やブラキシズムの発現，生活習慣の乱れを招き，歯周病の悪化につながる．「栄養不良」は体の抵抗力を弱めるため，歯周病に罹患するリスクが高まる．「肥満」は，脂肪組織から炎症や免疫機能委に影響するサイトカインなどが分泌され，歯周病の進行に関係すると考えられている．抗てんかん薬（フェニトイン），高血圧治療薬（カルシウム拮抗剤），免疫抑制剤（シクロスポリン）を服用している患者では，薬物性歯肉増殖が副作用として認められることが多い．

3）歯周病がリスクファクターとなる可能性がある全身疾患

糖尿病，心臓血管疾患，誤嚥性肺炎，早期低体重児出産などがある（表3-8）．

表3-8 全身性修飾因子：歯周病と関連のある全身状態と全身疾患（第1章52，53頁参照）

1. 歯周病の発症と進行に関連し，歯周病のリスクファクターとなる可能性がある全身状態，全身性修飾因子
1）可変的リスクファクター 　全身疾患 　　**糖尿病**，血液疾患，ホルモンバランスの崩れ，骨粗鬆症など 　　**喫煙**（タール，ニコチン），薬物（副作用），栄養不良，ストレス（過度の仕事，社会的・精神的境遇） 2）不可変なリスクファクター（症例は少ない） 　遺伝疾患―遺伝子欠損 　　Papillon-Lefèvre症候群，ダウン症，Chédiak-Higashi症候群，周期性好中球減少症
2. 歯周病がリスクファクターとなる可能性がある全身疾患と全身状態
糖尿病，心臓血管疾患，脳血管疾患，誤嚥性肺炎，早期低体重児出産，骨粗鬆症，掌蹠膿疱症，パーシャー病，メタボリックシンドローム（動脈硬化性疾患の危険性を高める複合型リスク症候群で，内臓脂肪蓄積と高血圧，高脂血症，高血糖などを合併）

ADVANCE LEARNING

〖歯周病の遺伝子診断〗
歯周病のハイリスク患者を遺伝子レベルで診断しようとするもので，現在研究が行われている．インターロイキン（IL-1）の検査や，白血球のFCレセプターの検査などがある．

〖唾液を用いる歯周病検査〗
唾液は採取が容易なため，歯周病のスクリーニング検査に用いられている．しかし，採取法による誤差や口腔内のどこに問題があるのかが不明などの欠点がある．検査内容は，歯周病原菌の検出，遊離ヘモグロビン（出血），アルカリホスファターゼ（ALP）などである．

V　治療計画の立案

「治療計画」は，歯周治療の原則である原因除去を重視し，歯周病の検査結果と歯周治療の進め方（第2章参照）を基に，各々の歯と歯列全体に必要な治療を検討し，患者の全身状態，希望，経済条件，術者の技術を考慮して決定する．しかし中程度から重度の歯周病になると，最初の検査結果のみで完全な治療計画を決定するのは不可能である．これは治療に対する反応に個体差があり，検査結果に対する治療方法もいろいろあり，さらに最初の検査に見落としや誤診，治療進行に伴う患者の治療に対する意識や要望の変化があるためである．

したがって，ある程度治療を行ったら「再評価（再検査）」を行い，再評価の結果をもとに「治療計画の修正」を行うことが必要である．最も代表的な再評価は，歯周治療の基本となる基本治療が終了したときに行う再評価である．この再評価の結果を基に基本治療により改善した所と改善しない所，さらにその理由などを考慮して「治療計画を修正」する．

このように，最初に立てた治療計画は再評価を基に修正する必要があり，最初の治療計画を「1次治療計画」，基本治療後の再評価で修正したものを「修正治療計画」，あるいは「2次治療計画」とよんでいる（図3-43，44）．

図3-43　歯周治療の進め方と治療計画の立案

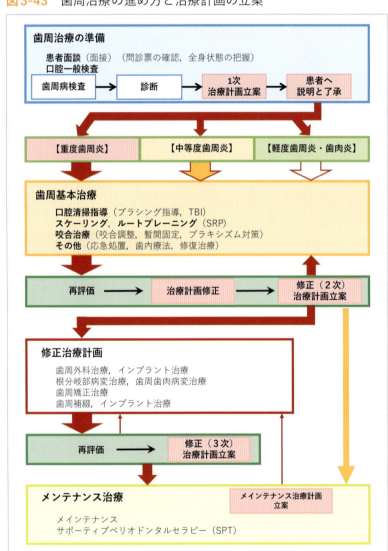

図3-44 1次治療計画の一例（第2章60頁図2-4に示した症例の治療計画）

```
1次治療計画
 1. 歯周基本治療
   (1) 応急処置：とくになし
   (2) 口腔清掃指導：モチベーション，テクニック指導
   (3) 咬合調整：強い早期接触部 6  1|1
                              ─────────
                              6  21|1 2
   (4) スケーリング，ルートプレーニング（全歯）
   (5) |8の抜歯，知覚過敏処置
 2. 再評価，治療計画の修正
 3. 修正治療
   (1) 歯周外科手術：① 1|1 小帯切除術，② |3 4 フラップ手術，
                   ③ 7| 遠心フラップ手術(distal wedge)
   (2) 矯正治療(MTM)：① 2 1|1 2 舌側移動（前歯前突と歯間離開修正），② 4|
                                                                  ─  交叉咬合の矯正
                                                                  4|
   (3) 咬合調整，歯冠形態修正（とくに 2 1|1 2, |6）
   (4) 根分岐部病変の治療：6| と |6
   (5) 永久固定：2 1|1 2, 2 1|1 2
 4. メインテナンス治療
```

1　1次治療計画の立案と歯科衛生士の役割

「1次治療計画」は，初診の検査結果を基に立案する治療計画である．1次治療計画は基本治療後の再評価を基に修正するので，基本治療の治療計画が大切である．歯科衛生士は患者面談と検査の結果を歯科医師と話し合って治療計画作成の補助を行う．

1次治療計画の立案にあたっては，原因除去である口腔清掃指導によるプラークコントロールを重視し，基本治療の内容と進め方を検討することが大切である．その後に行う歯周外科治療などの修正治療については，再評価後に修正し「修正治療計画」を立てるので，大まかな計画でよい．とくに抜歯か保存か判定が困難な歯，重症であるが保存の可能性がある歯は抜歯せず，基本治療を行って再評価し，修正治療計画で判定するのが基本である（図3-43, 44）．

治療計画の立案は，原因除去と治癒力の向上を重視し，さらに次の事項を考慮して立案する．
①患者の全身状態，年齢，健康に対する認識度（健康に注意しているか）
②患者の歯科治療に対する希望や認識（歯を大切にする気持ち）
③主訴に対する治療と応急処置の必要性（痛み，う蝕，審美など）
④歯周病，口腔清掃に対する認識度
⑤口腔の機能，咀嚼機能および審美性の回復

2　修正（2次）治療計画の立案と歯科衛生士の役割

「修正（2次）治療計画」は，歯周基本治療終了後に再評価して，1次治療計画を修正して立案する．

再評価の結果，1次治療計画では必要と考えられた歯周外科が必要ないと判定される場合もある．修正治療（歯周外科，歯周矯正治療，咬合機能回復治療など）が必要と判定された場合は，その内容を検討し，「修正治療計画」を立案し，患者に説明し承諾を得る．なお，基本治療をもう一度行う必要があると判定される場合があり，歯科衛生士が活躍することになる．軽度の歯周病の場合は，基本治療のみで治癒する可能性があり，この場合は「メインテナンス治療」に移行する（図3-43）．

3　その後の再評価と治療計画の修正

中程度〜重度の歯周病は，修正（2次）治療計画に基づいて修正治療を行うが，修正治療の途中にも必要に応じて再評価を行い，治療計画を修正する．すなわち歯周外科，矯正治療．口腔機能回復治療などの後にはそれぞれ再評価して，再度治療計画を修正する．再度基本治療が必要と判定された場合は，

第3章 歯周治療で大切な検査
——歯周病の進行状態と原因の把握

歯科衛生士が中心となり再基本治療を行う．計画した修正治療が終了したら再評価し，歯科衛生士が協力し次のステップとして「メインテナンス治療」の計画を立てる．

4 メインテナンス治療と治療計画

「メインテナンス治療」には次の2つの段階がある．

1）メインテナンス

再評価の結果，歯周組織全体が治癒と評価され，それを長期間にわたり維持するため管理（定期的検査と必要に応じた治療）を行う．

2）サポーティブペリオドンタルセラピー（SPT）

再評価の結果，多くの歯の歯周組織は健康を回復したが，一部に病変が進行を停止した状態で残存している状態を「病状安定」とよび，この状態を維持するため治療を行う必要がある．この治療を「サポーティブペリオドンタルセラピー（SPT）」という．その内容は，通常定期的にリコール来院してもらい，治癒が困難な4mm以上のポケット，根分岐部病変，歯の動揺などが局所的に残存する部位を中心に，歯周検査と歯周基本治療や必要に応じた修正治療を行い，病変の進行や再発を防ぐことにある．歯科衛生士が活躍する分野である．

第4章 歯周基本治療―I 口腔清掃指導

I 歯周基本治療とは

「歯周基本治療」は，歯周治療の中で歯周病の原因を除去することを主な目的とし，手術など侵襲の多い治療を行う前に，すべての歯周病患者に行う基本的な治療である．すなわち，侵襲性の高い手術や補綴治療の前に行う治療で，その主体は，最大の原因であるプラークを除去したり，付着しにくくする「口腔清掃指導」と「スケーリング，ルートプレーニング」であり，歯科衛生士がおおいに活躍する分野である．

1 歯周基本治療の内容

次の項目が中心となる（表4-1）．

1) 第1は，歯周病の初発因子で歯肉に炎症を起こす最も重要な原因であるプラークを除去し，付着しにくくする治療であり，「口腔清掃指導」と「スケーリング」「ルートプレーニング」である．
2) 第2は，歯根膜や歯槽骨に咬合性外傷を引き起こす原因である外傷性咬合を除去する治療で，「咬合調整」「暫間固定」「ブラキシズムの治療」などである．
3) 第3は，患者をマネジメントするのに必要な「応急処置」「主訴に対する対応や治療」である．急性症状や患者が訴える慢性の痛みに対する治療，すなわち歯髄炎や根尖性歯周炎や急性歯周膿瘍に対する治療である．このほかに前歯の著しい「審美性障害の改善」，「知覚過敏の治療」などが含まれる．
4) さらに，すでに生じている「う蝕」が進行する危険性が高い場合の治療（修復治療），「歯内療法」，欠損歯の「暫間補綴」などが含まれる．

表4-1 歯周基本治療の内容

1. 歯周病の原因除去を目的とした治療（歯周基本治療の主体である）	2. 患者をマネジメントするうえで必要な治療
①口腔清掃指導（最も重要であり，繰り返し行うことが必要である） ②スケーリングとルートプレーニング（重要な治療である） ③咬合性外傷に対する治療 ・咬合調整（まず強い早期接触を取り除く） ・暫間固定（動揺が強く，2次性咬合性外傷が生じている場合） ・暫間補綴（欠損歯が多い場合，審美性障害のある場合） ・悪習癖の改善（ブラキシズム，舌習癖など） ④プラーク増加因子（プラークリテンションファクター）の改善 ・不適合（不良）補綴物，修復物の改善 ・口呼吸の改善など ⑤化学的（抗菌療法による）プラークコントロール ・全身疾患のある場合，重度歯周炎の場合などに補助的療法として行う．	①応急処置（歯と歯周組織の痛みと，病変が進行する危険があるう蝕の処置） ②喪失歯の暫間補綴（欠損歯が多く咀嚼機能が障害されたり，前歯部が欠損し審美性が悪い場合） ③暫間固定（動揺が高度で咀嚼障害のある場合） ④歯内療法，知覚過敏の処置 ⑤明らかに保存不可能な歯の抜去（ただし，保存可能かどうか判定が困難な歯は再評価後に判定する）
	3. 再評価
	①治療効果の評価 ②治療計画の修正

注：MTM（minor tooth movement）などの歯周矯正治療を原因除去として歯周基本治療に含む考えもあるが，著者（加藤）は基本治療が終了する前に行うと矯正力により炎症と咬合性外傷が合併する危険性があるため，再評価後に修正治療として行うことを強調し，現在この考えが一般的となっている．

第4章 歯周基本治療―Ⅰ 口腔清掃指導

2 歯周基本治療の効果

歯周基本治療を十分に行うと，その効果は大きい．たとえば，軽度の歯周炎の症例は，基本治療のみで治癒することも多く，さらに最初の診断では抜歯の危険性が高いと考えられた歯が，基本治療で著しく改善し保存が可能となったり，歯周外科手術が必要であると診断した歯が，手術の必要がなくなったりする症例がある（図4-1, 2）．これらは基本治療終了後に再評価（再検査）を行い，最初に立案した1次治療計画を修正し，修正（2次）治療計画を立案する（第2章参照）．

しかし，基本治療ですべての歯が改善するわけではなく，それらを修正・改善するために，手術や矯正治療など複雑な治療が必要になる症例も多い．なお再評価でもう1度歯周基本治療を行う必要があると判定される場合もある．

図4-1 歯周基本治療の効果 原因除去の効果

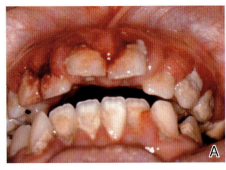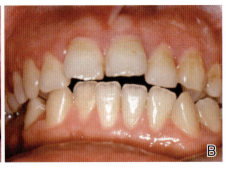

A：初診，20歳女性．歯肉の炎症が強く，歯列不正がある．
B：歯周基本治療後の状態（初診から1年後，21歳）．歯肉の改善が著明，基本治療のみで歯列不正も改善している．

図4-2 歯周基本治療の効果 原因除去療法の効果

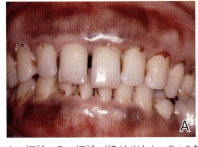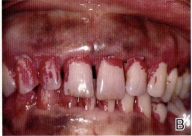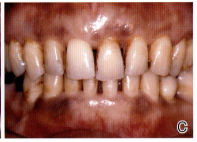

A：初診．B：初診（染め出し）．C：3年後．
女性，初診時41歳．歯周基本治療（口腔清掃指導，スケーリング，咬合調整，ルートプレーニング，形態修正）を行う．初診から3年後，歯肉と咬合歯列の改善が著しい．メインテナンスも良好である．

ADVANCE LEARNING

〚歯周病学の発展に伴い「イニシャルプレパレーション」・「初期治療」から「基本治療」へ変わる〛

「イニシャルプレパレーション」は，Goldmanが1940年代末に提唱した用語で，歯面の付着物除去，口腔清掃の確立，暫間固定などを中心に，手術前に歯肉の炎症を軽減させるための処置という意味に用いた．その後，少しずつ内容を変えてLindheらはイニシャルセラピー，Ramfjordはオーラルハイジーン期，Glickmanらはエチオロジー期とそれぞれの著書に記載している．

日本に「イニシャルプレパレーション」の概念が導入されたのは遅く，成書に最初に記載されたのは，1984年に出版された歯科衛生士教本『歯周療法』である．当時，「初期治療」と直訳されて用いられたが，著者の加藤熈は「初期治療」は初期の歯周病の治療と患者に誤解されることおよび治療内容から「基本治療期」とよぶことを提唱した．その後さらに内容に検討を加え，1994年に著書『最新歯周病学』に「基本治療」と記載している．

1996年には日本歯科医学会と厚生労働省の協力のもと，日本歯科医師会が作成した『歯周病の診断と治療のガイドライン』に正式に「歯周基本治療」として記載され，その後，保険診療にも取り入れられ，広く用いられるようになった．

II 歯周治療で最も大切な口腔清掃指導

「口腔清掃指導」は，歯周病の初発因子で最大原因であるプラーク細菌を取り除くため，患者に適切な口腔清掃法を指導し実行させる治療で，歯周治療の中で最も大切である．歯ブラシや歯間ブラシを用いる口腔清掃法は，薬物を用いる「化学的清掃法」に対し「物理的清掃法」とよばれ，歯周病の最大の原因であるプラークを除去するとともに，歯肉マッサージにより歯周組織の治癒力・抵抗力を高める効果があり，歯科衛生士が最も活躍する治療分野である．

1 口腔清掃指導の意義と重要性

「口腔清掃指導」というと，どのような歯ブラシを用いてどのように磨くかを教えることと誤解しがちであるが，最も大切なのは患者に口腔清掃の重要性を認識させ，実行しようという気持ちをもたせることである．そのためには，まず「モチベーション」をしっかり行い，次に「テクニック（技術）」の指導を行う．すなわち，「口腔清掃指導」とは，単に口腔清掃のテクニックを教えるのではなく，患者の歯周病治療の一部を担当し，口腔の健康を獲得させ，その健康を維持すること，それに必要な口腔清掃を毎日しっかり行うことの重要性を認識，実行させることである．さらに，患者さんに「自分の健康は自分で守る」という意識をしっかりもたせて，「心にしみこむ指導」を行うよう努めることが大切である．

「口腔清掃指導に成功すれば，歯周治療の半分以上成功したと考えてもよい」といわれるほど重要であり，さらに，「歯周治療は口腔清掃指導に始まり口腔清掃に終わる」といわれるように，数回の指導のみで完了するものではなく，患者の来院時には必ず指導し，長期間にわたりレベルアップする必要がある．

「口腔清掃指導力」は歯科医師・歯科衛生士の実力が表れる．歯科医師，歯科衛生士は全力を尽くし，その熱意が伝わるようにする．

1 口腔清掃指導を成功させるために重要なこと

1) 患者のレベルに合わせて指導する
　・患者の理解力を考慮する．
　・患者の口腔への関心度に留意する（関心が低い場合は高める努力が必要）．
2) 患者の信頼を得る
　・歯周病と治療法の正しい知識をもち，わかりやすく説明する．
　・患者の病状および治療による変化を示す．
3) 患者に適したモチベーションを行う
　患者の心にしみ込む言葉：患者の気持を理解し，患者が心から口腔清掃が大切であると思うように話

ADVANCE LEARNING

《「口腔清掃指導，プラークコントロール，ブラッシング指導，口腔衛生指導」の各用語について》

「**口腔清掃指導**」は，患者に口腔内のプラーク，食物残渣，白質などを除去することの意義と方法を中心に，口腔全体（義歯を含む）の清掃を指導すること．

「**プラークコントロール**（plaque control）」という言葉は，プラークの完全な除去は不可能なので，歯周病が生じない程度にプラークの付着をコントロール（抑制）するという意味である．一般にはプラークを除去し，付着を防ぎ，口腔内を清潔に保つことの意味に用いられている．

「**ブラッシング指導**（TBI：tooth brushing instruction）」は，口腔清掃指導が歯ブラシによる物理的清掃法の指導が中心になるので，患者にもわかりやすい言葉として広く用いられている．歯ブラシによるブラッシングには，プラーク除去のほかに歯肉マッサージの効果があり，歯肉の血流と角化を改善し，治癒力・抵抗力を向上させる効果が認められており，これらの向上を意識する場合にも用いられる（図4-3）．

「**口腔衛生指導**」は，口腔衛生学　予防歯科の分野で用いられており，基本的に「口腔清掃指導」とほぼ同じ意味の言葉として用いられている．

第4章 歯周基本治療—Ⅰ 口腔清掃指導

す．指導者の熱意が伝わるように努力する

　①患者の心理・希望を把握する
　・年齢，性別，生活環境から「日常の関心事項」を推測する．
　・面談・会話（自己紹介を含む）を通してコミュニケーションをはかり親しくなる．
　・予診表の確認（主訴・既往歴・全身状態の記載に誤りがないか）や面談からまず健康に対する関心度を知る．
　②歯周病に対する関心度・知識を把握する
　患者の心理，関心事項を考慮し，わかりやすく科学的に，歯周病の治療に口腔清掃（ブラッシング）の重要性を説明する．

4）モチベーションとテクニック指導を組み合わせて行い，口腔清掃の重要性と効率を認識させる
　・清掃指導はその日の治療の最初に行う（重要性の認識のため）．
　・前回指導したこと（内容・部位）の点検・評価をする．
　・患者の努力を評価して褒める．
　・次にまだ不十分な所を指摘し，さらに努力してもらう．不十分な所の磨き方の工夫をしてもらう．

5）復習する
　その日の最後にもう一度大事なことを復習する

2 歯ブラシを用いたブラッシングによる歯肉マッサージの効果

小森[11]，内山[12]らは，ブラッシングによる歯肉マッサージの効果を示す実験を行っている．まず，サルにソフトフードを与えて歯肉炎を引き起こし，口腔内を，M群：歯肉マッサージのみ行う（歯の表面のみ覆うレジン製キャップを作りブラッシングする），P群：プラーク除去のみ行う（歯肉の表面のみ覆うレジン製キャップを作りブラッシングする），B群：両者併用する，C群：無処置，の4群に分け比較した．その結果，両者併用のB群が歯肉マッサージのみのM群でも炎症とポケット深さが改善し，病理学的にも炎症細胞の減少，コラーゲン線維の増加がみられ，炎症の強い歯肉辺縁の退縮，外縁上皮の角化が著しかった（図4-3）．これらの結果は，歯周治療におけるブラッシングの効果は，単にプラーク除去のみでなく，歯肉マッサージとプラーク除去が相乗的に働いて，大きな効果を上げることを示していると考えられる．

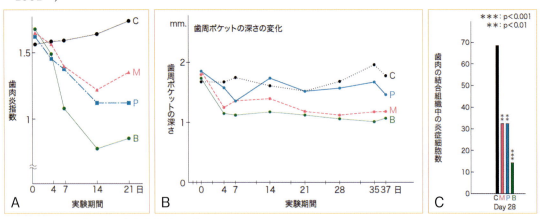

図4-3　ブラッシングによる歯肉マッサージの効果（サルを用いた実験：小森，1978[11]／内山，1981[12]）

A：ブラッシングによる歯肉炎指数（GI）の変化．
　C：コントロール（無処置）群，M：歯肉マッサージのみ群，
　P：プラーク除去のみ群，B：歯肉マッサージ＋プラーク除去群
　両者併用群のB群が最も改善している．
B：ブラッシングによる歯周ポケットの深さの変化
　C，M，P，BはAと同じ群を示す．B群とM群（歯肉マッサージ群）の改善が著しい．
C：歯肉の結合組織中の炎症性細胞数
　C，M，P，BはAと同じ群を示す．B群（歯肉マッサージ＋プラーク除去群）が最も少なく，改善がみられ，MとB群は同程度である．

2 モチベーション（動機づけ）

モチベーション（動機づけ）という言葉は，本来心理学の言葉で「人間や動物を外からの刺激（誘因）により行動に駆り立て目標に向かわせる」ことである．教育学では「学習しようという意欲を奮起させる」ことである．歯周病学では，患者が歯周治療における口腔清掃の重要性を認識するよう刺激し，毎日実行する意志・意欲を強く持たせることである．

モチベーションはきわめて大切であり，成功すれば，口腔清掃の大半は成功したといえるほどである．患者が以前から持っている習慣や考え方を変えるのは難しく，「強力なモチベーション（動機づけ）」が必要である．さらに，一度モチベーションが高まっても時間が経つと薄れるので，繰り返し動機づけを行いより強力なものにする必要がある．

1 モチベーション成功の要点

「患者の心にしみこむようなモチベーション」ができれば成功である
① まず患者をよく観察し，患者に適したモチベーションを行うことが重要である．患者との面談・会話により，患者の生活習慣，考え方を把握し，患者が重要と考えていること，全身の健康や口腔の健康に対する関心度を知ることが大切である．
② 患者の関心事項や知識を考慮し，会話にうまく取り入れ，歯周病の特徴（原因や臨床症状）および治療法についてわかりやすく説明する．
③ 歯周病の治療はとくに「原因除去」が大切であること，「最大の原因はプラーク細菌」であることを説明し，そのためには口腔清掃がきわめて重要なことを認識させる．
④ 「モチベーション」は次に学ぶ「テクニック指導（磨き方指導）」と組み合わせて，ステップごとに行うことが大切で，指導が進むにつれ生じてくる歯周組織の変化（改善）を認識させ，患者が自分から口腔清掃の効果を自覚するように工夫する．
⑤ さらに原因除去を中心とした歯周治療による口腔と全身の変化を認識させ，患者の心理の変化を把握し，「モチベーション」のレベルをさらに高めることが大切である．

2 モチベーションの方法

1） 患者に「歯周病を治したい」「予防したい」という気持ちを強くもたせる

患者が「歯周病を自覚し治したい」と強く希望している場合は，比較的容易であるが，歯周病を自覚していない場合は，十分な説明，とくに視覚を用い印象を強める工夫・説明が必要である．そのためには，
① まず，口腔内の現状を鏡や口腔内写真で見せたり，検査結果を示す検査表（診査表）を明示し，歯周病の進行状態を知らせ，自覚してもらう（図4-1, 2, 7, 26参照）．
② さらに，歯周病がどのような病気かを説明する．歯周病の進行状態に応じ，歯を失う（抜歯）原因になること，糖尿病・心疾患など全身疾患のリスクを高めることを説明する（図4-6）．
③ 歯周病を治すには，最大原因であるプラーク細菌を口腔清掃（ブラッシング）により毎日取り除くことが最も大切であることを説明し，自覚してもらう．

2）「テクニック指導」を十分に行い，磨き方を向上させるとともに，モチベーションをさらに高める．

① 歯周病の進行状態に応じ日常生活の中に口腔清掃の時間をとり，指導を受けた清掃法を実行し，その効果により歯周病が少しずつ改善することを認識させる（図4-2, 7, 26参照）．
② 歯周治療が進みメインテナンス期になれば，歯周病を再発させないため口腔清掃の継続が大切なことを説明し，モチベーションが低下しないよう注意し，定期的な指導を行う．
③ 最終的には「自分の健康は自分で守る」という考え（信念）をもたせることができれば，大成功である（図4-7, 4～5頁図1, 2, 第9章参照）．

3 モチベーションを高める方法

1） ブラッシングの重要性を認識させる

(1)「なぜブラッシングが大切か」
歯周病がどのような病気かわかりやすく説明する（第1章参照）．
・歯肉の炎症から始まること

第4章 歯周基本治療―Ⅰ 口腔清掃指導

・原因はプラークである，など
(2) 患者に歯周病の進行状態を説明する（図4-4, 5）
・患者の「口腔内」「検査資料」を見せ説明する．
・ミラーを用いたり，口腔内写真で問題点を見せる．歯肉の炎症（腫脹・発赤）とプラーク付着の関係を見せる．
・検査資料（歯周病検査・治療記録紙・エックス線写真）で歯周ポケット，歯槽骨の吸収状態を示す（第3章参照）．

2) ブラッシングの治療効果を認識させる
(1) 治療の原則は「原因の除去」であることを知らせる（第2章参照）
・歯周病の原因のプラークは，細菌とその産物の集団で，歯に付着し，うがいでは取り除けない（第1章参照）．
・ブラッシングによりプラークを除去する必要がある．
・ブラッシングは歯肉の血流・角化を良くする．

図4-4　ミラーを用いたモチベーション

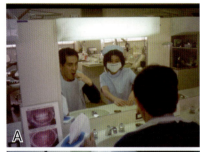
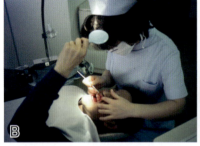
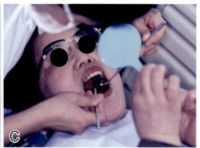

A, B：ミラーを用いる方法は，患者に歯周病の現状を知らせるのに有効である．ミラーを用いて歯肉の腫脹や色の変化など病気が生じている所と健康（正常）な所を比較して見せる．清掃不良部など問題点を指摘する．ミラーは大きなサイズのものではなく，小型ミラーが良い．

C：舌側を見せたい時はデンタルミラーを使い合わせ鏡をするとよい

図4-5　個人に適したモチベーションの方法をとる

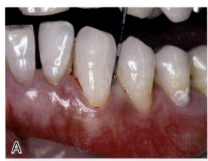
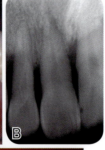

A：歯肉の状態の説明
　歯肉の腫脹や発赤が少ない時は，プロービングの深さやプロービング時の出血を見せる．
　健康な部位はポケットは浅く（3mm以下）出血もない（出血は炎症が強いことを示している）
B：歯槽骨の吸収の説明
　患者さん自身のエックス線写真で説明するとよい．

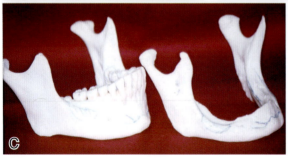

C：モチベーションに用いる顎骨の資料
　左は歯周病に罹患しない健全な状態の顎骨．右は歯周病などで歯を失った歯の顎骨．歯を失うと顎の骨も退化し細くなることを示す資料で，中～高齢者には有効である．しかし，若年者にはまだ人生のずっと先のことで効果が少ない．

II 歯周治療で最も大切な口腔清掃指導

(2) ブラッシングによる改善を自覚させる（図4-7, 26）

- 「指導後の歯肉の変化」を見せ・ブラッシングの効果を自覚させる．
  ミラーや口腔内写真で比較するとよい．
- 「改善した部位」と「改善しない部位」を比較する．

「改善した部位」は，患者の努力を誉める
「改善しない部位」は，さらなる努力が必要なことを伝える．

- 改善しない部位のテクニック指導，実施指導を行う．
- 実際に清掃を行ってもらい問題点を見きわめ，清掃用具の選択・使い方（磨き方）を指導する．

図4-6 わかりやすい図を用いた歯周病と歯周治療の説明

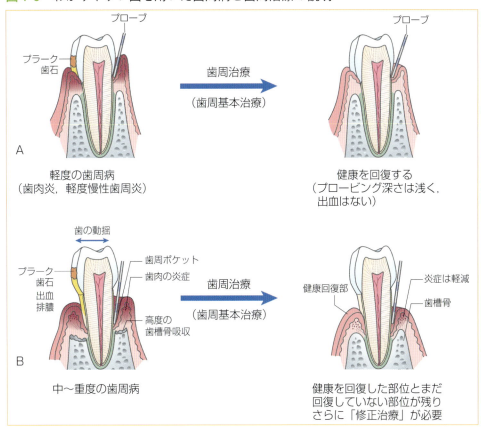

図4-7 口腔清掃指導により歯周病が改善し，モチベーションが高まる

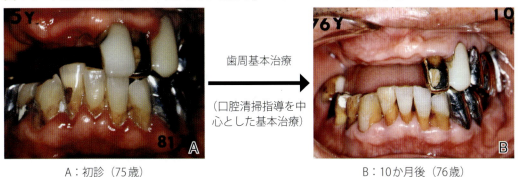

A：初診（75歳）　　　　　　　　　　B：10か月後（76歳）

最初はブラッシングに熱心ではなかった．指導後，改善が自覚されだすと口腔清掃のレベルが著しく向上した．

第4章 歯周基本治療―I 口腔清掃指導

4 繰り返しモチベーションの向上をはかる

1) マンネリを避ける
2) 歯周病と全身との関係を話す
   - 年齢・性別など考慮し，可能性の高い疾患を説明する．

   歯周病がリスクファクターとなる全身疾患の中で，患者と関係がある因子について，「歯周病の細菌（歯周病原細菌）が関与している可能性があります」と会話する（第1章52, 53頁参照）
   ① 糖尿病
   ② 心臓血管系疾患：冠状動脈心疾患
   ③ 脳血管系疾患：脳梗塞，脳出血
   ④ メタボリックシンドローム
   ⑤ 誤嚥性肺炎：高齢者
   ⑥ 早期低体重児出産

5 テクニック指導と組み合わせる

1) 患者のブラッシング方法（テクニック）の問題点を見つける
   ① 実際にブラッシングをしてもらい評価する．
   ② プラーク付着のみでなく，歯肉の改善状態を見て評価する．
2) 適切な方法を指導する
   ① 良いところをほめる．次に問題点，悪いところを指摘する．
   ② 歯頸部が重要なことを強調する．会話例：「歯を磨くのでなく，歯肉を磨くつもりでブラッシングするとよいですよ」

ADVANCE LEARNING

《モチベーションの進め方（2段階方式）と具体的方法（会話例付き）》

Ⅰ モチベーション第Ⅰ段階：患者に自分の病状を把握してもらい，歯周病を治したいという気持ちを高める

1) 患者に口腔内の状態（歯周病の病状・進行状態）を示し，問題点を認識させる

① 自分の歯肉を見てもらう：鏡や口腔内写真を用いて健康な歯肉と病的な歯肉（発赤や腫張）を見せ，その差を認識してもらう（図4-4～7）．
   会話例：「この部分の歯肉はピンク色で硬くひきしまっています．しかしこの部分は赤い色が強く腫れてぶよぶよしていますね」「歯周病で歯肉に炎症が起こっているのです」

② 歯面，とくに歯頸部にプラークが付着しているのを見せる．プラークは細菌の塊で，口腔清掃が悪いと歯に付着してくることを説明する．
   探針，プローブで歯頸部をこすり，白いプラークが取れてきたら，それを見せながら
   会話例：「これは何でしょう」「これはバイ菌のかたまりで,歯に付着し歯周病の原因です」「歯ブラシで取り除かないと歯周病は治りません」

③ 歯周ポケットの状態を見せる．実際にポケットプローブをポケットの中に挿入し，歯周病では歯肉が歯からはがれて，歯と歯肉の間に「ポケット」という隙間ができていることを知ってもらう．さらに，ポケットの中に細菌が増殖することを説明する．なお，歯周ポケット検査表を示してもよい（図4-5A）（図4-6）．
   会話例：「歯周病になると歯肉が歯からはがれてすき間（ポケット）ができるのです」「このポケットの中に悪いバイ菌が住みこんでいます」

④ エックス線写真を用いて，歯槽骨の吸収状態を見せる．
   会話例：「歯肉の炎症が骨にまで広がって骨が吸収されてしまいます」

2) 歯周病がどのような病気か，その特徴と原因について説明する（第1章参照）．

① 歯周病はプラーク細菌が原因で歯肉に炎症が生じる．
   会話例：「歯周病は，歯に付着するプラーク（細菌）が原因で，歯肉に炎症を生じさせ，発病するのですよ」．

② 歯肉の炎症が深部組織に進行し，歯槽骨が吸収される．
   会話例：「歯肉の下には何があるかご存じですか」「歯を支える骨があるのです」「プラーク（細菌）により歯肉に生じた炎症が，その深部にある歯槽骨に広がり，骨が吸収されるのですよ」（図4-5C）．

③ ポケットの形成により歯周病は進行する．
   会話例：「歯周病は，歯肉が歯から剥がれてポ

ケットができ，その中で有害な細菌が増殖するとさらに進行するのです」わかりやすい図を書いて見せるのもよい（図4-6）．
④咬合性外傷が合併し進行する可能性がある．
会話例：「強すぎる咬合力（早期接触・ブラキシズムなど）が歯周病を進行させる働きをするのでその対策が必要ですが，まず初発因子のプラークを除去することが最も大切です」．
3）歯周病が全身の健康へ影響することを説明する．
歯周病の原因菌・ポケット内の細菌や細菌が作り出す有害物質が血管に入り，全身に影響する．とくに糖尿病・心疾患・脳梗塞・メタボリックシンドローム，誤嚥性肺炎・早期低体重児出産等に影響する（第Ⅰ章52頁参照）．
会話例：「歯周病は全身の健康に大きく影響するのです」「口の中の歯周病細菌が血管に入って全身に影響するのです」「とくに歯周病，心臓病，脳梗塞に関係します」
4）「歯周病を治したい」という気持ちをできるだけ高める．
口腔清掃への熱意を高めるため，モチベーションとテクニック指導を組み合わせて次の「第2段階」に進む．歯科医院における指導と患者さんの努力の効果を認識させ，モチベーションを高める．
指導後の会話例：「ずいぶん良くなりましたね」手鏡で歯肉を見せて「とくに歯ブラシがうまくあたっている所は良くなりました．でもこの部分はまだ不十分です」「さらに良くなるようこの部分に歯ブラシがあたるようがんばりましょう」

Ⅱ モチベーション第2段階：テクニック指導と組み合わせて行い，口腔清掃の効果を認識させ，モチベーションをさらに高める

1）歯周病を治すには，口腔清掃・ブラッシングが最も大切なことを説明する
正しい清掃法を学び，日常生活の中に取り入れてもらう．
会話例：「歯周病を治すには歯ブラシを使った清掃が最も大切です」「毎日の生活の中に歯ブラシの時間をしっかりとりましょう」
2）テクニック指導を導入する
患者の口腔内の状態に応じて適切な歯ブラシを選び，適切なやさしい方法（スクラッビング法など）から指導する．
会話例：「この歯ブラシがあなたに適していると思います」「これを使ってこのような方法で歯の根もと，歯と歯ぐきの境をねらってブラッシングしてみてください」
3）口腔清掃（ブラッシング）により歯周病が改善することを自覚させる
口腔清掃指導（プラークの除去と歯肉マッサージ）により歯肉が初診時に比べ改善したことを，ミラーや口腔内写真を用いて見せる．
会話例：「ブラッシング時の出血も減ってきたのではないですか」「口の中がさっぱりして気持ちよくなりましたか」
などと話しかけ，口腔全体の自覚症状の変化・改善を含めて口腔清掃の効果を自覚させる．とくに，時間をかけ実行することの効果を自覚させる．
4）さらに歯肉の改善した部位は，患者の努力を認めてほめる
患者の努力を認めてほめることはモチベーションを高めることになる．ほめるとともにまだ十分でないことも伝えて，さらに努力しレベルアップすることが必要なことを伝える．
会話例：「ここは大変良くなりました」「いっしょうけんめいブラッシングした効果ですよ」「さらにがんばりましょう」
5）改善しない部分は，改善した部位と比較させ，その理由を考えてもらう
日常実際に行っている清掃法を行ってもらい，改善した部位としない部位の歯ブラシの毛先の接触状態を観察する．
改善した部位は歯ブラシや歯間ブラシなど清掃用具が良く接触し，清掃が十分行われていること，改善しない部位は接触が悪く，プラークが残存し，マッサージ効果も低かったことを示し，適切な清掃法の重要性を認識させ，モチベーションを高め，練習させる．
会話例：「この部分は残念ですがまだ良くなっていません」「磨き方に工夫が必要で，うまくブラッシングすれば良くなりますよ」
6）歯周病の予防，再発防止のため継続的に清掃を行う決意をさせる
プラーク細菌は清掃しないとすぐに付着するため，歯周病は再発しやすいことを説明し，モチベーションの低下を防ぐ．さらに定期的なリコール来院によりモチベーションの補強が必要である．
会話例：「この前は大変良かったのですが，今日は少しレベルが下がっています」「ていねいに磨かないと再発しますので，忘れずにがんばりましょう」

第4章 歯周基本治療—I 口腔清掃指導

3 ブラッシングテクニックの指導（磨き方の指導）

　口腔清掃指導（磨き方の指導）は，患者の口腔内の状態や生活状態に適した清掃用具と清掃方法を選ぶことがきわめて大切である．モチベーションが低い状態で，磨き方指導を続けても効果は少ない．モチベーションとテクニックをうまく組み合わせて両者の向上に努めることが成功の基でであり，観察，会話，検査により，口腔内は無論のこと患者の心理，日常生活，全身状態を良く理解し，患者に適した指導を行うことが大切である．

1 患者に適したテクニック（磨き方）指導——最初の段階の指導

　患者の身になって優しくていねいに指導することが基本であり，どのように指導すればレベルアップするかを考え，工夫することが大切である．

1）指導の準備

　歯科衛生士は患者に適した清掃用具とブラッシング法を選択し指導できるよう準備しておく．
①各種清掃用具（歯ブラシ，歯間ブラシなど）の特徴と使用方法を理解しておく（図4-8〜14）．
②各使用法が実際に行えるように練習しておく．
　自分で実際に清掃を行い，各々の特徴の理解を深めることが大切である．

2）患者の口腔内と日常の清掃法の問題点の把握

①患者に担当の歯科衛生士であることを伝え，口腔内の状態（歯列，歯肉，清掃状態）を観察し，清掃を行ううえでの問題点(清掃を困難にする因子)を把握する．
②患者に日常行っている方法でブラッシングを行ってもらい，良い点と悪い点（問題点）を把握する（このとき使用する歯ブラシは，前もって日常使用している歯ブラシを持参するよう話をしておくと，患者の清掃法の問題点がより明確になる．歯ブラシを忘れた場合は，診療室に用意してある歯ブラシの中から適切と思われる歯ブラシを選んで使用してもらい観察する）．

3）患者に適した清掃用具と清掃法の選択と指導

　患者の口腔内の状態・歯周病の進行状態・全身状態に適した，日常生活の中に取り入れやすい清掃用具と清掃方法を選択し，指導する（図4-8〜14）．
①患者に適すると思われる歯ブラシを選択する．
②患者が取り組みやすく，清掃効率がよく，歯肉マッサージ効果もある基本的方法を指導する．

2 代表的な指導例

1）適切な歯ブラシを選択する

　小型で中程度の硬さで弾性がある毛をもつ歯ブラシが選択の基本となる．
　炎症が強いときは軟毛の歯ブラシを選び，炎症が改善するにつれ中程度の硬さの歯ブラシにする．

2）患者に適した磨き方を選択し指導する

　「水平スクラッビング法」からスタートし，「垂直スクラッビング法」を併用させる（図4-8）．スクラッビング法をマスターしたら「バス法」を導入し（図4-9），さらに舌側や歯列不正部などは，必要に応じて「1歯ごとの垂直法」を導入する（図4-10）．

3）マッサージ効果を高めたいときは「スティルマン改良法」を併用する．

　壊死性潰瘍性歯肉炎など歯肉の炎症がとくに強くブラッシング時疼痛がある時は，最初歯肉への刺激が少なくマッサージ効果が高い軟毛の歯ブラシで横腹を使うスティルマン改良法を指導する．しかしプラーク除去効果は低いので歯肉の改良に応じて毛先を使う方法を併用させる（図4-11）．

4）指導する方法の特徴・注意点を説明する

①毛先が歯面と垂直に接触するとプラーク除去効果が高い
②力を強く入れすぎると毛先が曲がり清掃効果が低下する
③毛先が歯頸部と隣接面（歯間部）によく接触することが大切である
④歯肉のマッサージができるよう，毛先や毛の横腹を歯肉にも接触させこする：歯肉の抵抗力・治癒力を高めるうえで大切
⑤ブラッシングの途中でうがいと歯ブラシの洗浄を行う：ブラッシングを行うと，プラークなど汚染物質が歯ブラシに付着し汚れる．唾液も汚染するので，途中でうがいし，歯ブラシも洗ってきれいにして，さらに清掃を行うと清掃効果が高まる．

　まず①〜⑤についてミラーで実態を見せて説明し，実際にブラッシングの練習をしてもらう（103頁図4-8参照）．

5) 数回繰り返し練習し，確実にできるまで復習する
6) 清掃の時間について指導する
①清掃に時間がかかることを自覚させ，日常生活の中で口腔清掃に時間を取るよう指導する．
②必要に応じて生活習慣を変え清掃時間が十分取れるよう工夫してもらう．
③清掃は1日3回食後に行い，特に夕食後寝る前には十分時間をとっていねいに行ってもらう（歯周病重度の人は30分，中程度は20分，軽度は10分程度かけると効果が大きい）．
7) 最初は歯磨剤を使用させない（その理由も説明する）
・歯磨剤のみでは歯に付着したプラークは取れず，歯ブラシで物理的にこすって取り除く必要があることを説明する．
・歯磨剤は，含まれる香料や泡により，プラークが除去されないのに清掃できたと誤解しやすい．そのため，ていねいに長時間清掃する妨げになる．
8) 次回来院時には，使用している歯ブラシなど清掃用具を持参するよう約束する
次回の指導時に，日常行っているブラッシング法の評価の資料となる．

3　2回目以降の指導

2回目以降の来院時には，原則としてその日の治療の最初に清掃指導を行う．
これは口腔清掃の重要性を患者に伝えるためで，モチベーションアップにも有効である．
1) 口腔内を観察し前回の指導効果を評価し，患者に伝え，ブラッシングの効果を認識させ，モチベーションを高める
①「指導したブラッシング方法を行えたかどうか」感想を聞く．
②「歯肉の変化・改善状態」を観察し，清掃効果を評価し伝える．
③清掃状態が良く歯肉も改善している部位（患者が努力したことがわかる部位）はほめる．改善した部分をミラーや写真で見せ，改善状態を認識させる．
④不十分な部位は，同様に患者に見せ改善した部位と比較させ，さらに努力する必要があることを認識させる．
2) 不十分な部位の原因を検討し，患者に伝え，適切な方法を考え指導する
①不十分な部位を，日常行っている清掃法で清掃してもらい，不十分になった原因を探り，原因を患者に伝える．
②不十分な部位に適した清掃用具と清掃法を検討し，指導する．
3) 歯ブラシのみでは清掃が困難な場合
後述する補助清掃用具や電動歯ブラシの中から適切なものを選び，導入する（106〜110頁参照）．
4) 新しい用具や清掃方法を指導したら，必ずその効果を評価する
不十分な場合は，より適切な方法を探り指導する．

4　長期にわたる指導

1) モチベーションとテクニック指導を組み合わせ，長期にわたり指導することが大切である
2〜3回の指導はもちろん，数回指導しただけではまだまだ不十分なことが多く，長期間にわたり繰り返し指導し，適切な清掃法が生活の中に定着し習慣化するまで行う．
2) 口腔清掃が向上し定着したと思われる患者でも，時間の経過とともに熱意が失われ，テクニックも低下する．定期的な再点検と再指導が必須である
「歯周基本治療」中にくり返し指導するのは無論のこと，歯周外科手術や歯周・矯正治療，口腔機能回復治療などの「修正治療」中にも必ず再指導を行う．「メインテナンス治療」に移行した後も定期的に来院してもらい，再指導することが大切である．

第4章 歯周基本治療—I 口腔清掃指導

5 各種ブラッシング法と特徴

1) スクラッビング法（図4-8）
(1) 水平スクラッビング法（図4-8A, C）
- **方法** 毛先を歯軸に垂直にあてがい，近遠心方向（水平方向）に小刻みに動かす．とくに，歯頸部，歯肉辺縁部をねらって磨く
- **利点** 操作容易，プラーク除去効果大，初心者に適する．小児にもよい．舌側にもよい
- **欠点** 歯ブラシを大きく動かすと効果が低減する．とくに歯間部の清掃が不良となり，歯面の摩耗も大となる

(2) 垂直スクラッビング法（図4-8B, C）
- **方法** 毛先を歯軸に直角にあてがい，上下方向（垂直方向）に小刻みに動かす．歯肉部もこするようにする
- **利点** 操作容易，プラーク除去効果大，初心者の唇側によい．水平法と併用するのがよい
- **欠点** 舌側はむずかしい．歯肉マッサージ効果が低いので，歯肉に毛先を当てるように努めることが必要である

2) バス法（図4-9）
- **方法** 毛束を歯の長軸に対し45°にあてがい，毛先が歯肉溝やポケットに入るようにして，近遠心方向に小刻みに動かす
- **利点** 歯頸部と歯肉溝内の清掃によい．臼歯の舌側面にも適する．歯肉マッサージも可能である
- **欠点** 操作がむずかしい．歯冠の咬合面寄りの部分が清掃不良となる

3) 1歯ずつの垂直法（図4-10）
- **方法** 柄を歯軸方向に向けて毛先をあてがい，歯間部をねらって1歯ずつ垂直方向に動かす
- **利点** 歯間部の清掃効果大，とくに歯列不正（叢生歯）や歯間乳頭の退縮した患者に適する
- **欠点** 全歯列を行うと時間がかかる．後方歯はやや困難を伴う

4) スティルマン法（図4-11）
(1) スティルマン原法
- **方法** 毛先を根尖方向に向け，横腹を歯肉にあてがい，やや回転して毛先が歯頸部に接触したところで圧迫振動を加える
- **利点** 歯肉マッサージ効果大，歯頸部の清掃効果が高い
- **欠点** 操作がややむずかしい．歯冠部の清掃効果は低い．舌側や最後方歯の清掃が困難

(2) スティルマン改良法
- **方法** スティルマン原法による歯肉圧迫後，歯ブラシを歯冠側へ圧迫回転させる（回転の程度を小さくすることが大切）
- **利点** 歯肉マッサージ効果大
- **欠点** 圧迫振動がむずかしい．舌側が困難．プラーク除去効果はやや低い

5) フォーンズ法（図4-12）
- **方法** 唇側：毛先で円を描くように動かす
  舌側：水平法とほぼ同じく前後に動かす
- **利点** 操作容易（唇側），小児・正常者の前歯に適する．歯磨剤をつけて茶しぶなど着色の除去に有効
- **欠点** 臼歯の後方歯はむずかしい．歯間部の清掃効果が低く，歯周病患者には適さない

6) チャーターズ法（図4-13）
- **方法** スティルマン法と逆に毛先を切縁（咬頭）に向けて，横腹を歯面にあてがい，歯肉方向へ回転移動し毛先が歯頸部に接したところで圧迫振動する
- **利点** 歯間部，歯頸部の清掃効果あり，歯肉マッサージ効果大，歯肉増殖の改善
- **欠点** 操作がむずかしい．舌側は不可能

7) 最後方歯の遠心の磨き方（図4-14）
指導しないかぎり一般の患者が行わない最後方歯遠心の清掃法である．（清掃不良で歯周病が進行していることが多い）

方法：頬側から遠心面へ，舌側から遠心面へ歯肉辺縁をねらい歯ブラシの毛束を歯軸に対して45°〜90°にあててブラッシングする．毛の長さが中程度〜短めの小型の歯ブラシを使用するとよい．孤立歯も同じ方法を応用する．

図4-8 スクラッビング法（水平法と垂直法）

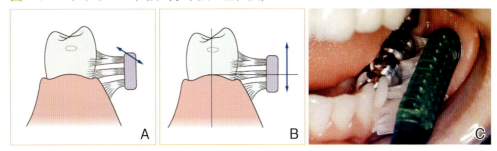

A：水平スクラッビング法：毛先を歯軸に垂直に当て，水平方向（近遠心方向）へ動かす．この時，歯ブラシを動かす距離（ストローク）を小さくする．歯頸部，隣接面に毛先が十分接することが大切である．舌側に有効である．
B：垂直スクラッビング法：毛先を歯軸に垂直に当て，垂直方向（上下方向）に動かす．歯ブラシを動かす距離（ストローク）を小さくし，歯頸部，隣接面に毛先が十分接するように注意する．
C：スクラッビング法は，水平・垂直法とも毛先が歯間隣接面に十分に入るように注意する．

図4-9 バス法

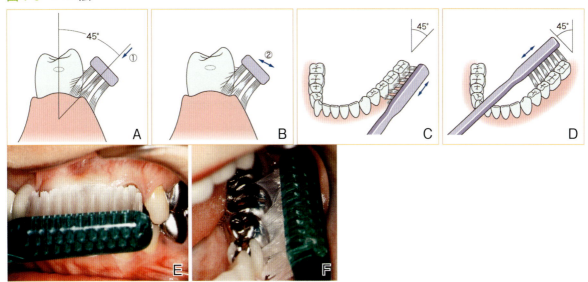

A：毛束を歯軸に対し45°に当てがう（①）．
B：軽く圧迫しながら近遠心方向に動かす（②）．毛先が歯肉溝や歯間隣接面に入るようにする．
C：歯列の最遠心部からブラッシングを開始し，少しずつ前方へずらしていく．
D：臼歯の舌側や口蓋側の清掃に優れている．
E，F：歯肉辺縁の清掃，とくに歯肉溝のなかへ毛先が入るのが特徴．

図4-10 1歯ずつの垂直法

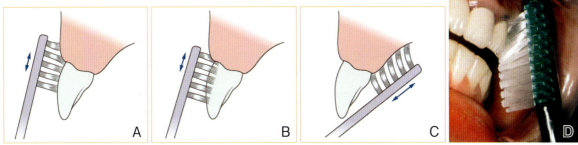

A：歯ブラシを歯軸方向に当て，1歯ずつ垂直に磨く．とくに歯間部や叢生歯に有効である．ストロークは小さくする．
B：唇側の歯間隣接面は，歯ブラシの「先端部」を利用すると効果が高い．
C：口蓋側，舌側は歯ブラシの「最後端（トウ）」を利用して，歯間部や歯頸部を清掃する．
D：歯間隣接面の清掃，舌側の清掃に優れている．

第4章 歯周基本治療―I 口腔清掃指導

図4-11 スティルマン原法（①，②）とスティルマン改良法（①〜③）

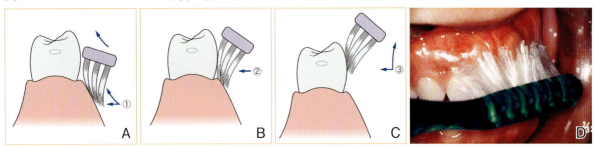

A：毛先を根尖に向けて脇腹を歯肉に押し当て，歯冠方向へ圧迫・捻転する（①）．
B：毛先が歯頸部に達したら圧迫・振動を加える（②）．
C：改良法は，①と②を行った後さらに咬頭（切縁）方向に圧迫，移動しながら捻転する（③）．
D：硬めの歯ブラシを使用．（炎症が強い時は軟毛使用）歯肉マッサージ効果が高い．

図4-12 フォーンズ法

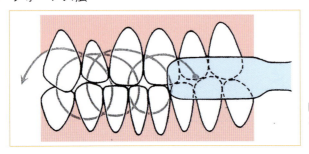

毛先を歯軸に垂直にあて，大きく円を描くように動かす（小児に適する）．歯間部の清掃は不十分である．

図4-13 チャーターズ法（①，②のみ）とチャーターズ改良法（①〜③）

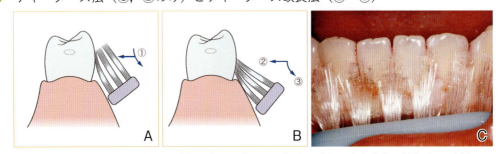

A：毛先を咬頭（切縁）に向けて脇腹を歯面に当てる．軽く圧迫し，歯肉方向へ捻転する（①）．
B：毛先が歯頸部，歯間部に入ったところで圧迫・振動する（②）．改良法は歯肉側へ移動しながら圧迫・捻転する（③）．
C：硬めの歯ブラシを使用．歯肉辺縁のマッサージと清掃効果が高い．

図4-14 最後方歯遠心部の清掃（ブラッシング）法

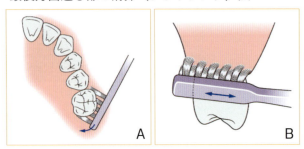

A：遠心部を頰側から舌側へこする．（舌側からも行う）
B：遠心面中央歯軸に対し毛束を45〜90°ぐらいにあてがい，歯頸部をねらってこする．

II 歯周治療で最も大切な口腔清掃指導

6 口腔清掃2段階指導方式の導入

「口腔清掃2段階指導方式」とは，口腔清掃指導を第1段階と第2段階の2つに区分して考え，指導する方法である．

第1段階は，「口腔全体」の清掃レベルを基本レベル（口腔清掃の重要性を理解・認識し，口腔内の清掃しやすい部位は十分清掃できるレベル）まで向上させる段階である．

第2段階は，「清掃しにくい部位」「治療上問題があり治療がむずかしい部位」の清掃とマッサージにより血流を良くし治癒力のレベルアップを行う段階である．これらの部位は，ポケットが深い部位，骨吸収が著しいなど歯周病が進行している部位，歯列不正や付着歯肉が狭い部位，歯根の著しい露出部位，根分岐部病変部などである．

この2段階指導方式は著者がこれまで55年以上にわたる口腔清掃指導の経験をもとに行っている方法で，ステップを踏んで指導するので患者は理解しやすく，指導者も患者の清掃レベルを把握しやすく指導しやすい利点がある．

1) 第1段階：口腔全体の清掃レベルを基本レベルまで向上させる

①口腔全体の磨き方を指導する

先に述べたモチベーションと基本的なテクニック（水平・垂直スクラッビング法，バス法）を指導し，歯列不正など特別清掃困難な部位を除き口腔全体の清掃レベルを，健康維持できる基本レベルにまで向上させる．

2) 第2段階：口腔清掃が困難で歯周病学的に問題のある局所の清掃レベルを向上させるとともに，治癒力を向上させる

①解剖学的・形態的に清掃困難な部位の清掃指導

歯肉増殖，歯列不正，付着歯肉が狭い，口腔前庭が浅い部位，補綴物装着部位，インプラント埋入部位など，通常の方法では清掃困難な部位に対し，その部の清掃に適した清掃用具と方法を選び，指導する．

②歯周病が進行していて治癒力を高めたい部位（手術予定部位を含む）の清掃指導

歯周病が進行しポケットが深い部位，垂直性骨吸収の部位，進行した骨吸収部位などは，その部の歯肉をできるだけ良い状態にして治癒力・抵抗力を高めるよう指導する．とくに歯周外科手術を行う部位，

ADVANCE LEARNING

〖2段階口腔清掃指導法の実際〗

1. 第1段階の要点（口腔全体のレベルアップ）

最初はモチベーションを重視し，口腔全体の基本的ブラッシング法を指導

1) モチベーション
2) 適切な歯ブラシの選択指導
   ・硬さ・大きさ，持ち方
3) 磨き方の選択指導
   ・ブラシ毛先が歯頸部・歯肉に垂直に接する磨き方：スクラッビング法（垂直法と水平法併用）
   ・歯肉溝・ポケットの入り口に毛先が入る磨き方：バス法
   ・毛の横腹を使い歯肉マッサージ力の強い磨き方：スティルマン改良法
4) 歯磨剤は使用させない：できるだけ長時間ブラッシングを行ってもらう

2. 第2段階の要点

1) 局所指導（ポイントレッスン）を取り入れる
   一度に指導する範囲を重要な部位に狭める
2) 問題のある大切な部位（1〜2部位）を重点指導する
   ・歯周病が進行している部位
   ・ポケットが深い部位
   ・清掃しにくい場所
   ・指導しても不十分になりやすい部位
3) その部位に適した歯ブラシ・清掃道具の選択と指導
   ・1歯ずつの垂直法などの指導（図4-10）
   ・補助清掃用具の指導：歯間ブラシ・タフトブラシ・デンタルフロスなどの指導（図4-15〜18）
   ・電動ブラシの導入：手用ブラシが使えるようになってから採用し指導（手の不自由な人は最初から指導する）（109頁参照）

第4章 歯周基本治療—I 口腔清掃指導

歯周矯正を行う部位では，手術や矯正治療を成功させるうえで大切である．

4 補助清掃用具と指導法

歯ブラシ以外の清掃用具を「補助清掃用具」という．歯ブラシの使用法を理解し実施できるようになったら，症例によっては歯ブラシだけではプラークを取り除けない部位があることを実際に観察させ，「補助清掃用具」の使用へ導入する．とくに歯肉が退縮して歯間部に空隙が生じている症例は，歯ブラシのみでは隣接面の清掃（プラーク除去）は不可能であり，「歯間ブラシ」などの補助用具の使用が必要である．患者に実際に使用してもらい，その効果を理解させて，日常の清掃に取り入れてもらう．「補助清掃用具」にも各々特徴があるので，歯科衛生士はそれらを理解しておき，状況に応じて適切なものを選択し，指導する．補助清掃用具の特徴と使用法は表4-2に示してある（図4-15，16）．

1 デンタルフロス，デンタルテープ

歯科に使用する絹糸や合成糸で，"太い"と"細い"，さらに"ワックス付き"と"ワックスなし"がある．歯の隣接面の清掃（プラーク除去）に有効であるほか，隣接面う蝕の予防や歯間部に圧入された食片の除去にも使用される．欠点は，歯肉のマッサージ効果がないことであり，歯間部の歯肉の抵抗力・治癒力を高めるには「歯間ブラシ」のほうが優れている．

図4-15 デンタルフロス

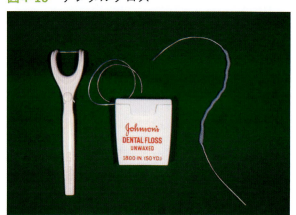

左から，フロスホルダー，デンタルフロス，スーパーフロス．歯間部，隣接面の清掃に有効である．

図4-16 歯間ブラシと使用法

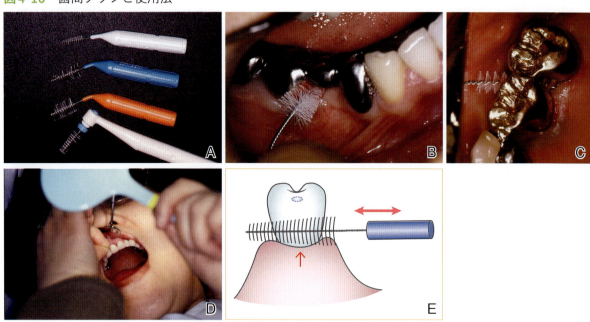

A：歯間部のスペースの大きさにより適切な太さのものを選ぶ．
B，C：歯間部（隣接面）の清掃に有効．歯肉のマッサージも行える．
D：手鏡を用いた歯間ブラシの指導．
E：隣接面の歯肉が凹形（矢印部）になっている場合は，デンタルフロスより歯間ブラシが有効である（太めのブラシを用いる）．

一方，歯間空隙がごく狭い場合はデンタルフロスが有効である（表4-2）．
【使用法】以前は指に巻きつけて使用する方法が主体であったが，現在はホルダーにフロスをつけた製品が市販されており，臼歯にも使用しやすくなっている（図4-15）

2 歯間ブラシ

歯間部のプラーク除去と歯肉マッサージ効果がある優れた清掃用具である．とくに隣接面部の骨吸収や深いポケットを改善したい場合に，歯間ブラシを用いて清掃と歯肉マッサージを行うと，プラークの除去とともに歯肉の血流と角化を良好にし，歯肉の抵抗力と治癒力を向上させることができる（図4-16）．
【指導法】歯間空隙の大きさに応じて適切な太さの歯間ブラシを選び，歯根面の清掃と歯肉マッサージをするよう指導することが大切である．

歯間空隙が大きいのに細いものを用いると，プラーク除去もマッサージ効果も少ない．空隙より少し太めで根面に毛先が接触しながら通る太さを用いると効果が高くなる．歯間空隙よりも細いタイプを用いる場合は，隣接面の歯頸部と歯肉辺縁によく接触するように指導することが大切である．

さらに，歯間ブラシも歯ブラシと同じく使用により汚染するので，数カ所に使用したら洗ってきれいにして使用すると清掃効果が高まることを指導する（図4-17）．

3 タフトブラシ

歯ブラシの先端部にのみ毛束がある小型ブラシで，通常の歯ブラシのみでは清掃しにくい歯肉辺縁

図4-17　歯周病が進行し歯肉退縮している症例への歯間ブラシの指導

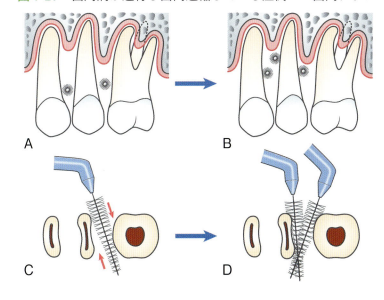

歯間ブラシを歯周病が進行し歯肉が退縮して歯間空隙の大きな症例に指導する場合の注意点．
A：注意せず単純に使用させると，歯肉辺縁（矢印部）の清掃と歯肉マッサージが不十分になる．
B：「歯肉辺縁と歯の根元（矢印部）をこするつもりで動かす」ように指導し，練習してもらう．
C：後方臼歯では，歯間ブラシが傾斜して挿入されやすく，接触する部分が限定される．（矢印部の清掃マッサージができない）
D：歯頸部の各部分の清掃と歯肉マッサージができるように，挿入方向を変えて使用してもらう．

図4-18　タフトブラシ

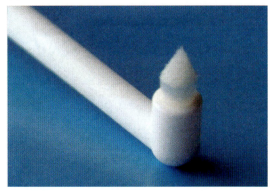

歯ブラシの毛が当たりにくい歯肉辺縁部，歯肉溝や歯周ポケットの入口部の清掃に用いる．

第4章 歯周基本治療—I 口腔清掃指導

部，歯肉ポケットの入り口を局所的に清掃するのに有効である．さらにポケットの内部に毛先を挿入し内部のプラークを除去することも可能である（十分な指導が必要）．とくに歯列不正が強い歯や歯肉が退縮し大きく露出した歯根の歯肉辺縁部の清掃に適している（図4-18）．

4 ラバーチップ

円錐型のゴムのチップで，歯間部の歯肉の形態を改善するのに用いられたが，プラーク除去効果が低く，現在あまり使用されなくなっている．

5 トゥースピック

やわらかいバルサの木を用いて作られた西洋式の楊枝で，歯肉辺縁部の清掃に用いられてきたが，現在は歯間ブラシやタフトブラシを用いることが多くなっている．

表4-2 補助清掃用具と使用方法

種類	1. デンタルフロス，デンタルテープ	2. 歯間ブラシ	3. ラバーチップ	4. トゥースピック（木製またはプラスチック製チップ）	5. タフトブラシ
特徴	デンタルフロスはナイロン製の糸で，隣接面の清掃に用いる．ワックスがついたものと，ついてないものがある．後者は清掃効果が高く，前者は接触点を通しやすい利点がある．デンタルテープはフロスよりも幅が広く，テープ状で，隣接面の歯根露出の大きいものに有効である．	歯間隣接面の空隙が大きく，歯ブラシでは十分清掃できない場合に使用する．デンタルフロスでは清掃できない根面の凹部の清掃が可能で，歯肉マッサージ効果もあり，清掃能率がよい．各種のタイプが市販されており，連結補綴物の歯間部や根分岐部病変部の清掃にも有効である．	歯間部の歯周組織の損失によりクレーター状になっている場合に，歯肉をマッサージして歯肉の形態を修正し，清掃しやすい形に改善するのに用いる．主に歯肉の圧迫マッサージを目的とし，プラーク除去の効果はほとんどない．	我が国の楊子と類似した形から異なるものまで数種類あるが，代表的なものはバルサの木で作り，断面は三角形で，歯間部に挿入して隣接面のプラークを除去する．プラスチック製のものも市販されている．	歯頸部，歯肉辺縁部（歯肉溝，歯周ポケット入口部）の清掃に用いるため，ラバーチップ先端のラバー部分を歯ブラシの毛に置き変えたきわめて小型の歯ブラシである．局所的な歯肉辺縁の清掃，マッサージに有効であり，現在使用頻度が高まっている．
使用法	約30 cmの長さに切り輪を作って使用する方法と，約50 cmに切り両端を左右の中指に巻きつける方法がある．両方とも親指と人差し指でデンタルフロスを支え，頰舌的に動かしながら接触点を通過させ，歯肉溝に達した後，歯面に沿って咬合面に近づけプラーク除去する．接触点を通過させる際に力を入れすぎると軟組織を傷つけることがある．	歯間空隙の大きさに適した太さ（通過時にすこし抵抗感のあるもの）を選んで，空隙に挿入し，数回ピストン運動をする．ブラシがゆるい場合は歯根の近心と遠心の辺縁部に押しつけながらピストン運動する．	咬合面に向けて約45°の角度で脇腹を歯間部歯肉に当てるように挿入し，圧迫マッサージを行う．根尖方向に向けて挿入すると，かえって歯間中央部がくぼんでしまうので注意．	三角形の底面を歯肉側に当てて歯間部に挿入し，頰舌方向に動かす．	歯肉溝，歯肉辺縁部の根面に毛の先端を当てて，軽く動かしながら数回移動させる．
利点	歯周病が軽度で歯肉の退縮がなく，歯間空隙が開いていない場合も使用できる．う蝕予防および，歯間部の食片圧入物を取り除くのに有効である．	歯間部の浅いクレーターや根面の凹面も清掃可能，連結修復物でも清掃容易．歯間部の清掃効果および歯肉マッサージ効果はきわめて高く，広く用いられている．	歯間部の歯肉マッサージ効果は高く，歯間部歯肉の形態を改善するのに有効．	歯間部のプラークの除去，歯肉のマッサージができる．	歯肉辺縁，歯頸部の清掃レベルが著しく高まる．後方歯でも清掃しやすい．
欠点と対策	隣接面に凹面があると，凹面は清掃できない．歯肉のマッサージ効果がない．後方歯は使用操作が難しく，連結修復物や補綴物が装着されている部分での使用が難しい．	歯間空隙が狭いと使用不可能である．また，ブラシの毛や柄の付け根が破損しやすいので，丈夫なものを選ぶ必要がある．	プラーク除去効果は低いので，他の清掃用具を併用する必要があり，現在使用頻度は少なくなっている．	歯間ブラシに比べて，清掃能率と治療効果が低い．現在は使用頻度が少なくなっている．	1歯単位にていねいに行う必要がある．

5 電動式の口腔清掃用具と指導法

電動式清掃用具には，電動歯ブラシ，音波歯ブラシ，超音波歯ブラシ，水流式清掃用具がある．

1 電動歯ブラシ

電気を動力としてモーターにより，歯ブラシが毎分約2,500〜7,500回，振動や回転運動，往復運動などをして清掃するもので，清掃能率が高く短時間で清掃できる利点がある．欠点は，柄の部分が振動するのを不快に感じる人がいること，最初は珍しくて使用するが時間の経過とともに使用しなくなることがあるなどである．したがって，電動歯ブラシもモチベーションとテクニックの指導を十分に行い，患者にその効果を認識させることが必要である．

1）適用する患者
①身体障害者や高齢者で手用歯ブラシがうまく使用できない人，②日常忙しくてブラッシング（清掃）に時間が十分取れない人には，とくに有効である．

2）購入・使用にあたっての指導の要点
①高頻度に使用するので充電式バッテリーを備えたものを選択・購入し，使用しない時には常に充電してもらう．②来院時には必ず持参してもらいチップ（毛先）の当て方などテクニック指導を行う必要がある．③さらに歯周病が進行した患者では，電動歯ブラシのみでは清掃困難な部位も多くあり，手用歯ブラシと補助清掃用具を併用することが必要で，その指導を忘れてはならない．

2 音波歯ブラシ

音波歯ブラシは，リニアモーターの技術などを利用し，毎分約3万回振動させて音波（周波数20〜20,000Hz）を生じさせ，この音波振動でプラークを除去しようとするものである．しかしその効果は，通常のモーターによる電動歯ブラシに類似しており，前述したような利点と欠点があり，手用歯ブラシや補助清掃具の併用が必要なことが多い．

3 超音波歯ブラシ

超音波振動（1.6万Hz以上の微小振動）によりプラークを構成する細菌の連結部を破壊し除去しようとするものである．しかし，その作用には限界があり，手用歯ブラシと同じく手で小刻みに動かす必要があるので，あまり使用されていない．

4 水流式清掃用具

強い水流で口腔内を清掃する装置である．しかし，プラークは粘着力が強く，水流では除去できないので，清掃効果は低い．歯ブラシによる清掃の補助として，歯間部やポケット内の非付着性プラークの除去には有効である．

第4章 歯周基本治療—I 口腔清掃指導

6 口腔清掃（ブラッシング）を困難にする因子とその対応・改善

1 ブラッシング時の痛み

口腔清掃の最大の障害因子は「ブラッシング時の痛み」である．痛いからといってブラッシングを行わないと，歯周病は改善せずますます悪化するので，そのことを患者に説明し，まず痛みの原因をよく調べる．「歯肉の痛み」と「歯の痛み（知覚過敏を含む）」と区別し対応する．すなわち両者を区別して対応することが大切である．

1）歯肉が痛い場合

歯ブラシの毛先が歯肉あるいは口腔粘膜に接触し痛い場合．

（1）原因

①歯肉の炎症が強く角化が弱い（上皮に潰瘍が生じているなど傷つきやすい）．
②歯ブラシ圧が強すぎて歯肉に傷が生じている．
③付着歯肉・角化歯肉の幅が狭く，歯ブラシの毛先が粘膜に接触し傷つけやすい（第3章82，83頁参照）．

などがあり，それぞれ対応が必要である．日常使用している歯ブラシを持参してもらい，毛の硬さと弾力および乱れ状態を調べ，実際にブラッシングを行ってもらい観察する．

（2）対策

①歯ブラシが硬く弾力性がない場合は，まず弾力がある軟毛に変える．
②ブラッシング時に力が入りすぎている場合は，力を抜くように指導する．
③付着歯肉の幅が狭く角化していない口腔粘膜を傷つける場合は，軟毛を用い，力を弱くした「バス法」を指導する．
④付着歯肉の幅はかなり広いが歯肉の炎症が強く痛い場合は，軟毛を用いさらに毛先を使う方法（スクラッビング法やバス法）からスティルマン改良法など歯ブラシの横腹を使う方法に変える．横腹を使うと痛みは少ないので，患者は安心してブラッシングできるようになる．しかし，軟毛を用いたスティルマン改良法はプラーク除去効果が低いので，歯肉の炎症がある程度改善し角化が良くなってきたら，毛先を用いる方法も併用させる．

2）歯が痛い場合

毛先が歯に接触したとき痛い，冷水でうがいすると痛い場合．

（1）原因

①ブラッシング時に「歯が痛い」，さらに「冷水でうがいすると痛い」（冷水痛）と訴える場合は，まずう蝕の検査を行う必要がある．
②う蝕がなく歯髄が生活している場合は，「知覚過敏症」の可能性が高い（第6章163頁参照）．
③歯肉の痛みと歯の痛みを区別することが難しい場合もあるので，注意深く原因歯と思われる露出した根面を探針でこすり，そのときの反応（擦過痛）から判定する．

（2）対策

①う蝕の場合はう蝕の治療が必要である．
②知覚過敏症の可能性がある場合は，冷水を避け温水でうがいしてもらう．さらに知覚過敏の検査と治療を行う．詳細は第6章の「知覚過敏の治療（164頁）」を参照されたい．う蝕の場合も冷水痛を訴えるので，検査を十分に行うことが大切である（図4-19）．

2 ブラッシング時の出血

ブラッシング時の出血が心配で，ブラッシングを手控えてしまう場合がかなり多い．

（1）原因

①全身性疾患：白血病などの血液疾患（症例数は

図4-19 歯根露出

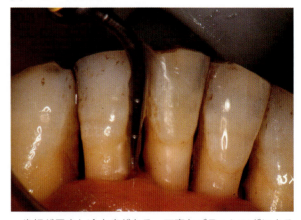

歯根が露出し冷水痛がある．丁寧なブラッシングによるプラークの除去が大切．

少ない，自然出血がある）
　②局所の歯肉の炎症：炎症により血管が異常となり出血しやすくなっている．進行すると弱い刺激でも出血する．

（2）対　策

　出血の原因を調べ説明する．まず，全身状態（病歴を含む）を確認する．血液疾患などの病歴がないのに出血する場合は，歯肉の炎症あるいは磨き方の不良が原因であることがほとんどである．患者には歯肉の炎症が原因であり大きな心配はないこと，正しい適切なブラッシング法を続けることにより歯肉は改善し，出血しなくなることを説明し，実行してもらう．適切なブラッシングを行えば1～2週で改善傾向を示す．ブラッシングの効果・重要性を実感させることが大切である．歯石など炎症の原因となる因子がある場合は除去や改善を行う．

　なお，適切なブラッシングを行っているにもかかわらず出血が改善しない場合は，全身疾患がある場合があるので，歯科医師と相談し，専門医を受診し精密検査を行うよう勧めることが必要である．

3　局所に清掃を困難にする解剖学的な形態不良がある場合

（1）原　因

①付着歯肉（角化歯肉）の幅が狭い，さらに口腔前庭が浅いため，ブラッシング時に口腔粘膜が傷つきやすい（図4-20）．
②叢生などの歯列不正（歯並びに凹凸が著しい）により，清掃しにくい（図4-21）．
③歯の欠損，歯根の切除などにより形態が局所的に異常になっている．

（2）対　策

　前述した「2段階指導方式」（105頁参照）を採用する．最初は基本的なブラッシング法を指導し，次に患者に形態不良の実態を見せて説明し，局所の形態に適した清掃用具と清掃法を指導する．さらに清掃困難な場合は，その部の形態不良を改善できるかどうか，歯科医師に相談する．可能な場合は患者にも説明し，行うかどうか決定する．

4　清掃を困難にする補綴物（ブリッジや義歯）がある場合

（1）原　因

　補綴物（ブリッジや義歯）は清掃を複雑にする．さらに補綴物にもプラークが付着し，それが原因で炎症を起こす．補綴物はそれぞれ特殊な形態をしており，清掃を困難にする場合が多い．

（2）対　策

　補綴物を装着した場合は，その形態に適した清掃法を指導する必要がある（図4-22～24）．
　ブリッジの支台歯はとくに大切であり，歯間ブラシなど適切な清掃道具を選び，清掃法をていねいに指導する（図4-22）．義歯（入れ歯）も清掃がきわめて大切で，義歯を外して清掃するとともに，残存歯，とくにクラスプが装着されている歯をていねいに磨くよう指導する．

図4-20　小帯の異常と口腔前庭の狭小

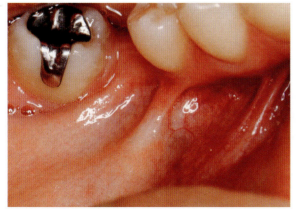

　小帯が歯肉辺縁に付着し，口腔前庭も狭小で，ブラッシングを障害している．

図4-21　歯列不正（叢生部）が清掃を困難にする

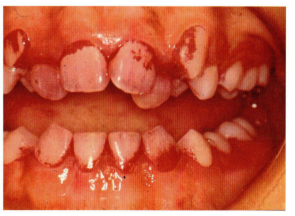

　歯頸部にも歯ブラシが届きにくいので，「歯ぐきを磨く」つもりでブラッシングするよう指導する．

第4章 歯周基本治療—Ⅰ 口腔清掃指導

5 口呼吸が強い場合

1) 原 因

口で呼吸する人（口呼吸者）は，口蓋側の歯肉が炎症性に腫脹しやすく「堤状隆起」とよばれる堤状の隆起が生じていることが多く，歯頸部の清掃がしにくい．さらに，口呼吸時には空気が口蓋に沿って流れ，プラークが口蓋側にこびりつき，取り除きにくくなる（図4-25A）．

2) 対 策

「堤状隆起」を含め，歯肉の炎症は適切なブラッシングにより改善するので，患者に説明し，スクラビング法など基本的な清掃法のほかマッサージ効果もある方法，たとえば1歯ごとの垂直法を指導し，回数多く実行させる．改善には時間がかかるが，外科手術を行わなくても改善する（図4-25B）．

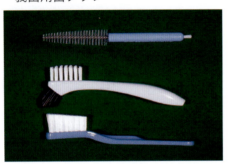

図4-22 義歯装着者の清掃に用いる義歯用歯ブラシ

義歯の粘膜面および維持装置の清掃の指導は重要で，専用の歯ブラシを持たせたりして認識を高める．

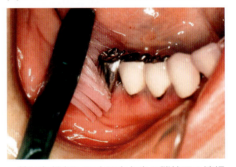

図4-23 ブリッジの支台歯の清掃

特に欠損部に面する支台歯の隣接面の清掃指導が重要である．

図4-24 義歯床下の歯槽粘膜およびオーバーデンチャーの支台歯の清掃

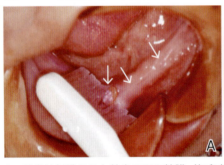
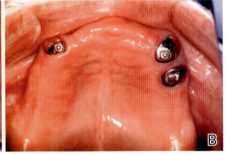

A：義歯は無論のこと義歯の下の粘膜（矢印部）もソフトの歯ブラシで清掃する．
B：オーバーデンチャーの支台歯は清掃がむずかしく，装着後の繰り返し指導は欠かせない．歯ブラシは軟らかめのもの（ソフト）が辺縁歯肉を傷つけず，有効である．

図4-25 口呼吸が強く著明な「堤状隆起」がある症例

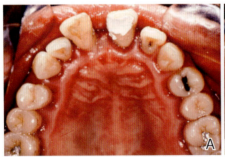
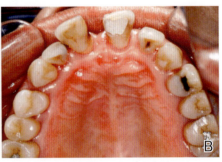

A：初診時（39歳，男性）．歯肉の炎症が強い．歯列不正と口呼吸を伴い，口蓋側の堤状隆起が著明．まず口腔清掃指導の徹底をはかる．
B：10週後．口腔清掃指導のみにより改善してきている．

7 化学的プラークコントロール（化学的清掃法）

「化学的プラークコントロール（化学的清掃法）」は，薬物（抗菌剤，消毒剤，酵素剤）など化学物質を用いてプラークを除去したり，形成を抑制する方法である．しかし，付着したプラークは歯面に強く付着し，バイオフイルムを作成しているため，薬物のプラーク除去効果およびプラークを形成している細菌を殺す機能は低い．したがって，歯ブラシを用いる物理的（機械的）清掃の補助として用いる．すなわち，歯周外科手術の後など歯肉を安静に維持する必要があり，ブラッシングを十分行えない場合，さらに重度の心身障害など全身的な理由で歯ブラシによる物理的な清掃が十分できないときなどに用いる．

1）利点・使用例
① 歯周外科手術の直後など歯肉を安静にしたいとき，すなわち歯ブラシで物理的な刺激を与えたくないときに，プラークの付着を抑制できる．
② 重度の慢性歯周炎で歯肉の炎症が強く歯周ポケットが深い場合や，重度の侵襲性歯周炎で，ブラッシングのみでは改善に時間がかかると思われる場合に，「物理的清掃法」と「化学的清掃法」を併用する．しかし長期間の薬物使用は副作用や耐性菌の出現の危険性が高くなるので，改善してきたら物理的清掃法のみにする．
③ 重度の全身疾患など種々な理由で歯ブラシによる清掃が十分行えない場合，口腔清掃の補助として用いることができる．

2）欠点・問題点
① プラーク細菌はバイオフイルムを形成し薬物の作用や効果を低下させており，薬物はすでにしっかり付着しているプラークの除去およびプラーク中の細菌を死滅させる作用は低い．
② 薬物は連用すると耐性菌が出現し，副作用もある．
③ 薬物で細菌が死んでも，歯面に付着したプラーク中の細菌の死骸や細菌が産生した有害物質は，そのまま歯面に付着しており，薬物によるこれらの除去は困難である．

ADVANCE LEARNING

〖化学的プラークコントロールに用いられる薬剤〗
1）抗菌薬（洗口・洗浄剤として用いる）
① クロルヘキシジン（0.2～0.005％）：これまでの研究で 0.2％液はプラーク付着抑制剤として効果が認められている．しかし副作用もあり，日本では産婦人科で粘膜に使用して生じたトラブルのため1985年から粘膜への使用が禁止され，口腔内も粘膜なので使用できない．現在は低濃度の 0.05％が使用可能で，洗口液や歯磨剤に用いられているが，その有効性は低い．
② ポビドンヨード：10％液を水で 15～30 倍希釈して使用する．
③ フェノール化合物：市販されている洗口剤のリステリンなど．
2）酵素剤（歯磨剤に配合されている）
　デキストラナーゼ，ヒアルロニダーゼなど糖やタンパク質の分解酵素．

---

8 過剰なブラッシングによる歯肉の損傷——ブラッシングの副作用と対策

過剰なブラッシングは歯肉を傷つけ，歯肉を退縮させる危険性がある．歯肉の炎症がなくなり，ポケットも 1～2mm に改善し，健康を回復した場合は，強くブラッシングするのを避けて，現状を維持する適度の強さでブラッシングすることを指導する．とくに歯肉の厚さ（歯肉の結合組織の層）が薄い人，唇側転移歯（とくに唇側に転移した犬歯）は注意が必要である（図 4-26）．

1）対　策
歯ブラシの毛の硬さ，動かし方，力の入れ方を観察し，すでに健康になっていること，過剰なブラッシングは歯肉を退縮させることを説明し，ブラッシングが過剰にならないよう指導する．ブラッシングが気持ちよく，ストレス解消になると力を入れ過ぎる習癖を生じる人がおり，注意が必要である（図 4-26）．

第4章 歯周基本治療—I 口腔清掃指導

図4-26 誤ったブラッシングによる歯肉退縮（3̄|と2̄|）

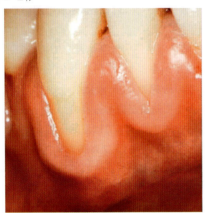

9 高齢者への指導

超高齢化社会を迎え高齢な患者は増加しており，高齢者の口腔清掃指導は，必要性が増している．さらに全身疾患がある高齢者も多く，その清掃指導は全身の健康に大きく影響し，重要である（図4-27〜31）．

1 高齢者の指導で注意すること・大切なこと

①高齢になってから指導を受ける人は，若い人に比べ習得に時間がかかる．ていねいな繰り返し指導が大切である．
②若い時から指導を受けた人でも，高齢になると清掃レベルが低下することが多く，必ず再指導が必要となる（図4-28〜31）．
③高齢者は何事も忘れやすい．そこで指導内容の中で大切なことを，わかりやすく紙に書いて渡し，自宅でそれを見ながら清掃してもらうなど工夫が必要である（大切な部分の図を書くのもよい）．
④残存歯が少なくなっている患者には，残存歯の重要性を認識させ，残存歯の清掃を徹底させる．さらに隣接歯が失われると，残存した歯の隣接面の清掃が不十分になりやすく，必ずその部の清掃法を指導することが必要である（図4-23）．
⑤義歯装着者には，義歯の清掃と義歯床下粘膜（義歯の土手の部分）の清掃の指導が必要である．まず義歯本体とクラスプの清掃法を指導し，さらに義歯床下粘膜を軟らかめの歯ブラシでブラッシングし清掃とマッサージを行ってもらう．これは粘膜の炎症を防ぎ，粘膜下の骨吸収を防ぐ効果がある（図4-24，29）．

2 誤嚥性肺炎の予防の重要性

高齢になり嚥下機能が低下すると，口腔内の細菌を含む唾液や食物を誤嚥し（誤って気道から肺に飲み込む），肺炎を引き起こす可能性が高くなる．とくに，口腔内が不潔になりプラーク細菌が増加しているとその危険性が高くなる．これを防ぐには，高齢者が口腔清掃に注意し，細菌の少ない清潔な状態に保つことが大切である．歯科衛生士は誤嚥性肺炎について高齢者自身と家族に説明し，口腔清掃のモチベーションを高め，ブラッシングテクニックの練習を行ってもらい，自宅で毎日時間をかけて実行してもらう．

II 歯周治療で最も大切な口腔清掃指導

図 4-27 健康な高齢者の健康な口腔内（92歳，男性）

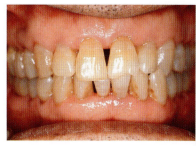
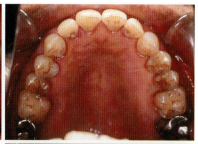
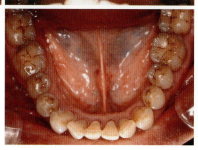

高齢者でも，口腔清掃が良好であれば，歯も歯周組織も健康に保つことが可能である．この写真は92歳男性の口腔の状態で，上下の歯は1本も失われておらず，う蝕も少なく歯周組織は健全，全身状態もきわめて良好である．

図 4-28 高齢者の口腔清掃指導① 電動歯ブラシの指導と効果（80歳，男性）

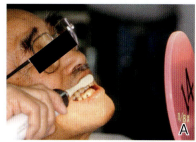
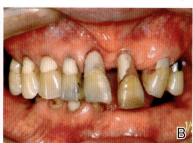

A：電動歯ブラシの指導：脳出血による手指の運動障害のある高齢者（80歳，男性）．
B：電動歯ブラシの使用法を本人と妻へ繰り返し指導することにより，清掃状態は著明に改善した．とくに小帯切除術が必要と考えられた上顎正中部も，観血的な手術をせずに著しく改善している．

図 4-29 高齢者の口腔清掃指導② 口腔清掃指導を中心とした歯周炎の治療の効果（75〜80歳，男性）

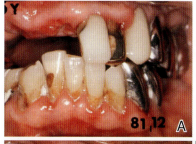
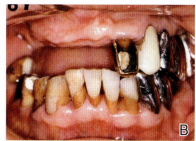
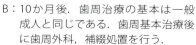
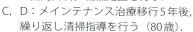
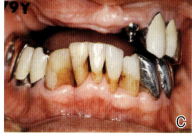
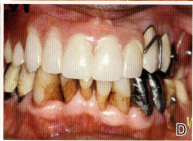

A：初診時（75歳）．ブラッシングは毎日行っているが不十分で，歯肉の炎症が強い．全身状態には大きな異常はない．
B：10か月後．歯周治療の基本は一般成人と同じである．歯周基本治療後に歯周外科，補綴処置を行う．
C，D：メインテナンス治療移行5年後，繰り返し清掃指導を行う（80歳）．

第4章 歯周基本治療—Ⅰ 口腔清掃指導

図4-30 高齢者の口腔清掃指導③ 口腔清掃指導を徹底した後の根分岐病変の治療（75～80歳，男性）

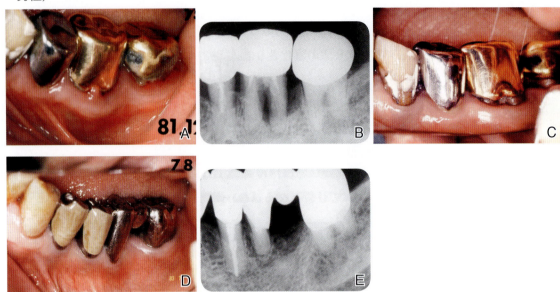

A，B：初診時の臼歯部．C：2か月後．歯周基本治療により歯肉の炎症は改善，金属冠の不適合マージンが露出．
D：3年後（78歳）．6̲ はヘミセクションを行い遠心根を抜去してブリッジ装着．清掃状態良好．
E：5年後（80歳）．病変の進行は止まっている．

図4-31 高齢者の口腔清掃指導④ 高齢者は根面う蝕が多発しやすい（1980年代一般病院で口腔ケアが行われておらず，入院し清掃が十分できなかったためトラブル発生1968～1988，59歳～79歳，女性）

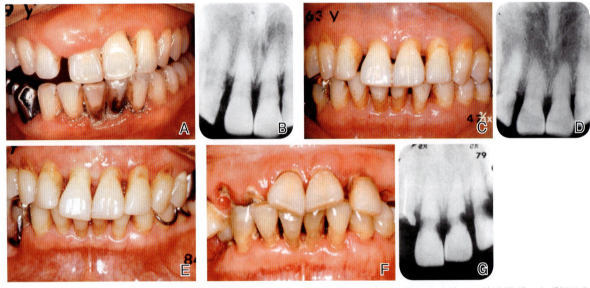

高齢者の長期間メインテナンス症例（59歳から79歳まで20年経過，79歳で入院した病院で口腔清掃ができず根面う蝕発生）．
A，B：初診時（1968，59歳，女性）．口腔清掃を中心とした歯周治療を行う．
C，D：4年後（63歳）．良好にメインテナンスされ，歯周組織は健全に維持されている．骨頂部の骨の再生が認められる．動揺度は改善した．その後もメインテナンスのため来院．
E：15年後（75歳）．下顎右側臼歯ブリッジを義歯にする．
F，G：20年後（79歳）1988年，高血圧と心疾患で入院．当時入院した病院では患者がブラッシングする環境設備や援助がなく，ブラッシングが半年間十分に行えなかったため，歯頸部にう蝕が多発し，急速に進行して，残根状となった歯が多い．入院した病院での口腔清掃指導体勢がきわめて大切であることを示している．

第5章 歯周基本治療―Ⅱ スケーリングとルートプレーニング

Ⅰ スケーリングとルートプレーニングとは 定義および目的と効果

　スケーリングとルートプレーニングは歯周基本治療の中で，口腔清掃指導の次に行う重要な原因除去療法で，歯科衛生士が積極的に活躍できる治療分野である．

1 スケーリングとルートプレーニングの定義

　スケーリングとルートプレーニングは類似した意義と目的をもっており，同時に行われることも多いが，次のように定義されている．なお両者を同時に行う場合は「スケーリング・ルートプレーニング（Scaling・Root Planing）」とよばれ，日本では頭文字を取り「SRP」ともいう．

1 スケーリング（Scaling）

　歯面に付着した歯石，プラーク，その他の沈着物を，スケーラーを用いて除去することである．
　スケーリングは，歯肉辺縁よりも歯冠側を対象とする「歯肉縁上スケーリング」と，歯肉辺縁より根尖側（ポケット内部）を対象とする「歯肉縁下スケーリング」に分けられる（図5-1）．

2 ルートプレーニング（root planing）

　根面に付着したプラーク，歯石，および細菌や細菌の代謝産物（毒素を含む）が入り込んだセメント質（汚染セメント質）や象牙質を除去し（図5-2），生物学的に為害性のない状態にするとともに，根表面を滑沢にすることである．通常，歯肉縁下のポケット内に露出した根面に対し，主にキュレットスケーラーを用いて行われる．

3 スケーリング・ルートプレーニング（Scaling・Root Planing，SRP）

　スケーリングとルートプレーニングを同時に行う場合をいう．主に歯肉縁下ポケット内の根面に対して行われ，超音波（またはエア）スケーラーと手用スケーラー（キュレットスケーラー）を併用することが多い．歯肉縁下は歯石を肉眼で見ることができないため，微細な歯石やセメント質の中に入り込んだ歯石は，ルートプレーニングで除去することになり，歯肉縁下のスケーリングとルートプレーニングは同時に行うことが多くなり「SRP」とよばれている．

ADVANCE LEARNING

〚スケーリング，ルートプレーニングの起源と意義〛

　スケーリングは，魚の鱗（うろこ）を取るという意味から歯石を取るという意味に用いられ，日本語では「歯石除去」，「除石」とも記載される．ルートプレーニングは，直訳すれば，根面を「かんな」で削り平滑・滑沢にするという意味である．エナメル質は石灰化度が高く表面が硬く滑らかであるが，セメント質は石灰化度が低く，表面は粗糙（でこぼこ）であり，ポケット内に露出するとプラーク細菌が付着し細菌や毒素など有害物質が入り込み汚染された状態となる．この汚染したセメント質は，歯肉の炎症の原因になることから，付着したプラークと歯石および汚染セメント質を削り取って除去し，滑らかな面にするという意味で用いられている（118，121頁汚染セメント質参照）．

第5章 歯周基本治療―II スケーリングとルートプレーニング

図5-1 歯肉縁上と歯肉縁下のスケーリング

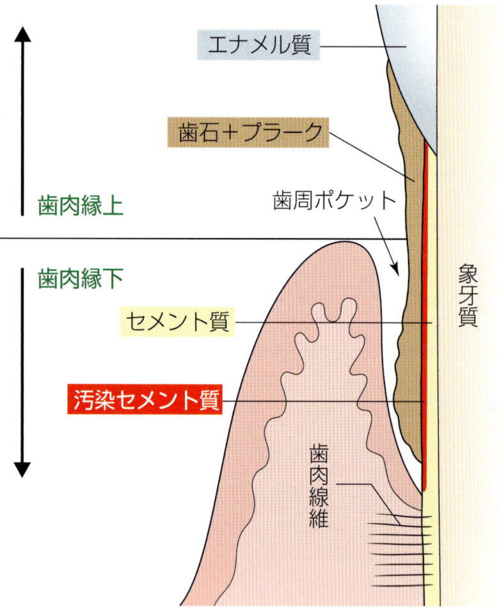

- 口腔清掃の障害となる歯石の除去
  ⇒ プラーク増加因子の除去

- 患者が除去できないプラークと歯石の除去
  ⇒ 原因を直接除去

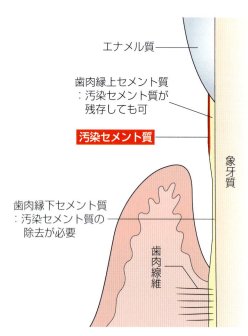

「歯肉縁上スケーリング」は，プラークと歯石（プラーク増加因子）を取り除き，患者が行う口腔清掃（プラークコントロール）を補助するものである．「歯肉縁下スケーリング」は，患者が自分で取り除けない歯周ポケット内のプラークと歯石（歯周病の原因因子）を除去し，歯周組織の炎症を改善する目的で行う．「ルートプレーニング」は，汚染セメント質まで除去する．

図5-2 汚染セメント質の除去

「歯肉縁上汚染セメント質」は歯肉に接触しないため，除去の必要はない．「歯肉縁下汚染セメント質」は除去するが，治療後，縁上に露出する部分（歯肉辺縁部）は軽く行うのみにする．（根面が硬く粗糙感がなくなる程度）．
　付着を目的とする歯周外科治療（とくに再生療法）では，汚染セメント質は完全に除去する（第7章参照）．

4 関連する用語の定義

1）汚染セメント質

口腔やポケット内に露出したセメント質にプラーク細菌が付着すると，細菌，細菌の産生物，内毒素などがセメント質の内部に入り込み（侵入），セメント質は汚染された状態となる．侵入した細菌はセメント質を軟化させたり，一部は石灰化して歯石になったりする．このようなセメント質は，「汚染セメント質」，あるいは病的セメント質，軟化セメント質などとよばれる．セメント質はエナメル質に比べ石灰化は弱く有機質に富み，外に露出すると細菌が侵入しやすい．

2）デブライドメント（debridement）

医学用語では，汚染し異物の入り込んだ傷をきれいにする（廓清する）ことである．歯周病学では，ポケット内の汚染物質であるプラーク細菌，歯石，汚染セメント質を除去することである．ルートプレーニングと類似しているが，異なるのは根面の平滑化が含まれない点である．

3）プロフェッショナル トゥース クリーニング（PTC）

歯周病の予防とメインテナンス治療の目的で，歯科医師や歯科衛生士がプラークの除去を中心に歯面の付着物（歯石や色素沈着）を除去し，歯面清掃・研磨することである．（スケーリングを含む）

4）プロフェッショナル メカニカル トゥースクリーニング（PMTC）

スウェーデンのAxelssonにより1992年に日本に紹介された予防・治療法で，歯科医師や歯科衛生士が機械的清掃道具とフッ化物含有ペーストを用い全歯面と歯肉縁下1〜3mmのプラークを機械的に除去する処置である．なおスケーリング（歯石除去）は基本的に含まれない（第9章208頁参照）．

2 スケーリングの目的と効果

歯石は表面が粗糙でプラークを増加させるプラーク増加因子である．スケーリングの目的は，歯肉縁上スケーリングと縁下スケーリングで異なる．

1 歯肉縁上スケーリングの目的と効果

歯肉縁上スケーリングの目的は，<u>歯肉縁上のプラーク細菌を除去するとともに，プラークを増加させる歯石を除去し，プラーク付着を少なく，除去しやすくすることである</u>（図5-1，2参照）．

その効果は，プラーク増加因子である歯肉縁上歯石を除去し，プラークの付着を少なくするとともに，患者自身による口腔清掃を行いやすくすることにより生じる．歯周治療では，歯肉辺縁部のプラー

ADVANCE LEARNING

〚歯石の為害性と歯石除去の効果〛

歯石はプラークが石灰化したもので，細菌の毒素などを含んでいるが，プラークに比べると歯周組織への為害性は低い．しかし，歯周ポケット内の歯石は為害性が高い．その理由は歯肉縁上の歯石は表面がプラークで覆われており，粗糙な歯石に付着しているプラークや根面と歯石の境界部のプラークは，歯石ごと取り除かなければ完全に除去することはできないからである．歯石を取り残すと，その表面や周囲に残存したプラークが再増殖して，ポケット内の炎症が改善しなかったり再発するので，歯石は確実に除去する必要がある．

歯周ポケット内の歯石とプラークを除去すると，細菌の量が減少するだけでなく細菌叢が大きく変化する．red complex（第Ⅰ章46頁参照）など歯周病原（性）菌は相対的に著しく減少し，歯周病を悪化させない細菌の比率が増加する．そのことによって歯周ポケット内の炎症が大きく改善し，ポケットからの排膿やプロービング時の出血も消失する（図5-3）．歯肉の炎症は，プラーク細菌や毒素がポケット上皮（内縁上皮）を通過して歯肉に侵入して生じるため，ポケット内のプラークを取り除くことは炎症の改善にきわめて効果が高い．さらに，改善した歯周ポケット内の細菌叢は，歯肉縁上プラークコントロールが良好に維持されれば，かなりの期間良好に保たれる．

図5-3 歯肉縁上と縁下スケーリングの効果（52歳，女性）

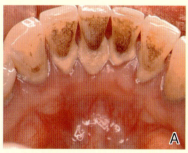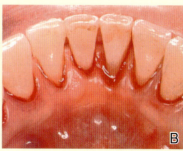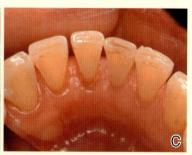

A：初診時，B：スケーリング直後，C：スケーリング後2週．（歯石除去により歯肉辺縁部のブラッシングが十分可能になり，歯肉の発赤と腫脹が改善した．

第5章 歯周基本治療—Ⅱ スケーリングとルートプレーニング

図5-4 歯肉縁上と縁下スケーリングとルートプレーニングの効果（45歳，女性）

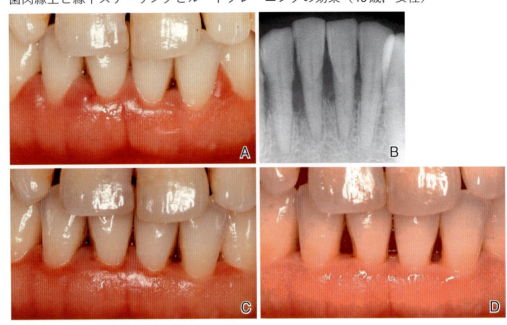

A，B：初診時，歯肉の炎症と歯槽骨吸収が進行している．
C：口腔清掃指導と歯肉縁上スケーリング後3週（まだ歯肉の炎症がある）．
D：歯肉縁下スケーリング後，ルートプレーニング1週．（右側は超音波スケーラーで歯肉縁下スケーリングを行い，左側は手用スケーラーでスケーリングとルートプレーニングを行った．歯肉の炎症は両側とも著明に改善した）．

クを除去することがきわめて重要であるが，歯石が歯肉辺縁を覆っていると，歯ブラシが歯肉辺縁部に届くことを障害する．さらに，歯石表面は粗糙でプラークが付着しやすく，歯ブラシでブラッシングしてもプラークが残りやすい．歯石除去後は，根面が粗糙になるので，「歯面研磨」を行って滑沢化する必要がある．

歯肉縁上に露出したセメント質は，細菌や毒素が入り込み「汚染セメント質」になっていても，歯肉に接触しないので，歯肉に炎症を引き起こさない．したがって「汚染セメント質」を除去する必要はない．不必要にセメント質を除去すると知覚過敏症やう蝕の原因となるので，セメント質の除去は行わない（図5-2）．必要なのは，「根面の研磨」すなわち粗糙な歯面を研磨し滑沢化し，プラークの付着を少なく，ブラッシングで除去しやすくすることである．

2 歯肉縁下スケーリングの目的と効果

歯肉ポケットや歯周ポケット内部にはプラーク細菌が増殖し歯周病を進行させる．ポケットが深くなると，ポケット内は嫌気性になり，為害性が高い歯周病原（性）菌が多くなる（第1章40〜46頁参照）．

深いポケット内のプラークは，ブラッシングでは取り除くことはできない．さらに，プラークは歯肉血管からの滲出液のカルシウムにより石灰化し，「歯肉縁下歯石」になる．さらにその表面に細菌が増殖する．歯肉縁下スケーリングの目的は，ポケット内の歯石とプラークを除去し，歯肉の炎症を改善し，歯周病を改善し，進行を防ぐことにある．歯肉縁下のスケーリングは，歯科医師の指導のもとに行う歯科衛生士の代表的な診療補助の1つである（図5-3, 4）．

3 ルートプレーニングの目的と効果

ルートプレーニングの目的は，ポケット内の根面（セメント質）に付着したプラーク・歯石を除去するとともに，細菌や内毒素などが侵入した汚染セメント質を除去し，表面を滑沢にし生物学的に為害性のない根面にして，炎症を改善することである．さらにポケットを形成していた歯肉と歯根表面との付着をうながし，ポケットを浅くすることを目的としている．

ルートプレーニングで汚染セメント質を除去して生物学的に為害性のない状態にすることは，歯肉を

歯根面に付着させるうえできわめて重要である．ポケットを形成する歯肉と歯根との付着を目的とする歯周外科治療ではとくに重要である（図5-3, 4，第7章175頁参照）．

汚染セメント質の除去の効果

正常なセメント質の表層は，歯肉線維や歯根膜線維が入り込んで石灰化してシャーピー線維となり，歯肉や歯根膜と付着・結合している（第1章18頁参照）．これに対し，歯周病によりポケット内に露出したセメント質は，これらの線維が切断されて露出し，表面は粗糙な状態でプラーク細菌が付着しやすく，滲出液による自浄作用などの防御作用も働きにくい．さらに線維の断端は，有機質が多く，プラーク細菌とその代謝産物，内毒素が入り込み，汚染セメント質となる．この汚染セメント質は炎症を引き起こす原因になっており，歯石やプラークを除去しただけでは，炎症は十分改善しないし，歯肉を根に再び付着させるのも不可能である．

ADVANCE LEARNING

〖汚染セメント質の除去について〗

根面からプラークを除去すると，汚染セメント質に残る毒素は1%以下であり，これがセメント質から遊離して歯肉内に侵入し，歯周組織を破壊するとは考えにくい．しかし，根面には微細な陥凹部があり，ここにプラークや歯石が付着しているため，歯根表面を一層削除しなれば根面から有害な物質を完全に除去することはできない．一方，過剰なルートプレーニングは知覚過敏など不利益が多いので，歯肉縁下ルートプレーニングでは術後にどのような治癒形態を期待するかによって根面の削除量は異なってくる．

ADVANCE LEARNING

〖ルートプレーニングによる根面の削除量〗

ルートプレーニングによる根面の削除量は，根面の汚染の程度や治療の目的によって異なってくる．歯周外科手術の再生療法で，根面にセメント質の再生を期待する場合は，わずかな毒素が再生を障害するので汚染セメント質の削除を十分に行う必要があり，削除量は多くなる（図5-2参照）．しかし内毒素（LPS，エンドトキシン）の浸透は，セメント質表層から約30μmと報告されており，研磨したキュレットであれば，根面の粗糙感がなくなってからさらに数ストローク行う必要がある．通常のフラップ手術で歯肉の根面への付着を期待する場合も同様である．

歯周治療によって歯肉退縮し歯肉縁上に露出すると予想される部位や，ポケットが残ってもそのままメインテナンスする部位は，わずかなLPSは歯周組織破壊の原因とはならず，セメント質を切削しすぎると知覚過敏のリスクを高めることになるので，過剰なルートプレーニングは避け，根面が硬く滑沢になったらそれ以上は行わない．

ADVANCE LEARNING

〖ルートプレーニングによる根面の滑沢化と限界〗

スケーラーや探針（エキスプローラー）で触れて粗糙感がある場合には，根面に微小な歯石が残っていたり，凹部の細菌が除去できていない危険性があり，歯周炎が再発する可能性があるため，粗糙感がなくなるまで平滑化する．平滑化することによって細菌の再付着が抑制できるとの考えもあるが，細菌付着を抑制するには0.2μm以下の凹凸にしなければならず，手用（ハンド）スケーラーでルートプレーニングしてもその10倍の凹凸が残るので，細菌付着を抑制する目的で滑沢化することは現実的ではない．

平滑化することの意義は再付着した細菌を除去しやすくすることであり，根面の凹部に細菌が再付着した場合には，その凹部が消失するまで根面を削らなければ細菌が除去できないが，平滑であれば根面を切削せずに細菌を取り除くことができる．

第5章 歯周基本治療—Ⅱ スケーリングとルートプレーニング

Ⅱ スケーリングとルートプレーニングに用いる器具と使用法

　スケーリング，ルートプレーニングに用いる器具は，大きく分けると，①手用スケーラー，②超音波スケーラー，③エアスケーラーの3種類がある．

　①「手用スケーラー」は，歴史的に最も古くから用いられており（ローマ時代に原型あり），手に持って手の力で歯石を除去する器具である．

　②「超音波スケーラー」は，1950年代後半に開発され，使用法が簡単で歯石やプラークが除去しやすく患者も術者も疲れが少ないので，現在広く用いられている．超音波振動（約25,000〜50,000Hz）で歯石を粉砕して除去する装置で（図5-32参照），ハンドピース内の振動子に電圧を加え機械的な振動を発生させ，先端のチップを動かしている．

　③「エアスケーラー」は，ハンドピース内に振動子が組み込まれており，それをエアタービン用の圧縮空気で動かす装置で，エアタービンのヘッドと取り替えて使用できる．振動数は約4,000〜8,000Hzで，可聴領域のため，音波スケーラーともいわれる．

　大切なことは，それぞれの器具の特徴と使用法を十分に理解して使い分けることであり，効率よく，確実なスケーリング，ルートプレーニングにつながる．

1 手用スケーラーの特徴と使用法

1 手用スケーラーの構造と種類，使用法の原則

　手用スケーラーは，①刃部（ブレード），②頸部（シャンク），③把柄部（ハンドル）の3つから構成されている（図5-5）．

　刃部は，最も重要で，直接歯石を除去したり汚染セメント質を除去する部分である（図5-5B）．

1）手用スケーラーの種類

　刃の形態によって①シックルタイプ（鎌型），②キュレットタイプ（鋭匙型），③ホータイプ（鍬形），④ファイルタイプ（やすり型），⑤チゼルタイプ（の

図5-5　手用スケーラーと各部の名称

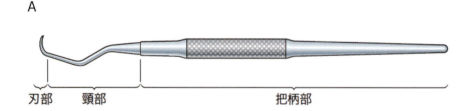

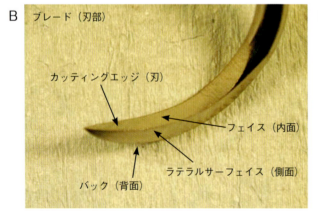

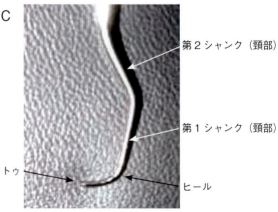

II スケーリングとルートプレーニングに用いる器具と使用法

ADVANCE LEARNING

〚ホータイプ（鍬型），ファイルタイプ（やすり型），チゼルタイプ（のみ型）スケーラー〛

キュレットタイプや超音波スケーラーが開発される以前に用いられていたスケーラーで，ホータイプ（鍬型），ファイルタイプ（やすり型）は，引く動作で用いるが操作能率が悪く，臼歯部への使用が困難である．チゼルタイプ（のみ型）は押す動作（push stroke）で使用するので危険性があり，ファイルタイプは研磨が難しいので，現在いずれも使用されていない．

図5-6　A：ホータイプ，B：ファイルタイプ，C：チゼルタイプのスケーラー

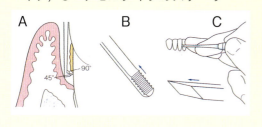

み型）などがある．しかし現在，①と②の2つが主に用いられ，③，④，⑤は，使用法や研磨が難しく，ほとんど使われない（図5-6, 17, 18）．

2）使用方法の原則

使用法の原則は，次の通りである．
①各症例の症状や治療の目的に適したスケーラーを選ぶ．（刃が切れることが条件で，研磨して準備しておく）
②スケーラーをしっかり把持する．
③レスト（支持点）を適切な位置に確実にとる．
④根面に対し安定した力を加える．（歯石の最根尖側部に刃をあてがって引き上げる）

3）各構造部の特徴と効果

刃の切れ味はスケーリング，ルートプレーニングの効率・効果に大きく影響し，メタル（鋼材）の材質，熱処理法，研磨（磨ぎ方）によって変化する．

頸部（シャンク）は，スケーリング時のスケーラーのしなりに大きく影響する．リジッドで柔軟性がないほうが，硬い歯石を除去したり汚染セメント質を除去するときに刃部に力が伝わりやすく除去しやすい．とくに第1シャンクが細く長いと，弾性が大きくなり，大切な刃部に力が加わりにくく，歯石や汚染セメント質の除去が難しい．したがってシャンクは太くしっかりしたリジッドタイプが，硬い歯石と汚染セメント質の除去に適している．

日本人など東洋人は，西洋人に比べ口腔も歯も小さいので，シャンクが太く短めのものが使いやすく有利である（後述するKKタイプキュレットなど）．

ハンドル部は，軽く（内部が空洞になっている），持ちやすい太さで，しなりがないしっかりしたものがよい．細く滑るものは力を伝えにくく適切でない．なお，ハンドルの表面に印記されているスケーラーの番号は，スケーラーの刃部の形態や太さ，使い方を示しているので，明確にわかるものが使いやすい．

2　スケーラーの把持法

スケーラーの持ち方は，①「執筆状」（pen grasp），②「執筆状変法」（modified pen grasp），③「掌握法」（palm grasp）があり，現在では②執筆状変法が推奨されている（図5-7）．

①「執筆法」は，ペンの持ち方と同様で，第1指と第2指の指先，第3指の脇腹でスケーラーの頸部と把柄部（ハンドル）の接合部を持つ．第4指をレストに用いるが，硬い歯石を除去する場合には第3指をレストに用いると強い力が入りやすい．

②「執筆状変法」は，第3指をスケーラーの第2シャンクと頸部の接合部付近に置く持ち方で，第1指は第2指と第3指の中間に置くことになる．第3指でスケーラーを根面に押しつけられるので，側方力が加えやすい．

③「掌握法」は，把柄部を手のひらで握る方法で，細かい動きができないため現在用いられていない．

3　手用スケーラーの操作法

1）フィンガーモーション（finger motion, フィンガーストローク）（図5-8）

指の筋肉を用いた屈伸運動でスケーラーを動かす方法で，第3指や第4指あるいは両方の指をレストにし，スケーラーを持つ第1指と第2指を伸び縮みさせ，第3指の脇腹に押しつけながらストロークする．ストロークの距離を短くすれば，疲労も少なく安定し，根面の状態を敏感に触知しながら操作でき，SRPに適している．

第5章 歯周基本治療—II スケーリングとルートプレーニング

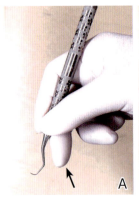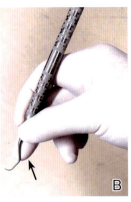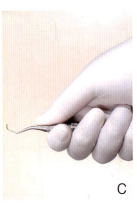

図5-7 スケーラーの把持法

A：執筆状（第1，2指と第3指（矢印）の脇腹で把持）．
B：執筆状変法（第3指の指先（矢印）を頸部に置く）．
C：掌握法（手のヒラで把持）

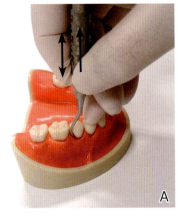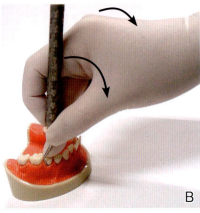

図5-8 手用スケーラーの操作法

A：フィンガーモーション，フィンガーストローク（指の力でスケーラーを動かす，根面の状態を敏感に感じ取れる）．
B：ロッキングモーション（レストの指をテコの支点として手首の力でスケーラーを大きく回転運動する）．

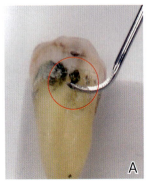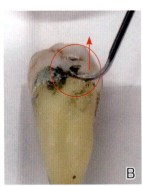

図5-9 手用スケーラー（キュレットタイプ）による歯肉縁下歯石のスケーリング（垂直ストローク）

A：歯石の最根尖側に刃をくいこませ，垂直方向（歯軸方向）に引き上げる．
B：歯石を歯面から引きはがして，歯石を一塊として取り除く．

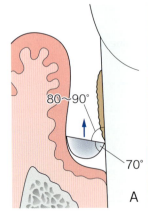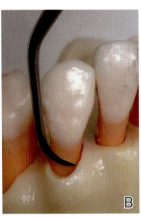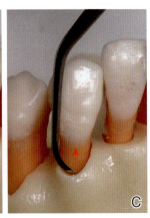

図5-10 キュレットスケーラーの垂直ストロークとポケット内露出根面への到達性

A：キュレットをポケット底部まで挿入し，根面との角度を80°～90°に保って垂直方向（歯軸方向）に引く力でスケーリングする．
B：刃の大きいスタンダードタイプはポケット底部にまで十分に届かない場合がある．
C：ミニタイプは深いポケット底部まで届きやすい．

スケーリングとルートプレーニングに用いる器具と使用法 II

図5-11 水平ストローク

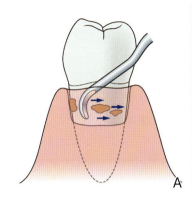
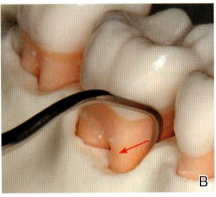
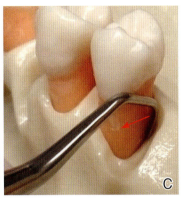

A：スケーラーを水平方向に動かす．B：根面が平面な場合に有効である．（大臼歯など）C：小臼歯の近遠心面も平面な場合有効である（AL参照）．

ADVANCE LEARNING

〖水平ストロークの応用〗

大臼歯の平面で，開口量が小さく歯冠方向に力が入らない場合は，水平ストローク（図5-11）が有効である．また，狭い垂直性骨欠損部や根分岐部で，刃部が骨欠損より大きく欠損底部まで入らない場合は，ミニタイプの先端を根尖方向に向けて挿入し，水平ストロークを行うと効果的である．しかし水平ストロークは，歯肉を損傷しやすいのでストロークを小さくし十分注意して行う．

2）ロッキングモーション（rocking motion）
（図5-8B）

レスト（第4指あるいは第3指）をテコの支点として，手首と前腕を用い，回転運動でスケーラーを動かす方法である．固い大きな歯石を除去するのに適する．指の筋肉を使わず腕の筋肉を使うので，指の疲労は少なく強い力が加わる．しかし根面の状態を指に感じる感覚が低い欠点があり，細かな歯石や汚染セメント質の除去（SRP）には適していない．現在は，固い歯石を超音波スケーラーで除去するため，この方法はあまり使用されない．

3）手用スケーラーを動かす方向（ストローク）

スケーラーを動かす方向は，引く力（pull stroke，プルストローク）を用い，次の3つがある．

①垂直ストローク：歯冠側に向け歯軸方向（垂直方向）に動かす（図5-8A，9，10）．
②水平ストローク：水平方向に動かす（図5-11）．
③斜めストローク：歯冠側に向け斜め方向に動かす．

第5章 歯周基本治療―II スケーリングとルートプレーニング

4 スケーラー刃部と根面との接触角度
（図5-12）

　スケーラー刃部と根面との接触角度は，硬い歯石を除去するうえで大切である．プラークや形成されたばかりの軟らかい歯石は，力を入れずそれほど接触角度に注意しなくても除去できる．しかし歯肉縁下の固い歯石やセメント質の中に細菌が入り込んで石灰化した歯石を除去するには，スケーラー刃部と根面との接触角度を80°〜90°にして，根面にしっかり力を入れることが大切である（図5-8〜12）．

　硬い歯石は，スケーラーの刃を歯石の最根尖側にくい込ませて，歯軸方向に引き上げ，歯石を歯面から引き離して除去する（図5-9）．刃を歯石の最根尖側にくい込ませるには，刃を根面に80°〜90°にする必要がある．角度を100°以上にすると歯石に食い込みやすくなるが，根面にも食い込み歯質を傷つけやすくなるので，きわめて硬い歯石のある場合のみにする．角度を70°以下にすると歯石に食い込みにくく，硬い歯石の上をこするようになり（バーニッシュ状態），歯石除去できない．一方歯石が沈着したばかりで軟らかい場合は，70°以下でも除去できるし，歯面を不必要に削る危険性は少なくなる．実際の臨床では，根面が傾斜していたり，凹凸があるので，一定の角度を保つのは難しいが，根面の歯石の付着状態を探りながら，刃と歯根面との接触角度に注意を払いながら行う必要がある（図5-12）．

5 フィンガーレストとその取り方

1）フィンガーレストの重要性
　スケーリング・ルートプレーニング時には，スケーラーに強い力が加わるので，安定して行うため「フィンガーレスト（指の支え）」を取ることがきわめて大切である．安定したフィンガーレストがないと力が入らないし，スケーラーが滑って歯肉や口腔粘膜を傷つける危険性がある．

2）フィンガーレストの取り方の基本原則
（1）動揺のない安定した歯に置く
　フィンガーレストには力が加わるため，口唇や口腔粘膜など軟組織に置くと不安定で痛みが生じることもあるので，歯の上に置くのが原則である．なお，動揺が大きい歯は避け，動揺の少ない歯を選ぶ．

（2）ストロークする根面に力を加えやすい位置に置く
　「フィンガーレスト」は，SRPを行う根面に刃部を適切な角度で接触させ，できるだけ力を加えやすい位置に置く（図5-13）．スケーラーの刃をフィンガー

図5-12　スケーラーの刃と根面の接触角度

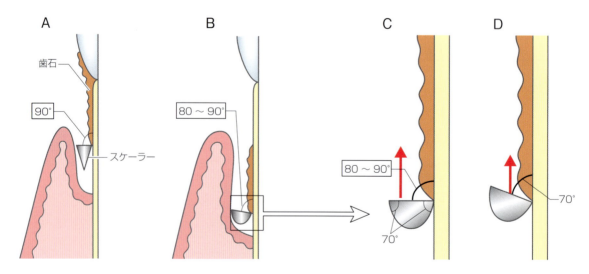

A：シックルタイプ（鎌型）スケーラーの刃と歯面の角度は，硬い歯石の場合やエナメル質上の歯石の場合，90°にする．
B，C：キュレットスケーラーの刃と根面の接触角度は，硬い歯石の場合，80°〜90°にし，刃（エッジ）を歯石の最根尖側にくい込ませ，歯冠側へ引き上げる．
D：歯石が硬い場合，刃と根面の接触角度が70°以下では，歯石の根尖側への刃（エッジ）のくい込みが困難で歯石の上をこする（バーニッシュ）ことになりやすい．ただし歯石が付着したばかりで軟らかい場合は，70°以下でも除去できる．

図5-13 フィンガーレストの位置と力の入れ方

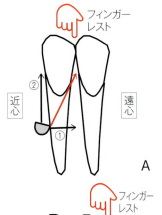
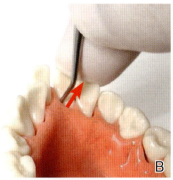
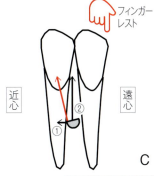
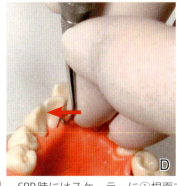
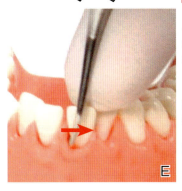

SRP時にはスケーラーに①根面方向の力と，②歯冠方向の力を加える必要がある．そのためには，SRPを行う根面と反対側にレストを置くと，力（とくに根面への力）が入りやすい．

A：SRPには「根面方向への力」（①）と「歯冠方向の力」（②）が必要で，SRPを行う根面が近心面の場合は，遠心側にフィンガーレストを置くと赤矢印方向に力を加えやすく，根面方向への力（①）は大きくなる．
B：下顎右側前歯の近心面は，遠心側にレストを置くと力が入りやすい．
C：遠心面を行う場合，同側の遠心にレストを置くと赤矢印方向の力は加えにくく根面方向の力（①）が弱くなる．
D：下顎左側前歯の近心面を行う場合，右側（近心）にレストを置くと「根面方向への力」が入りにくいので，中指でスケーラー頸部を押し根面へ力を加えながら歯冠方向に引き上げる（反対側（遠心側）にレストを置くと力が入りやすいが，水平位診療では術者が前方位（0時の位置）近くになる必要があり，困難である）．
E：下顎左側前歯の近心面を行う場合，術者が前方位に位置をとれば遠心にフィンガーレストを置くことが可能となる．

レスト側に引きつけてストロークする場合は，根面に力を加えやすい．逆に反対方向に押しつけてストロークする場合は，力が入りにくい．したがって<u>根面に刃を引きつけてストロークできる位置にレストを置く</u>ことが大切である．すなわち<u>SRPを行う根面と反対側にレストを置く</u>．例えば<u>近心面をSRPする時は，その歯の遠心側に置く</u>．左下前歯近心面をSRPする場合，レストを近心側（右側）に置くとスケーラーをレストと反対方向に押しつけながらストロークしなければならず，力が入りにくい．この場合，遠心側にレストを置くと，レスト側に刃を引きつけてストロークでき，歯石の根尖側に力が入りやすい．

（3）スケーリングする歯の近くに置く

スケーリングする歯のできるだけ近くの歯にレストを置くほうが安定し，力が入りやすい（図5-13A）．

レストをスケーリングする歯の近くの歯に置くには，第3指（中指）を使う．近くの歯が欠損や動揺が大きいなどで，離れた部位にレストを置く場合は，第4指（薬指）を用いる（図5-14）．

第5章 歯周基本治療—II スケーリングとルートプレーニング

図5-14 大臼歯のスケーリング：第4指のフィンガーレスト

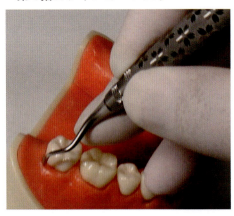

第二大臼歯遠心面のSRP時など，離れた部位にフィンガーレストを置かざるをえない場合は第4指を用いる．

図5-15 大臼歯のスケーリング：左手指による補助レスト

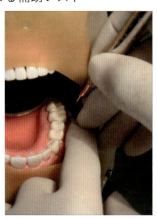

歯にレストを置けない場合は，口腔前庭に左手の指を置き，右指のレストを左指の上に置くと，頰粘膜の排除とともにレストが安定する．

図5-16 大臼歯のスケーリング：左手によるスケーラーの根面方向への加圧

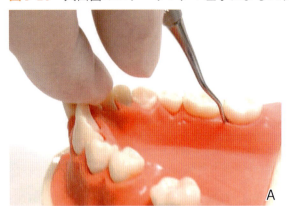
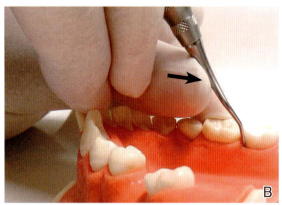

A：大臼歯の近心面など，レストの位置を反対側に取れない場合は根面に対する力が入りにくい．B：スケーラーの根面方向の力が不十分な場合は，左手で補助的に加圧するとよい．

ADVANCE LEARNING

〖フィンガーレストを取るのが困難な場合の対応〗

レストの取り方は，本文に記した（1）〜（3）を守って行うのが基本であるが，重度の歯周病や欠損歯の多い症例では，基本を守れない場合がある．たとえば症例によっては，歯列の反対側（右側の歯をSRPするのに左側の歯）にレストを置かざるを得ないこともある．大臼歯では口腔前庭に左指を置きその上にレスト（補助レスト）を置いたり（図5-15），対合歯に置くこともある．

SRPする根面と離れた位置にフィンガーレストを置いて，スケーラーをレストと反対方向に押し付けなければならない場合，たとえば第2大臼歯の近心面をスケーリングする場合は，刃部を根面に当てる力が不十分になりやすい．その場合，左手でスケーラーの頸部付近を根面に押し当てながらSRPを行うとよい（図5-16）．

スケーリングとルートプレーニングに用いる器具と使用法

2 シックルタイプとキュレットタイプの特徴

1 シックルタイプ（鎌型）スケーラー

シックルタイプ（鎌型）スケーラーは，刃部の断面が三角形で，尖端はとがっており，ポケット内に挿入すると，歯肉を傷つけやすいので，主に歯肉縁上のスケーリングに用いる（図5-17）．歯肉縁下は2〜3mmの浅い部分にのみ用いる．利点は刃に厚みがあり，力を加えた時しならない（リジッド）ため，強固に付着した歯石の除去に適している．カッティングエッジを根面に約90°で接触させて歯石の最根尖側にくい込ませ，歯冠側に引き上げる動作（プルストローク）で使用する．なお現在は，「超音波スケーラー」が改良されスケーリングに広く用いられているので，鎌型スケーラーは，知覚過敏が強かったり，ペースメーカーが装着されているなど，超音波スケーラーが使用できない場合に使用する程度になっている．

2 キュレットタイプ（鋭匙型）スケーラー（図5-18）

キュレットタイプ（鋭匙型）スケーラーは，刃部の断面が半楕円形で，小型の匙に類似したスケーラーで，現在最も多く用いられている．刃部は両側に刃がついている「両刃式」（ユニバーサルタイプ，KKタイプ）と片側のみに刃がついている「片刃式」（グレーシータイプ）があり，両者の差をよく理解して使い分けることが大切である．キュレットはポケット内に挿入しやすく，歯肉縁上は無論のこと歯肉縁下のスケーリング，ルートプレーニングに用いる．

なお歯周外科治療時には，ポケットを形成する歯肉の炎症性の肉芽組織の掻爬にも用いられる．

通常，歯冠側へ引き上げる「垂直ストローク」で使用するが，根面に沿って水平方向に引いて操作する「水平ストローク」も有効である（図5-11参照）．

図5-17 シックルタイプ（鎌型）スケーラー，断面と使用法[1]

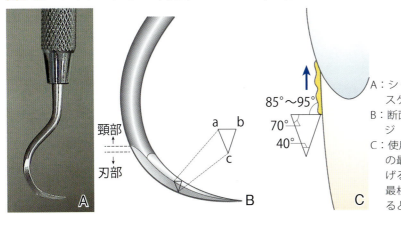

A：シックルタイプスケーラーは歯肉縁上のスケーリングに用いる．
B：断面は三角形で，aとbがカッティングエッジ（刃）になっている．
C：使用法はカッティングエッジ（刃）を歯石の最根尖側にくい込ませて歯冠側に引き上げるプルストロークで用いる．刃を歯石の最根尖側の歯面と約90°の角度で接触させると硬い歯石も除去しやすい．

図5-18 キュレットタイプ（鋭匙型）スケーラー[1]

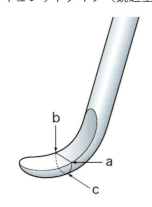

キュレットタイプスケーラーは断面が半楕円形で，図のa-b面は「内面（face）」，c面は「背面（back）」とよぶ．「両刃式」はaとbに，「片刃式」はaのみに刃がある．

第5章 歯周基本治療—II スケーリングとルートプレーニング

1) グレーシータイプキュレット（スケーラー）

グレーシータイプは，C.H.Gracey氏が1930年代に考案した片刃式のスケーラーである．刃が各根面に適切な角度（80°～90°）で接触するよう第1シャンクおよび第2シャンクの角度を変えた7本が基本セットになっている．さらに第1シャンクと刃の内面（フェイス）の角度を変えた両頭式になっており，#1～#14の14種類がある（図5-19，表5-1）．番号は，刃部先端（トゥ）を自分に向け，第1シャンクを垂直にして観察し，内面が右下がりのものが奇数，左下がりが偶数である（図5-20）．

グレーシータイプは，刃部の内面（フェイス）と第1シャンクがなす角度が70°である．刃（カッティングエッジ）は，刃部の内面（フェイス）を上に向け第1シャンクを垂直にして観察した時，内面の低い側についている（図5-20）．

グレーシータイプは，7本14種類と数が多いので，臨床では必要最小限のセットとして，#5/6，7/8，11/12，13/14の4本セットが用いられていることが多い．さらに刃部を小さくした「ミニタイプ」が開発されており，幅の狭いポケットや局所的に深いポケットに有効である．しかし平で広い根面（大臼歯の隣接面など）では，根面全体に届きにくい欠点もある．さらに第1シャンクを細長くして深いポケットに入りやすくした「アフター5」もあるが，シャンクが細長いとシャンクの弾性が強くなり，硬い歯石や汚染セメント質の除去が難しい欠点がある．

図5-19 グレーシータイプキュレット（スケーラー）

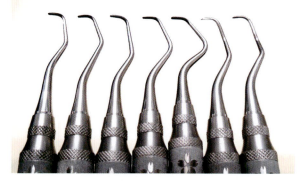

#1/2　#3/4　#5/6　#7/8　#9/10　#11/12　#13/14

第1シャンクと第2シャンクの角度の違いで7本，さらに各々は刃内面の傾きが異なる両頭式になっており，#1～#14まで14種で構成されている．

表5-1 グレーシータイプキュレットの使用部位とスケーラーの番号

使用部位	スケーラー番号
前歯部	#1/2, #3/4, #5/6
臼歯部の頰・舌側	#7/8, #9/10
臼歯部近心面	#11/12
臼歯部遠心面	#13/14

図5-20 グレーシータイプキュレットの断面図，刃部内面の傾斜とカッティングエッジ

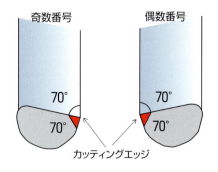

刃先を自分に向けて観察し，刃部の内面が右下がりが奇数番号，左下がりが偶数番号になっている．

2) ユニバーサルタイプキュレット（スケーラー）（図5-21）

両刃式で，刃部内面（フェイス）と第1シャンクが90°なのが特徴である．グレーシータイプより古くからあるタイプで．臨床家や大学により，刃部やシャンクおよびハンドル部に工夫が加えられ，多くの型が発表されてきた．（イエテボリ大学型，コロンビア大学型，ランガー型など）ユニバーサルタイプは，すべての歯に使用できるとされてきたが，大臼歯の遠心側の根面には，刃を硬い歯石の除去に適切な角度である80°～90°で接触させるのが不可能で，SRPできない欠点があり，現在はあまり使用されない．

3) KKタイプキュレット（スケーラー）（図5-22）

グレーシータイプやユニバーサルタイプは，口・歯・手が大きい欧米人に適するよう作られたものである．KKタイプは，日本人（東洋人）に適するように，川崎仁・加藤煕（本書の編著者）が設計したものである．特徴は，

① 第1シャンクは，歯も手も小さめな日本人に適するよう短めで，力が刃とSRPを行う根面に良く伝わり硬い歯石も除去できるようリジッド（硬くしならない）になっている．

② 両刃式なので，両側の刃を使い，スケーラーを取り替えずに多くの面をSRPできる．

③ 内面（フェイス）と第1シャンクが70°になっており，大臼歯において内側刃は頬側・舌側・近心面に80°～90°で接触しやすく，外側刃はユニバーサルタイプが不可能な大臼歯の遠心面に80～90°で接触できる．したがってグレーシータイプに比べると臼歯部でも少ない本数でSRPが行える．とくに十分な開口量がなく大臼歯の遠心面に対して第1シャンクが近心に傾斜せざるを得ない場合などは効果的である（図5-12参照）．

④ 第1シャンクと第2シャンクの角度の違いで，前歯に使いやすい#1と臼歯用#2の2本，さらに刃部の小さい前歯と臼歯用のミニタイプを加え合計4本セットになっている（図5-23）．刃部の小さいミニタイプは，頬舌側と隣接面への移行部や深くて幅の狭い歯周ポケット，近遠心幅の狭い下顎前歯などの頬・舌側のSRPに適している．

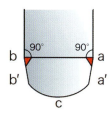

図5-21 ユニバーサルタイプキュレットの断面[1]

ユニバーサルタイプは両刃式で，内面（face, a-b面）はスケーラーの主軸に直角になっており，a, bの両側に刃がついている（赤色部）．

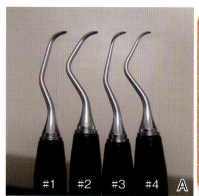

図5-22 KKタイプキュレット

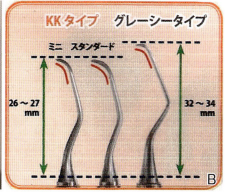

A：第1シャンクと第2シャンクの角度および，刃部の大きさの違いの4本セット．
B：グレーシータイプに比べシャンク（柄）の長さが短く，歯と手の小さい日本人のSRPに適している．シャンクは太く，力を加えたときしならず，力が歯石・根面に伝わりやすく，硬い歯石や汚染セメント質の除去に適する．

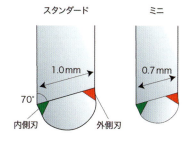

図5-23 KKタイプキュレットのスタンダードタイプとミニタイプ

スタンダードタイプ（#1，2）に比べ，ミニタイプ（#3，4）は刃部が小さく，深くて幅の狭いポケットや近遠心幅が狭い下顎前歯などの深いポケット底部まで挿入しやすい．

第5章 歯周基本治療—II スケーリングとルートプレーニング

3 手用スケーラーのシャープニング（研磨）

手用スケーラーは、刃を硬い歯石やエナメル質，セメント質に強く押しあててストロークするので，数回使用すると刃が鈍くなり切れなくなる．<u>能率良く適切なSRPを行うには，切れるスケーラーを用いることがきわめて大切であり，スケーラーを研磨（シャープニング）し切れる状態にしておくことが大切である</u>．さらに術中に切れ味が低下したら、スケーラーを取り変えるか再研磨する．

1 スケーラー用砥石の種類と特徴（表5-2）

スケーラー用砥石には「手用砥石」と「電動砥石」がある．「手用砥石」は平坦で，キュレットタイプの側面を，角度を変えずに研磨するのに適している．砥石の材質により天然石の「アーカンサスストーン」，「インディアナストーン」，および人工石の「セラミックストーン」がある．

1) 手用砥石
①アーカンサスストーン：米国のアーカンサス産出の天然石の砥石で，粒子が細かく切れ味が軽度に低下した場合や，仕上げ用に用いる．（白色の板状）
②インディアナストーン：米国インディアナ産出の天然石の砥石で，粒子がやや粗く刃がかなり鈍い場合に用いる．能率よく研磨できる．（赤茶色の板状）
③セラミックストーン：人工砥石で，粒子がきわめて細かく，仕上げに用いる．（黒色）

2) 使用時の注意
研磨時に生じる細かな金属が砥石の中に入り込まないように，天然石①と②は，表面に研磨用オイルを塗布し，セラミックストーンは，水を十分に吸わせて使用する．

3) 電動砥石
「電動砥石」は<u>円柱形の砥石を回転させる「回転式」</u>と，<u>平らな砥石が反復運動する「反復式」</u>の2種類がある．鎌型スケーラーは両刃式で刃部の内面を研磨すると両方の刃が能率良く同時に研磨できるので，回転式を用いる．反復式は刃部の側面を研ぐもので，キュレットタイプスケーラーに用いる．

2 シックルタイプスケーラーのシャープニング

シックルタイプは，円柱形の砥石を回転させる回転式電動砥石を用いて刃部の内面を研磨する．内面を研磨するので，側面と内面の角度を変えずに研磨できる．また，厚みがあるため内面を研磨してもすぐに刃部の強度が低下することはない（図5-24A）．

表5-2 砥石の種類と用途

砥石種類	特徴			用途	使用時注意事項
	産出	色	粒子		
アーカンサスストーン	天然石（米国）	白色	細かい	・軽度の切れ味低下 ・仕上げ	研磨用オイル使用 ・研磨能率中程度
インディアナストーン	天然石（米国）	赤茶色	少し粗い	・重度の切れ味低下	研磨用オイル使用 ・研磨能率高い （不必要な研磨によるメタル消耗避ける）
セラミックストーン	人工石	黒茶色	極めて細かい	・ごく軽度の切れ味低下 ・仕上げ	水を十分含ませる（研磨能率低い）

ADVANCE LEARNING

〖切れないスケーラーでスケーリングした場合の問題点〗

歯石除去にはスケーラーの刃を歯石の最根尖側にくいこませ，歯石を歯面から引きはがすので（図5-9参照）．刃は鋭利でなければならない．刃が鈍になっていると歯石の最根尖側にくいこまず，歯石表面を滑るように移動してしまい，歯石は取れず表面を磨いた（バーニッシュ）状態となる．さらに表面の粗糙感がなくなるので，歯石の残存が判定できなくなってしまう．さらにルートプレーニングの効率も低下し，術者の疲労が大きくなる．

〖電動砥石の滅菌消毒の問題点〗

電動砥石は砥石部分を取り外してオートクレーブ滅菌できる製品はあるが，装置全体を滅菌することはできないので，血液に汚染したスケーラーを術中に再研磨するには，感染対策上の問題が生じる．したがって手用砥石で研磨できることが必要である．

II スケーリングとルートプレーニングに用いる器具と使用法

3 キュレットタイプスケーラーのシャープニング

キュレットタイプは刃部の厚みが薄く，内面を研磨すると厚みがさらに薄くなり刃部の強度が低下するため，側面を研磨する（図5-24B）．キュレットタイプスケーラーの研磨の重要なポイントは，①内面と側面の角度を一定に保つ（維持する）こと，②先端を先鋭にしないこと，③グレーシータイプキュレットは片刃式で，刃のある内側面のみ研磨する．④ユニバーサルタイプキュレットやKKタイプキュレットは両刃式で，両側面を研磨する．とくに刃部内面と側面の角度の維持は大切である（図5-25, 26）．

手用砥石による研磨法は，基本的にスケーラーを固定し，砥石を動かして研磨する．まず砥石を利き（右）手で持ち，キュレットを反対（左）の手でしっかり握り，ぶれないように脇を締める．なおスケーラーを机など固定台に押しつけて保持すると安定し，砥石を同じ角度で動かしやすい（図5-26）．

具体的には，メーカーがスケーラー作製時に形成した刃部の側面と内面の作る角度を変えずに，側面を砥石で研磨することが大切である．

1）グレーシータイプキュレットのシャープニング

片刃式で，刃のある内側面と内面の角度を70°に維持し，刃のない外側面は研磨しない（図5-25B）

(1) 刃部内面を床に水平に保つ方法（図5-26）

刃部の内面を床に水平に保ち，砥石を70°の角度で側面にあてて，ダウンストローク（砥石を上から下方へ動かす）する．新しいスケーラーならばメーカーがスケーラー作製時に形成した刃部の側面に砥石を当てると70°になるので，同じ角度でダウンストロークする．砥石の動かす方向が変化（ブレ）して角度が変わってしまうと，刃（エッジ）が鈍くなる．

(2) 研磨する刃部の側面を床に垂直に保つ方法（図5-27）

刃部の内面を70°傾け，刃部の側面を床に垂直に把持して，砥石を床に垂直にダウンストロークする方法である．砥石を垂直にダウンストロークするの

図5-24 スケーラー内面の研磨法

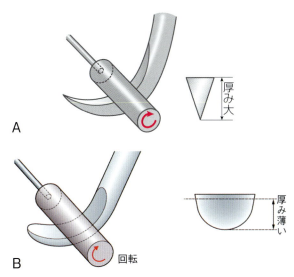

A：シックルタイプおよびユニバーサルタイプ，KKタイプなどの両刃式スケーラーは，エンジンに装着する回転式の砥石を使うと，同時に両刃が研磨でき，能率がよい．しかし，B：刃の厚みが薄いキュレットタイプは，さらに刃部の厚みが薄くなり，力を入れた時しなりやすくなる欠点がある（シックルタイプは刃の厚みがあり，しなりは生じない）．

図5-25 キュレットタイプスケーラー側面の研磨法

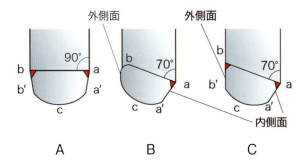

各スケーラーごとに決められた刃部の内面と側面の角度を変えないように研磨する．
　A：ユニバーサルタイプキュレット刃部断面．
　B：グレーシータイプキュレット刃部断面．
　C：KKタイプキュレット刃部断面．内面と側面の角度は70°が基本である．

> **ADVANCE LEARNING**
>
> 〚研磨の角度を70°より変えた場合〛
>
> 刃部の側面と内面の角度を70°より鋭角にすると，切れ味が向上して根面との角度が少し不適切でも切削効率が低下しにくい．しかし切れ味が低下するのが早く頻回の研磨が必要となるうえに，力を入れ過ぎると根面に傷がつきやすくなる．傾斜した大臼歯や開口量が不十分な場合など，刃部と根面との角度を適切にするのが難しい場合には，やや鋭角にすると使いやすい．逆に内面と側面の角度が鈍角になると切れ味が低下する．

第5章 歯周基本治療―Ⅱ スケーリングとルートプレーニング

で，砥石の動かし方が一定し側面を安定して研磨できる利点がある．

2）ユニバーサルタイプキュレットのシャープニング

両刃式なので，両側面を研磨する．スケーラーの固定，砥石の動かし方はグレーシー型と同じである．

3）KKタイプキュレットのシャープニング

両刃式で両側面を研磨するが，内側面と外側面で角度が異なる．内側面はグレーシータイプと同じ方法で，内面と側面の角度を70°に研磨する（図5-25，27）．外側面は110°に研磨する．この場合スケーラーの柄が邪魔になるので，柄を前方に倒してしっかり把持し，砥石をダウンストロークする．

4 スケーラーの切れ味の判定と研磨

スケーラーの切れ味の判定は大切である．研磨前に，スケーラーがどの程度切れるか切れないか，切れ味を調べ，使用する砥石の種類を選ぶ．著しく切れないときは，粒子が粗めの「インディアナストーン」を用い，切れ味が若干低下した程度のときは，目の細かい「アーカンサスストーン」を用いる．

適切に研磨すれば，3回程度のストロークでかなり切れるようになるので，不必要な研磨によるメタルの消耗を防ぐため，研磨の途中にも切れ味を検査する．さらに刃が鋭利になってくると，刃部の内面にスラッジ（黒い泥状物）が付着するのでこの場合切れ味を評価する（図5-28）．

スケーラーの切れ味の判定は，次の3つの方法がある．①刃部の白線を観察する，②シャープニングテスターを使用する，③試し削りする．

1）刃部の白線の有無を観察する方法

切れないスケーラーは，刃部の内面と側面がつくる刃（エッジ）の部分が平面になっていて，光を当てると反射して白い線として見える（図5-29）．白線が見えなければ，刃（エッジ）は鋭利で，切れる

図5-26　キュレットタイプスケーラーの持ち方と砥石の動かし方：（1）スケーラー内面を床に水平に保持する方法

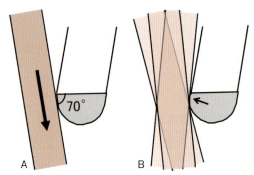

A：刃部内面を水平に保ち砥石を一定方向に動かす
B：ブレは不可（砥石の動かす方向が変化する）

①スケーラーを固定：スケーラーを利き手の反対の手でしっかり持つ．持ち方は掌握法か指先5本を使う方法を用い，脇を締めて安定させる．固定された机の辺縁に固定してもよい．
②砥石は利き手でしっかり持ち，研磨する側面に内面と70°の角度であてがい，ダウンストロークする．
③研磨時にスケーラーが動いたり砥石を動かす方向が変わる（ぶれる）と，カッティングエッジ（刃部）が切れるようにならない．

図5-27　スケーラーの側面を研ぐ方法：（2）研磨する刃部の側面を床に垂直に保持する方法

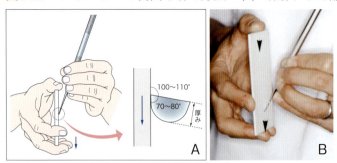
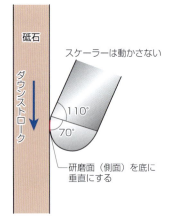

A：左手にスケーラー，右手に砥石を持つ．スケーラーの同じ面を安定して研げるように左手は肘を横腹につけてスケーラーが動かないよう固定し，スケーラーの側面（研ぐ面）を床と垂直に保持し，砥石をその側面に当てがい垂直にダウンストロークする（2〜3回で研げるので研ぎすぎないこと）．
B：スケーラーの内面を床と水平に保って，砥石を斜めにふりおろす方法もある．

C：スケーラーの研磨する刃部の側面を床に垂直に保持し，砥石を垂直にダウンストロークする．砥石の動かし方が床に垂直で一定しやすい利点がある．

スケーリングとルートプレーニングに用いる器具と使用法 II

ADVANCE LEARNING

〖キュレットタイプスケーラーの刃部カッティングエッジ〗

キュレットタイプスケーラーは，根面に接触作業する部位が先端側1/3なので，根元（踵，ヒール）側の切れ味はスケーリングにあまり影響しない．先端1/3を切れるようにすることが必須であるが，刃部の外側面と内側面を平行にするために，あまり使用しないヒール部まで研磨しなければならない．先端部に力を入れて研磨すると先がとがって，歯肉を損傷しやすくなる．さらに根面に適切に接触するのが難しくなる（図5-30）ので，先端が尖ってきたら丸める（図5-31）．

状態である．しかし光のあて方によって変化し判定が難しい欠点がある．

2）テスターを用いる方法

円柱状のプラスチック製テスターに，スケーラーの刃を80～90°に当て，「くい込むかどうか」を見る方法である．テスターに刃が食い込んだ状態で引き上げると，くい込んだ刃がはずれ，"ピン"という高い音がする．刃が鈍くテスターに食い込まないと"ピン"と音がしない．音で判定するので難しいうえに，刃部のどこが切れてどの部分の研磨が必要かの判定が難しい．テスターは硬く，削って判定しようとするのは誤った使用法である．

3）被削材を試し削りする方法

良い方法であるが，適切な形と硬さの検査用の被

図5-28 スケーラーの研磨とスラッジ

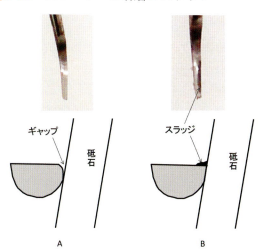

A：まだ鋭利でないときは研磨時にスラッジが付着しない．
B：刃部が鋭利になるとスラッジが付着する．

図5-29 白線による研磨状態の判定

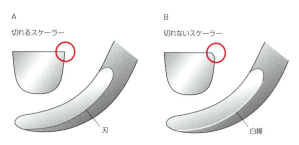

A：切れるスケーラーは刃が線（line）となっており白線は見えない．
B：切れないスケーラー（鈍な刃）は線でなく面になっており，反射光が白線として見える．

図5-30 研磨の悪い例（先端が尖ったスケーラー）[1]

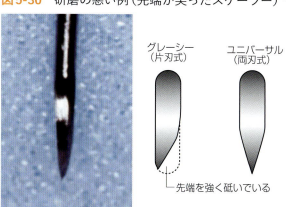

先端部のみを研磨して尖ったスケーラー．キュレットスケーラー先端が尖っているのがわかる．尖った先端が歯肉（軟組織）に刺さりやすい．

図5-31 砥石の動かし方

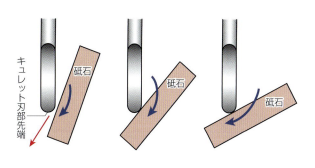

砥石は刃部の外側面と内側面の両者が平行になるように，砥石をまっすぐ動かし，刃部の先端が角張ってきたら丸める．

第5章 歯周基本治療—II スケーリングとルートプレーニング

削材が必要である．しかし現在適切な製品が市販されていない（今後開発が必要で著者らが検討中である）．

4 超音波スケーラーとエアースケーラーの特徴と使用法

1 超音波スケーラー

「超音波スケーラー（Ultrasonic scaler）」は超音波の振動で歯石を粉砕して除去する装置で（図5-32），ハンドピース内の振動子に電圧を加えることで機械的な振動を発生させ，先端の「チップ」を動かしている．

1）歯石の除去

超音波スケーラーは振動数25,000～50,000Hz（回/秒）が用いられている．この領域の振動が用いられるのは，歯石除去の効率が良いためで，振動数が高いほど効率が良いわけではない．先端のチップの振幅は電圧をあげると大きくなるが，最大で100μm（0.1mm）程度であり，肉眼で振動を見ることはほとんどできない．チップの振動は以前の製品では歯面に強く押し当てると弱くなり，さらに力を加えると止まってしまうが，最近の製品はチップに負荷が加わると電圧が大きくなって振動が低下しにくくなっているものもある．

チップの振動には，腹（振幅が最大の部分）と節（振幅してない部分）があり（図5-33），チップ全体が同じように振動しているわけではない．したがってプラークや歯石の除去率は，チップのどの部

図5-33 超音波スケーラーチップの振動と節と腹

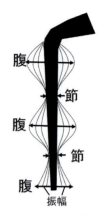

振動するチップには，節と腹がある．節ではほとんど振動しておらず，腹では振幅が最大となる．硬い歯石を除去するには腹の部分が接触する必要がある．

ADVANCE LEARNING

〚超音波スケーラーの振動子と振動方向〛（図5-34）

振動子にはピエゾ式とマグネット式がある．ピエゾ式は，チップ尖端がハンドピースの方向と同じ方向に直線運動をする．一方，マグネット式は，楕円軌道で動いている．直線運動の装置（ピエゾ式）は，チップが歯面に叩く方向に動くか，こする方向に動くかによって，歯石の除去効率と振動による不快感が異なる．叩く方向の場合，強い力が加わり硬い歯石が除去しやすい．一方楕円軌道で動く装置（マグネット式）は，歯面との角度の影響は小さい．しかし臨床的に歯石の除去効率は両者の間に大きな差はない．

図5-32 超音波スケーラー

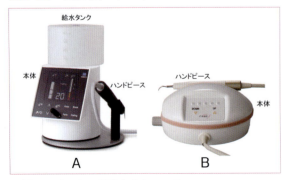

種々の形のものが発売されている．

図5-34 超音波スケーラーのチップの振動方向

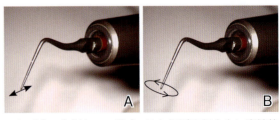

A：ピエゾ式はハンドピースとほぼ平行方向に直線的な振動をする．
B：マグネット式は楕円軌道で振動する．

スケーリングとルートプレーニングに用いる器具と使用法

位が接触するかによって大きく異なっており，節部分は除去率が低く，腹部分は高いので腹部分を接触させる必要がある．どのチップも先端が腹になっているので，チップ先端を歯石や根面に接触させる．

2）チップの冷却水とポケット内洗浄

「超音波スケーラー」はチップが発熱するため，冷却水をチップ表面に流しながら使用する．冷却水はチップの振動により霧状に噴霧され（図5-35），出血があると血液が霧状に散乱するので，感染対策として口腔内バキュームをチップ近くに置くこと，排唾管を使用する場合は口腔外バキュームを併用することが望ましい．

冷却水は歯周ポケット内でもチップに沿って先端まで流れるため，ポケット内の洗浄が行える．チップ周囲では水が渦を巻くように高速で流れる（アコースティックストリーム）（図5-36）ため，シリンジで洗浄するより洗浄効果が高い．しかしプラークは粘着性が強く根面に強固に付着しているため，洗浄では遊離プラークは除けるが，付着プラークはチップが接触しないと除去できない．

3）チップの種類と形態

さまざまな種類と形態のチップが工夫され製品化されている．

(1) 歯肉縁上と浅いポケットに適したチップ

代表的なチップとして「ユニバーサルタイプ」（図5-37）がある．チップが太いので出力を上げてもチップが破折することはなく，歯石除去効率は良い．しかし深いポケット内に入らないため，歯肉縁上と浅いポケットの歯石除去に用いられる．断面の形状は三角形，半円形，台形などさまざまであるが，形状が変わると歯石除去効率と歯面の傷つきやすさがかわってくる．歯石除去効率の高い形状のチップ

図5-35 注水下で超音波振動するポケット探針型超音波スケーラーチップ（北大型）

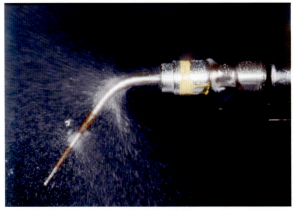

歯肉縁下のスケーリングが行いやすい．チップ先端に小球がついており振動力が加わりやすくなっている．

図5-36 注水下で使用した時の超音波スケーラーチップ周囲の水流

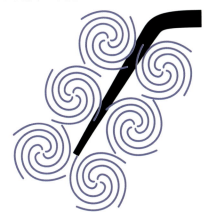

水は高速で渦を巻いて流れている（アコースティックストリーム）ため，洗浄効果が高い．

図5-37 ユニバーサルタイプチップ

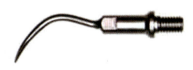

図5-38 ポケット探針型チップ

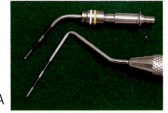 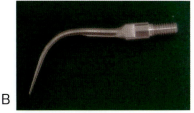

A   B

ポケット探針型チップは，菅谷・川浪が開発した北大型チップに改良を加えたものである．
A：最初に開発したポケット探針型チップ（北大型）
B：現在市販されているポケット探針型の「ルートプレーニングチップ」

第5章 歯周基本治療―II スケーリングとルートプレーニング

は，歯面を傷つけやすくなるので，歯石の硬さや量によってチップを選択する．

(2) 深いポケットに適したチップ

深いポケットにはポケットプローブと同程度に細い「ポケット探針型チップ」が使いやすい（図5-38）．このチップはプロービングと同程度の痛みで歯肉縁下に挿入でき，ポケットプローブが届く部位であればプラークや歯石の除去が可能である．しかしチップは細いので，出力を高くしすぎると破折する危険があるため，メーカー指定の出力を守って使用する．

(3) キュレット形態のチップ

手用スケーラーのキュレット型と同じ形態のチップは，根面の切削効率は他のチップより良いが，大きいためポケット内で使用すると歯肉の抵抗で動きが制限されたり，根面に圧が加わりすぎて過剰に削ってしまうことがあるので注意が必要である．下顎大臼歯など広く平坦な根面に水平ストロークの要

ADVANCE LEARNING

〚キャビテーション〛

超音波スケーラーのチップ周囲ではキャビテーション（空洞現象）が生じる（図5-39）．水の中を高速でチップが動くと，チップ近傍では水中の微小な気泡が圧力差によって膨張し，次に圧壊する．この時，気泡内に水が入り込む速度はきわめて速く（数百 m/s），気泡が消滅する瞬間に気泡中心で水流が衝突して圧力波（衝撃波）が発生する．これがキャビテーションである．この圧力が高い場合には金属が破損する場合もあるが，超音波スケーラーの出力では，チップが破損するほどの強いキャビテーションは生じない．また，キャビテーションは，チップのごく近傍でしか起こらないので，キャビテーションによってチップから離れた部位の歯石が除去されたり細菌が破壊されたりすることはない．したがって，チップをプラークや歯石に直接触れて機械的に除去するように使用することが大切である．

図5-39 キャビテーションの発生（高速カメラ撮影）

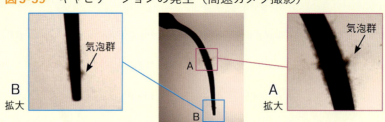

超音波スケーラーチップが液体中で高速振動すると，表面にキャビテーションが生じて多数の気泡がみられる．

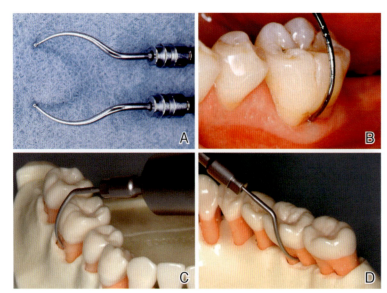

図5-40 根分岐部用チップ（北大型・菅谷）

A：右曲がりと左曲がりの2本セットである．B, C, D：根分岐部の頬側と舌側から挿入しやすい．

領で使用すると効果的である.

(4) 根分岐部用チップ

根分岐部病変では，分岐部探針と類似形態の根分岐部用チップ（図5-40）が，分岐部に挿入しやすく有効である．このチップは，大臼歯の隣接面で歯冠の豊隆や接触点を避けてポケット内に挿入しなければならない場合にも効果的である．

4）超音波スケーラーの利点と欠点

(1) 利 点

①使用法が簡単でチップが触れれば，歯石やプラークが除去できる．力が要らず，動揺の大きな歯でもスケーリングできる．
②冷却水が除去した歯石や出血を洗い流し，視野を確保しながら行える．
③手用スケーラーのように切れ味（研磨）や歯面との接触角度に注意する必要はない．
④深いポケットの場合細いチップ（ポケット探針型）を用いると，挿入が容易で，プロービング程度の痛みで歯肉縁下のスケーリングが可能である．
⑤根分岐部など手用スケーラーが届かない部位も，適切な形のチップを用いればスケーリング可能である．
⑥タンク式では，冷却水に薬液を使用し，ポケットの洗浄・消毒が同時に行える．

(2) 欠 点

①超音波スケーラーは硬い物の除去に適しているが，軟化した汚染セメント質の除去が困難である．
②知覚過敏が強い場合は，冷却水やチップ振動で痛みや不快感を訴える場合がある．
③使用法を誤り，強過ぎる圧で使用すると，根面が削られう蝕の原因となる危険性がある．
④心臓ペースメーカーや植込み型除細動器（Implantable Cardioverter Defibrillator：ICD）装着者には原則禁忌である（これは超音波そのものではなく装置から発生するノイズが誤作動を起こす危険性があるためで，古い機種ほどノイズの発生が多いので注意が必要である）．

第5章 歯周基本治療—II スケーリングとルートプレーニング

2 エアスケーラーの特徴とメカニズム

「超音波スケーラー」が電圧で振動を起こすのに対して，「エアスケーラー（Sonic scaler，音波スケーラー）」は圧縮空気で動かすため，エアタービンとヘッドを付け替えるだけで使用できる．エアスケーラーのハンドピース内には振動子が組み込まれており，その内部の振動体と振動子の外壁との間に微小な隙間が作られていて，圧縮空気をこの隙間に流すと振動体に回転振動が生じる．この振動をチップに伝達させて，チップが振動する構造になっており，チップ先端は楕円軌道で動いている（図5-41）．

振動数は約4,000〜8,000Hzで，「超音波スケーラー」が人の耳に聞こえない領域の周波数であるのに対して「エアスケーラー」は可聴領域のため，「音波スケーラー」ともいわれる．超音波スケーラーに比較して振動数が低いため，チップ先端の振幅は超音波スケーラーより大きく，歯面に触れたときの不快感も強いので，より軽圧で使用する．不快感が強い場合には，出力を下げてチップの振幅を小さくすることが可能である．エアスケーラーは超音波スケーラーと異なり，チップに加わる負荷を検出し出力を自動調節するシステムはないため，チップを強く歯面に押し当てると振動が減衰して効率も低下しやすい．

チップの形状は超音波スケーラーに類似しているが，振幅が大きいため細く長いチップは破折しやすいので，短めである（図5-42）．一方，超音波スケーラーでは柔軟性のあるチップは先端部が振動しなかったり，チップが破折したりするが，「エアスケーラー」は振動数が小さいため細くて弾性があるチップでも振動することが大きな利点である．歯間ブラシに類似のブラシチップ（図5-43）をエアスケーラーに用いると，歯間部や分岐部のプラーク除去に高い効果がある．また，エアスケーラーは振動子を圧縮空気で動かし，電気で動かさないので，電気的なノイズの発生がなく，ペースメーカーを装着している患者にも安全に使用できる．

図5-41 エアスケーラーの構造

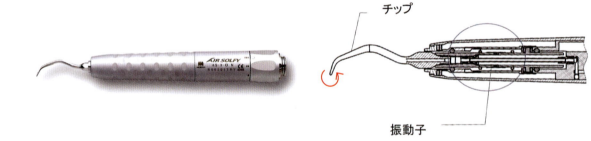

エアスケーラーのハンドピース内に振動子があり，エアタービン用の圧縮空気によって振動し，その振動をチップに伝達する．

図5-42 エアスケーラーのチップ

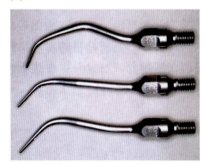

チップの形体は超音波スケーラーに類似している．

図5-43 エアスケーラーのブラシチップ

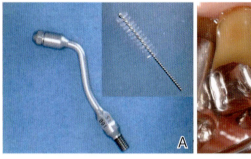

A：歯間ブラシに類似のブラシチップ（先端は交換できる）．
B：チップを手で彎曲させると上顎大臼歯の遠心分岐部でも挿入が容易になる．

スケーリングとルートプレーニングに用いる器具と使用法 II

3 超音波スケーラーとエアスケーラーの使用法と注意点

1) 基本的使用法

　超音波スケーラーとエアスケーラーは，メカニズムが類似しているので基本的に同じ使用法で良い．歯石にチップを軽圧（50〜100g程度）で当てて，できるだけ一塊として除去する．そのためには歯石の中央部でなく，歯石と歯面の境界部にチップ先端を当てると良い．大きな歯石は一塊として除去するのは難しいので，小さく粉砕しながら除去していく．歯石を表面から少しずつ削るのは効率が悪い．

　押し当てる力を大きくしても振動が減衰し，歯石除去効率はあまり上がらず，痛みや不快感が大きくなるだけである．負荷が加わっても振動が減衰しにくいシステムを有する超音波スケーラーでは，少し力を入れると除去効率が上がるが，入れすぎると振動が減衰したり，細いチップは破折したりする危険性があるので，注意する．押し当てる力を強くしてもなかなか除去できない時には出力を上げる．

　手用スケーラーと異なり，力はいらないので，レストは離れた部位に軽く置いて，ハンドピースの動きを制限せず大きく動かせるようにする．

2) 歯肉縁上スケーリング時の使用法

　大きな歯石の除去には，ユニバーサルチップやそれに類似のものが良い．先端部の断面が三角形のチップは除去効率が高く，断面が半円形のチップは歯面に損傷が生じにくい．歯石除去効率や歯面へのダメージは，チップを歯石に押し当てるときの圧やパワーの設定でも異なるため，歯石の硬さや知覚過敏の有無などを考慮してチップを選ぶ．

　叢生のある狭い歯間部では，歯肉縁下用の細いチップを使用する．

3) 歯肉縁下スケーリング時の使用法

　歯肉縁下（ポケット内）に挿入しやすい細いチップを用いる．とくに深いポケットや根面に溝のある場合には，ポケット探針型の細いチップが便利である．ポケットへの挿入がプロービングと同様に行え，ポケットの底部まで麻酔せずにスケーリングできる．

　慣れると超音波振動しながらでも根面の粗糙感を触知できるが，最初のうちはチップが振動していると粗糙感がわかりにくいので，振動を止めてチップ先端で根面の粗糙感を探る．歯石を触知したらそこにチップをあててスイッチを踏み，歯石に振動を加えて除去する．歯石が固く大きいときは，少し強めにチップを押し当てたり出力を上げる．

　歯石が除去できたら，次に根面全面に付着しているプラークを取り除く．歯石が根面全面を覆っていることは少ないが，プラークはポケット内の根面全面に付着していると考えなくてはならない．まず，プロービングと同じ要領でポケット底部までチップを挿入し，ポケット底部から歯冠側に向かってチップを動かす．慣れるとチップを振動させていてもポケット底部で止めることができるが，不慣れだとポケット底部を突き刺して痛みを与えやすいので，最初のうちは振動を止めてプロービングと同じ感覚でポケット底部まで挿入し，それからフットスイッチを踏んでチップを振動させる．チップは歯軸と垂直方向に2mm程度の幅で動かし，チップ先端で根面をこするようにしながら歯冠側に引き上げていく（図5-44）．歯肉辺縁部までスケーリングできたら2mm横に移動してポケット底部までチップを挿入し，同様に歯冠側に向かって根面をきれいにしてい

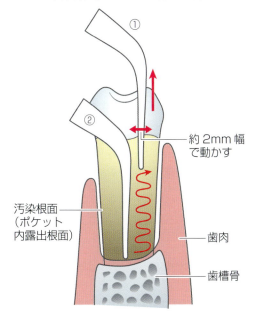

図5-44　超音波スケーラーとエアスケーラーチップの歯肉縁下における動かし方

①チップをポケット底部まで入れ，2mm程度の幅で横に動かしながら，チップ先端で根面をこするようにして，歯冠側に引き上げていく．
②2mm幅で根面の歯石・プラークの除去ができたら，チップをその横に移動して再びポケット底部までチップを挿入し，①と同様に歯冠側に向かって根面の処置をしていく．

第5章 歯周基本治療—II スケーリングとルートプレーニング

く．これを繰り返して全面のプラークを取り除く．

「チップ先端」は振動の「腹」の部分なので大きく振動しているが，「先端から3mm付近」は「節」の部分なのでほとんど振動しない（図5-33参照）．したがって，ポケット底部まで挿入してスイッチを入れ振動させても，プラークや歯石が除去できるのは先端の狭い部分に限られる．チップ先端をポケット底部に入れてチップを横に動かすだけでは，「節」の部分が接触した所には汚染根面が広く残在してしまう．すなわちポケット内に露出した根面全体にチップ先端部（腹の部分）が，接触する必要がある．チップの動かし方は図5-44に示したようにしてチップ尖端を根全体に接触させる．

大きな出力で1個所に強く押し当てると根面が傷つきやすい．プラークはチップに触れるだけで除去できるので，チップ先端を軽圧でポケット内根面全体に接触させることが大切である．なお手用スケーラーによる根面の傷は線状となるが，超音波スケーラーやエアスケーラーでは，表面が剥離した傷となる（図5-45）．

4) 根分岐部スケーリング時の使用法

根分岐部には分岐部探針に類似したチップを用いる．分岐部ではチップ先端を分岐部根面の全面に接触させることが必要である．分岐部病変が根尖方向にも進行している場合は，根尖方向のポケット内根面にもチップを届かせるため，分岐部探針よりやや彎曲した大きいチップが使いやすい（図5-40参照）．

ADVANCE LEARNING

〚超音波スケーラーと薬液の併用〛

超音波スケーラーに給水タンクが付属している場合は，薬液を使用できる．薬液にはクロルヘキシジンやセチルピリジニウム塩化物（CPC）など，洗口剤が用いられることが多い．ポビドンヨードは殺菌力が強い反面，金属への腐食性が高く超音波スケーラーの故障の原因となるので，使用後は水で超音波スケーラー内部を十分に洗浄しなければならない．クロルヘキシジンを用いると歯周炎の改善に効果があるとされているが，日本で認可されている濃度（0.02〜0.05％）で臨床的に有効かは，十分検証されていない．

図5-45 スケーリング後の根面の傷

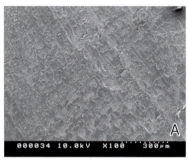 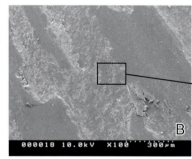 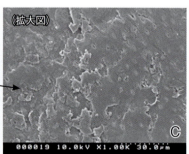

A：手用スケーラーは線状に傷がつく．　B：エアスケーラーは剥離した傷ができる．　C：エアスケーラーの拡大図

II スケーリングとルートプレーニングに用いる器具と使用法

ADVANCE LEARNING

〖根分岐部用チップの使用法〗

　根分岐部では，チップが分岐部根面にくまなく接触するよういろいろな角度で挿入する（図5-46）．また，単根歯よりチップ先端が根面に接触している感覚がわかりにくいので，どのように挿入したら分岐部根面全面にチップ先端を接触させられるか，抜去歯や模型を用いてトレーニングしておくことが必要である．とくに大臼歯の近心根の分岐部側根面には陥凹があり，ここにチップを届かせるには遠心方向からの挿入が必要になる．下顎大臼歯の根分岐部病変部は，歯肉退縮がなくても分岐部中央付近まではプラーク，歯石の除去が可能である（図5-47）．しかし，上顎大臼歯は分岐部の形態が異なり，診査用の分岐部探針を挿入することも難しい場合が多く，チップを分岐部根面に接触させるように動かすことはきわめて困難である．

図5-46 根分岐部用超音波スケーラーチップ（チップ先端に玉がついているタイプ）の使用法（根尖側から見た状態）

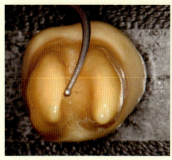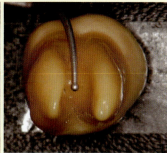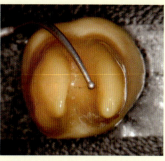

分岐部根面には凸凹があり，くまなく接触させるには，いろいろな角度で挿入する必要がある．

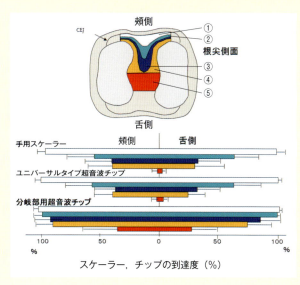

図5-47 根分岐部用超音波スケーラーチップの分岐部根面への到達性の研究（菅谷）

　下顎大臼歯の頰側から根分岐部の部位を①〜⑤に区分し，その部分のスケーリングの可能性（到達度%）を調べた．①白色部（分岐部入口部）→②薄い青色部→③濃い青部→④オレンジ色部（分岐部中央附近）→⑤赤色部（中央を超えた部分）
　手用スケーラーや超音波スケーラーのユニバーサルチップは，分岐部入り口付近（白と青色部）にしか届かないが，分岐部用チップは歯根中央部の根面（オレンジ部）にも届き接触してスケーリング可能である．

第5章 歯周基本治療—II スケーリングとルートプレーニング

III スケーリング・ルートプレーニングの実際

1 歯肉縁下スケーリング・ルートプレーニングの進め方と注意事項

1 術前の準備をする

1) 術前検査と局所麻酔

先に行った歯周検査結果を参考に，実施予定部位を再検査し，症状を正確に把握する．まずエックス線写真で，骨欠損形態，歯根彎曲，分岐部病変，歯石付着を観察する．次にプロービングを行ってプロービングデプス，ポケット内の炎症状態（出血や排膿），歯根彎曲や陥凹，分岐状態，歯石の付着状態を探る．これらの診査はスケーラーの選択と，局所麻酔が必要であるかを決めるのに重要である．

垂直性骨欠損部では水平性骨欠損部よりスケーラーが細部に届きにくく，根面の陥凹部や根分岐部もスケーラーを適合させにくい．プロービングデプスが深くなるほど，スケーラーはポケット底部まで届きにくくなる．さらに，歯肉の炎症が強いほどスケーラーの挿入時の痛みは強い．局所麻酔はこれらの要因を総合的に評価して，必要性を判断する．痛みが少なくスケーラーをポケット底部まで挿入できそうな部位は，麻酔は不要である．

2) 適切なスケーラーを準備し，患者へ治療内容を説明する

術前の診査結果を考慮し，病状・病態に適した形態（刃部の大きさ・太さを含む）の，切れるスケーラーを準備する．患者にはスケーリング・ルートプレーニングの目的・意義について説明し了承を得る．

3) 患者と術者の位置を調整する

治療する部位に応じて，十分な視野と適切なフィンガーレストが得られ，操作しやすい患者の体位（頭の位置と傾斜を含む）と術者の位置を調整する．基本は，患者を水平位にし，上顎治療時は下顎の咬合平面が床に垂直になるように，下顎の歯の治療時は上顎の歯の咬合平面が床に垂直になるように調整する．術者は座位で行う．

2 超音波またはエアスケーラーを用いてスケーリングする

まず歯肉縁下の歯石を超音波またはエアスケーラーを用いて除去する．ポケットが深い時は，ポケット底部まで届きやすいポケット探針（プローブ）型チップを用いるとよい．（図5-38参照）．超音波スケーラーは軽圧で使用することが原則であるが，歯石が硬く除去に時間がかかる場合には，根面にチップを押し当てる力を少し強くしたり，出力を上げたりする．歯冠豊隆が強くポケットプローブ型チップでも隣接面のポケット底部まで入れるのが難しい場合は，根分岐部用チップを用いるとよい（137頁図5-37参照）．

3 キュレットスケーラーを用いてスケーリング・ルートプレーニング（SRP）をする

1) 適切なキュレットスケーラーを選択する

①ルートプレーニングする部位によって，使用するキュレットを選択する．グレーシータイプは，前歯〜小臼歯には#1〜6，大臼歯近心面には#11, 12，遠心面には#13, 14，頬舌側面には#7〜10を用いるのが基本である．KKタイプは前歯部は前歯用の#1と#3（ミニ），臼歯部は#2と#4（ミニ）を用いる（図5-48）．

②ポケットの形態（ポケットの幅や深さ）と根面の状態から，スタンダードタイプかミニタイプを選ぶ．

ADVANCE LEARNING

〖スケーラーの選択〗

実際の口腔内は正常歯列ばかりでなく，歯の傾斜や捻転などのために所定のスケーラーでは根面に適切な角度で適合できないこともあるので，術前のエックス線写真やプロービングで歯根形態を調べ，使いやすいスケーラーを適宜選択することが重要である．

III スケーリング・ルートプレーニングの実際

2) キュレットスケーラーをしっかり把持する

スケーラーは刃物であり強い力で使用するので，歯肉や口唇，頰粘膜などを傷つけず，安定した作業ができるよう，しっかり把持する必要がある．

3) 根面と刃部内面との接触角度を 80〜90°にする

硬い歯石の除去には根面と刃部内面の角度を 80〜90°にすることがきわめて大切で，操作の効率に大きく影響する（図5-12 参照）．ポケット内の刃部は見えないため，第1シャンクと歯軸との角度を参考にして根面との角度を判断する（歯肉縁上または縁下の浅い部分で確認訓練するとよい）．

(1) グレーシータイプキュレットの使い方

第1シャンクに対し，刃部の内面が 70°傾斜なので，根面に 80〜90°にするには，第1シャンクを根面から 20°離れるように傾ける．これは歯冠豊隆を避けて SRP するのに好都合である（図5-49A）．臼歯の近心面は #11, 12 を用い，遠心面は #13, 14 を用いる．頰側と舌側は #7, 8 あるいは #9, 10 を用いる．

(2) ユニバーサルタイプキュレットの使い方

第1シャンクと内面が 90°なので歯根軸と第1シャンクを平行にして操作する．しかし大臼歯の遠心根面は 80〜90°に接触させるのが困難で，適切な SRP が難しい．

(3) KK タイプキュレットの使い方

第1シャンクと刃部内面が 70°傾斜なので，内側面はグレーシータイプと同様で，前歯はすべての面，臼歯は頰・舌側と近心側で 80〜90°に接触させやすい．外側面は臼歯の遠心側に用いるよう設計されており，第1シャンクと刃部内面が 110°になっているので，口腔の前方から挿入すると，遠心面に 80〜90°で接触させることができる（図5-49B）．

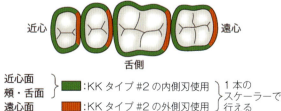

図5-48 臼歯部におけるキュレットタイプスケーラーの選択と使用部位

A：グレーシータイプ：片刃式のグレーシータイプは，3〜4本を部位によって使い分ける必要がある．（それぞれにミニタイプを用意すると 6〜8 本になる）
B：KK タイプ：両刃式の KK タイプは，臼歯部も #2 の内側刃と外側刃を使い 1 本で行える．なお，ポケット幅が狭い場合はミニタイプの #4 を用いる．

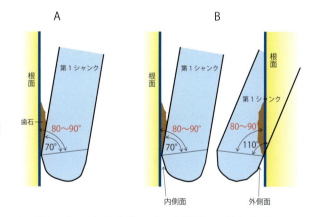

図5-49 キュレットの刃部の内面と根面の接触角度は 80〜90°

A：グレーシータイプ：片刃式で内側面に刃があり，第1シャンクと内面の角度は 70°で，内面と歯面の角度を 80〜90°にしやすい．
B：KK タイプ：両刃式で内側面はグレーシータイプと同じく 80〜90°にしやすい．外側面は，第1シャンクと内面の角度は 110°であり，臼歯の遠心面に用いると内面と歯面の角度は 80〜90°になる．

第5章 歯周基本治療—II スケーリングとルートプレーニング

4) 適切なフィンガーレストと適切なポジションを取る

SRP時に刃部内面と根面の角度を80〜90°にすることは，きわめて重要である．そこで次の順序でまずフィンガーレスト，次に術者と患者のポジションを決める．

①根面にスケーラーを適切な角度で適合させる．
②角度を変えないようにしながらフィンガーレストの位置を決める．
③その位置で手首が無理な角度にならないようにすると，上腕の位置が自然に決まってくるので，上腕の位置が楽になるようにポジションを移動する（ランダムポジション）．

患者の胸に肘が当たったりする場合には，フィンガーレストの位置を変えてポジションを移動する．レストやポジションがうまく取れない場合は，スケーラーを変更する．最初にポジションを決めてしまうとスケーラーの角度やレストの位置が不適切になりやすいので，ポジションは最後に決めるのがよい．

5) キュレットタイプスケーラーでスケーリングを行う

(1) 超音波スケーラーで取り残した大きい硬い歯石の除去

歯石は，まず超音波スケーラーで除去するが，ポケット内部は見えないので取り残している場合も多く，キュレットを用いてていねいに取り除く必要がある．根面に大きい硬い歯石が残存している場合は，次の順序で行う．

①キュレットの刃部の角度を45°に傾けて歯石をよけながら挿入する．
②歯石の最根尖側にスケーラーの刃をくい込ませる．この時，スケーラーの刃部先端1/3を根面に80〜90°に接触させることが大切で，ヒール付近が接触すると力が入りにくくなる．
③スケーラーを歯冠側方向にプルストロークで引き上げ，歯石を根面から引きはがす．ロッキングモーションで行うと疲労が少ない（図5-8参照）．

歯石を表面から少しずつ削るのは誤った方法である．ペースメーカー使用者など超音波スケーラーが使用できないときは，キュレットの操作が大切になる．

(2) 小さい細かな歯石の除去

ポケット内に露出している根面はプラークで汚染され，一部は石灰化し歯石になっている．そこで

①キュレットをポケット底部に挿入し，使用法の原則を守ってていねいにポケット底部から根面全面をスケーリングする．
②操作は，根面の状態を良く感知できるよう「フィンガーモーション」（図5-8参照）を用い，ストロークを短く（2〜3mm）する．
③3回程度ストロークしたらキュレットをポケット内から上に取り出し，除去された物を観察する．除去された物の中に汚染物質がある場合は，再度スケーリングする．
④除去される物の中に汚染物質がなくきれいになったら，次に歯冠側の3mmをスケーリングする．

6) キュレットタイプスケーラーでルートプレーニングを行う

(1) 汚染セメント質の除去

歯石を除去したら，ルートプレーニングを行うために，まずキュレットをポケット底部まで挿入し，汚染セメント質の除去を行う．歯根が細くポケットも狭い場合は，ミニタイプが有効である．最初は力

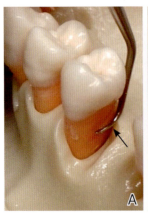
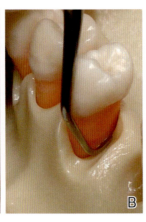

図5-50 垂直性骨欠損部（骨縁下ポケット）のSRPの注意事項

A：遠心側に垂直性骨吸収がある場合，骨（の壁）が残っている舌側からスケーラーを挿入してもポケット底部に届かない．
B：骨（の壁）がない頬側から挿入し，スケーラー先端部でルートプレーニングする．

を入れて汚染セメント質を切削する．根面の硬さや凹凸が指に伝わりやすく，力を加減しやすい「フィンガーモーション」（図5-8参照）を用い，動かす範囲を小さくする（短いストローク）．

(2) 根面の滑沢化

ポケット内根面の汚染セメントが除去され，キュレットの刃部に感じる粗糙感がなくなってきたら，軽圧で根面を滑沢化する．キュレットをポケット底部まで挿入し，弱い力で歯冠側に向かって歯肉縁まで引き上げ根面を滑沢にする（長いストローク）．

4 スケーリング・ルートプレーニング（SRP）完了の判定

スケーリング・ルートプレーニングを行って，歯石と軟化セメント質がなく根面が滑らかになったと感じたら，もう一度，キュレットで根面を探る．根面が硬く粗糙感がなくなったら完了と判定する（なお，キュレットが届かない根面があると判定を誤る．心配な場合はスケーラーに比べ細部まで届きやすいポケットプローブやエキスプローラーで根面を探る）．

5 スケーリング・ルートプレーニング（SRP）後の処置

歯肉縁下は，根面から除去した歯石やプラーク細菌がポケット内に残留している可能性があるので，洗浄を行う．超音波スケーラーを使用し，チップはポケットに挿入しやすいものを用い，出力を低くして用いる．

さらにSRPにより歯根が露出した場合は，知覚過敏の予防としてフッ素溶液を塗布したり，フッ素入りペーストで研磨する．ペーストで研磨すると微細な凹凸が消失し舌感も改善する．

6 次回来院時の点検（検査）と確認

次回来院時（1～2週後）には，プラーク付着状態，歯石の再形成状態，歯肉辺縁の炎症状態を点検し，口腔清掃法を再指導する（第4章参照）．SRPにより歯肉の炎症が改善し歯肉が退縮するなど形態が変化した場合は，これまでの清掃法では歯頸部に十分歯ブラシが当たらないことがあるので，点検し再指導する必要がある．

ADVANCE LEARNING

〖大臼歯をSRPする場合のスケーラーの使い方と注意点〗

根の形態は歯によって異なり，個体差もある．適切な番号（#）のスケーラーを選ぶ条件も，根面と刃との接触角度を適切に保てることが基本になっている（126頁参照）．大臼歯は，歯冠の軸と歯根の軸が異なることが多く，歯根が離開している下顎大臼歯の近心根の近心面は，歯冠の軸よりも遠心に傾けなければならず，遠心根の遠心面では近心に傾けなければならない．また彎曲した歯根では，根尖側と歯頸部付近とで角度を変えることが必要である．したがって，術前にエックス線写真やプロービングで歯根の向きを十分に把握しておくことが必要となる．

ADVANCE LEARNING

〖ポケットが深かった部位のSRP後の再評価と対応〗

ポケットが深かった部位は，再度口腔清掃指導を十分行い，歯肉の上皮や線維の修復が期待される2週間以後に歯肉の変化を観察するとともに，プロービングを行い出血の有無と根面の粗糙感を確認する．とくに分岐部や歯根の陥凹が強い部位は，SRP当日のプローブによる根面粗糙感の診査は精度が低いので，次回来院時に炎症状態で評価する．①歯肉辺縁に発赤があり，プロービング時に辺縁部から出血する場合は，日常のブラッシングが不十分なのが原因である．②ポケット底部までプローブを入れて出血したり排膿したりする場合は，ポケット深部にプラークや歯石の取り残しがある可能性が高い．再SRPや歯周外科手術を検討する．

第5章 歯周基本治療—II スケーリングとルートプレーニング

2 スケーリング・ルートプレーニングを成功させるうえで大切なこと

1 口腔清掃レベルが向上してから行う

スケーリング・ルートプレーニングを行う前に，口腔清掃指導を十分に行い，患者が口腔清掃の重要性を理解し，口腔清掃状態が改善していることが大切である．この理由は次の通りである．

なお，歯肉縁上歯石が多く口腔清掃を阻害している場合は，口腔清掃指導を行うとともに縁上歯石を除去し清掃効果を向上させ，炎症を軽減させてから縁下のSRPを行う．

①患者自身が行う口腔清掃のみで，歯肉の炎症が改善することを自覚してもらう．清掃指導前にスケーリング，ルートプレーニングを行って歯肉の炎症が改善すると，患者は歯科医院での処置に依存するようになり，口腔清掃レベル向上へのモチベーションが低下する危険性がある．
②口腔清掃が悪いと，歯石の再形成が早く頻繁にスケーリング，ルートプレーニングが必要になる．さらに，歯肉の炎症が十分改善しない．
③口腔清掃により歯肉の炎症が軽減していると，スケーリング時の痛みが少ない．
④出血が少なく歯石が見やすくなり，止血もしやすくなる．
⑤知覚過敏の予防．歯根が露出してもすぐに清掃でき知覚過敏を防ぐ．さらに口腔清掃により歯肉の腫脹が軽減していると，術後の退縮が緩徐に生じ（図5-51）急激な歯肉退縮を防ぎ知覚過敏を予防する．

図5-51 SRPの効果（42歳女性）

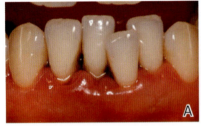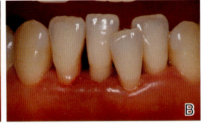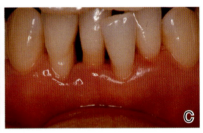

A：初診時：歯肉の炎症が強く，歯石の沈着がみられた．
B：歯肉縁上スケーリング後1か月：まず口腔清掃指導を行った後，縁上スケーリングを行った．
C：歯肉縁下SRP後1か月：口腔清掃指導と歯肉縁上スケーリングにより，歯肉の炎症・腫脹が軽減してから歯肉縁下のSRPを行った．清掃状態は良好で，歯肉の発赤，腫脹，プロービング時の出血（BOP）は消失した．

ADVANCE LEARNING

〚SRP時の菌血症〛

SRPによる菌血症の発現頻度は高く，抜歯時と同程度で半数以上の患者に菌血症が生じる．菌血症は細菌が血管の中に入り血流にのって循環している状態である．健康な患者ではこの菌血症は一過性で，細菌は増加せず約30分で血液中から細菌が排除されるので，問題ない．しかし重度歯周炎の歯を多数同時に行ったり，全身的に易感染状態にある患者，細菌性心内膜炎，大動脈弁膜症，チアノーゼ先天性心疾患，人工弁・シャント術実施患者などでは，問題が生じる可能性があり，術前にペニシリン系やセフェム系の抗菌薬を投与して菌血症を予防しなければならない．

ADVANCE LEARNING

〚早期に行うSRP〛

SRPを早期に行って歯周炎の活動性を急いで下げる場合がある．歯周炎の活動性が高く口腔清掃レベルを良くするのに数か月要する患者は，その間に歯周組織破壊が進んでしまう危険性がある．このような場合には，早期にスケーリングを行う．とくに侵襲性歯周炎で進行が早く，活動性を早急に下げたい場合は，口腔清掃が十分に上達していなくても歯肉縁下スケーリングを行って細菌叢を改善し，歯周病の進行を抑え（活動性の低下）ながら口腔清掃レベルを向上させていく．

⑥菌血症を少なくすることができる．スケーリング，ルートプレーニング時には，細菌が血液中に侵入して菌血症を生じるが，歯肉の炎症が軽減していると細菌侵入は少ない．

2 フィンガーレストをしっかりとる

SRP 時にはスケーラーにかなりの力を加える必要があるため，フィンガーレストが不安定だと力が入らないし，歯肉や口腔粘膜を傷つける危険性がある．フィンガーレストは，口唇や口腔粘膜など軟組織に置くと不安定で痛みが生じることもあるので，歯の上に置くのが原則である．さらに，動揺が大きい歯は避け，動揺の少ない歯を選ぶ．

スケーラーは刃部を根面に当て，力を入れて歯冠側方向に引き上げるため，フィンガーレストは力を加えやすい位置に置く（図5-13～16参照）．

フィンガーレストの位置と刃に加わる力の関係は，次の通りである．
①スケーラーの刃を，フィンガーレスト側に引きつけてストロークする場合は，力を加えやすい．
②刃をレストの位置と反対方向に押しつけてストロークする場合は，力が入りにくい．
③スケーリングする歯にできるだけ近い歯にレストを置いたほうが安定し，力も入りやすい．

3 病状，目的に応じて器具を選択し根面削除量も変える

歯周病の病状（ポケットの深さ，歯根形態，歯石の量，軟化セメント質の有無，根面の彎曲と凹凸），および歯周治療の内容（基本治療か，歯周外科か，とくに再生療法か，メインテナンス治療か）によって，使用する器具を選び，根面の削除量も変える．

4 オーバートリートメントを防止する：（根面の汚染の診断が重要である）

根面がプラーク細菌で汚染した部分はSRPを行うが，汚染していない部分はSRPを行う必要はない．行えばオーバートリートメントとなり，根面と歯周組織の付着が失われ，ポケットになってしまう危険性がある．これを防ぐには，その部分の根面が汚染されているかどうか調べ，診断することが必要である．

ポケットプローブが入る部分は，すべてが根面にプラークが付着し汚染されているわけではなく，歯肉や歯根膜線維の付着が残っていて汚染されていない部分がある．すなわちプローブが入るからといって，すべてをルートプレーニングしてはならない．歯肉の炎症が強い（とくに歯肉膿瘍など）場合は，ポケット底部の歯肉線維が破壊されており，プローブやキュレットは歯根に付着している歯肉線維を突き抜けて挿入され，ポケットと誤診しオーバートリートメントしてしまう可能性がある．

これを避けるには，SRPを行う前に，
①口腔清掃を徹底し炎症を改善しておく．
②超音波スケーラーで歯肉縁下スケーリングを行って強い炎症を改善しておく．
①と②により歯肉線維を再生させ，プローブやキュレットが付着のある部分に誤入しない状態にすることが大切である．
③さらに，歯根膜の変性や歯の動揺など強い咬合性外傷がある時は，これらの原因を取り除き改善するため，咬合調整や暫間固定，ブラキシズム対策などを行ってからSRPを徹底する．

5 軟組織を不必要に傷つけない

歯肉を不必要に損傷すると痛みや出血だけでなく，急速な歯肉退縮の原因となり，必要以上に根面の露出が生じる．スケーリング・ルートプレーニン

ADVANCE LEARNING

〘スタンダードタイプとミニタイプの選択〙

中等度～重度歯周炎で歯周ポケットが深く広く，歯石と汚染セメント質が多い場合や，歯周外科治療時は，超音波スケーラーで除石後，刃部の幅広いスタンダードタイプのキュレットを用い汚染根面の削除を能率良く行う．

ポケットの幅が狭い場合は，ミニタイプを選ぶ．さらにメインテナンス治療期でポケットが浅く（4～5mm），炎症はなく根面も滑沢な場合は，キュレットを使わず，超音波スケーラーでプラークを除去し，根面を削除しない．

第5章 歯周基本治療—II スケーリングとルートプレーニング

グは，歯肉を損傷しないことよりも，ポケット内にプラークや歯石を取り残さないことが優先されるが，不必要な歯肉の損傷は避けるべきである．

歯周ポケット搔爬（キュレッタージ）は，スケーリング・ルートプレーニングと比べて効果に差はなく，ポケット搔爬を積極的に行うことはない．

3 歯周病の進行度（重症度）に応じたスケーリング・ルートプレーニングと注意事項

1 軽度の歯周病：超音波スケーラーを用いて行う

1）単純性歯肉炎：基本的に麻酔なしで，超音波スケーラーで行う

ポケット底がエナメル質上にある歯肉炎では，超音波スケーラーで行う．炎症が強い場合は，口腔清掃指導を徹底して炎症が改善してから，超音波スケーラーで行う．エナメル質はチップより硬いので，出力を上げても傷つかず歯面に陥凹が生じることもなく，知覚過敏症状を訴えることもない．

2）増殖性歯肉炎：超音波スケーラーで行う

フェニトインやニフェジピンなどカルシウム拮抗剤の副作用として生じる増殖性歯肉炎の場合は，超音波スケーラーを用いる．しかし線維性に増殖した

> **ADVANCE LEARNING**
>
> 〖オーバートリートメントの危険性が高い症例と対策〗
>
> 根尖性歯周炎の根尖病変の排膿路（歯周・歯肉病変）となっている場合や垂直歯根破折の場合は，根面にプラーク付着がない（汚染されていない）のに歯肉や歯根膜の線維が破壊されていて，プローブが穿通しプロービングデプスが深くなることが多い（第3章「プロービング」参照）．この部分をSRPすると，根面に付着する歯肉や歯根膜の線維を除去してしまい，歯周ポケットをつくることになる．これらが疑われる場合は，SRPの最初のストロークでプラークや歯石が除去されるかを確認する．キュレットによりプラークや歯石が除去されてこなければ，慎重に対応すべきである．

歯肉の抵抗でチップの振動が減衰するので，出力を高めにする．スケーリング時の痛みは少ないので，ポケットが深い場合やポケット底部の炎症が強い場合を除いて，局所麻酔は不要である．

通常は薬剤を変更しなくても口腔清掃指導とスケーリングを繰り返し行うことで改善する．しかし，単純性歯肉炎のように短期間では改善しないので，

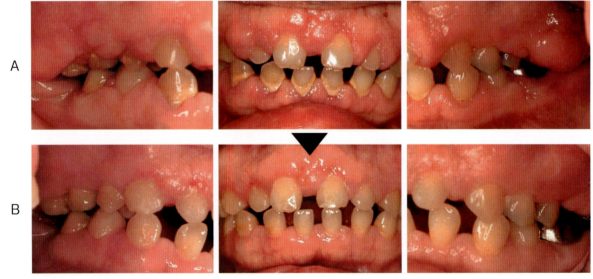

図5-52 フェニトイン性増殖性歯肉炎に対する口腔清掃指導とスケーリングの効果

34歳女性．A：初診時．口腔清掃の不良とフェニトイン（てんかん治療薬）の副作用で歯肉の増殖が著しい．とくに臼歯部が著明．
B：スケーリング後8か月．薬剤の変更をしなくても，繰り返しの口腔清掃指導とスケーリングで歯肉増殖は改善してきている．

III スケーリング・ルートプレーニングの実際

長期的な対応が必要である（図5-52）.

3) 軽度の歯周炎：主に超音波スケーラーで行う

歯周ポケットが4mm程度で骨吸収が少ない場合，スケーリングは，歯肉炎と同様に超音波スケーラーのみで行える．ルートプレーニングすなわちポケット底部の汚染セメント質の除去には，キュレットスケーラーを併用する．局所麻酔は不要なことが多い．セメント-エナメル境は粗糙になっており，ルートプレーニングでは滑沢にならないので，歯石の残存と間違えないように注意する．

2 中等度の歯周病：超音波スケーラーとキュレットスケーラーを用いて行う

歯周ポケットが5〜6mmの場合，まず局所麻酔なしで超音波スケーラーを用いてスケーリングする．次に，歯根の幅が広くポケット幅も広い部位は，スタンダードタイプのキュレットスケーラーでルートプレーニングする．しかし下顎前歯唇側など歯根の幅が狭い場合やポケットの幅が狭い部位は，スタンダードタイプの挿入が難しく，ミニタイプを使用する．根面の状態により適切なキュレットスケーラーを選べば，局所麻酔なしでスケーリング・ルートプレーニングが可能である（図5-53）．しかし根分岐部，根の陥凹部，垂直性骨欠損部では，歯肉損傷が生じやすく，局所麻酔を必要とする場合がある．

3 重度の歯周病：1回のみでは困難，少し改善してから再度行う

重度の歯周炎でポケットが6mmを超える場合は，長い時間根面がプラークに汚染されているため，汚染セメント質が多く，キュレットスケーラーをポケットの底部まで挿入しセメント質表層を一層削除する必要がある．深いポケットの底部までキュレッ

図5-53　中等度歯周炎に対するSRPの効果—麻酔なしで行える

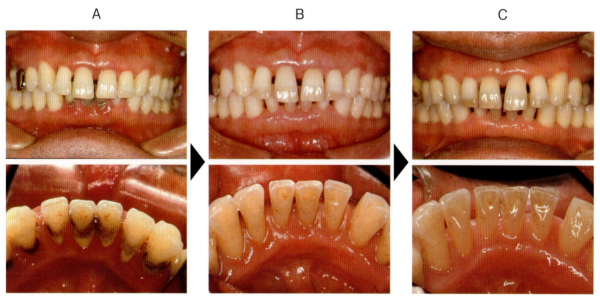

50歳男性．A：初診時．B：麻酔なしでスケーリング後1か月．C：麻酔なしでSRP後1か月．
中等度の歯周炎でも，歯肉縁上スケーリングと口腔清掃指導により歯肉の炎症が改善してから，歯肉縁下SRPを行うと，痛みが少なく麻酔なしで処置が可能となる．

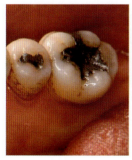 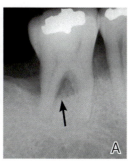 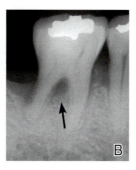

図5-54　根分岐部病変のメインテナンス治療におけるブラシチップの効果

分岐部の病変の症例（47歳男性）．
A：初診時．舌側にⅡ度の分岐部病変，遠心には垂直性骨欠損がみられる
B：14年後．根分岐部用超音波スケーラーチップでスケーリングを繰り返し行って，悪化することなくメインテナンスされている．

第5章 歯周基本治療—II スケーリングとルートプレーニング

図5-55 重度歯周炎のSRPの効果（41歳，女性）

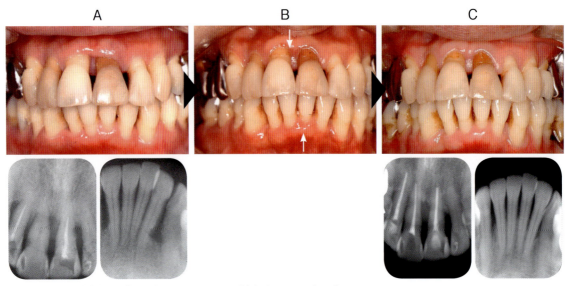

A：初診時．上顎前歯部のポケットは10mm，下顎前歯は6mmであった．
B：歯肉縁下SRP後3週．一度の歯肉縁下ルートプレーニングでは歯肉の発赤と腫脹が十分改善せず（↑↓部），6mmのポケットが残存したので，さらに再SRPを行う．
C：21年後．再SRPでポケットは3mmとなり，その後も良好にメインテナンスされている．

トを挿入するには痛みを伴うことが多く，局所麻酔を行う．まず超音波スケーラー用いてスケーリングし，次にキュレットスケーラーでスケーリング・ルートプレーニングを行う．

ポケットが深いと，ポケット底部まで完全にルートプレーニングできないことも多い．1回のSRPでは十分に改善しない場合は，ある程度歯肉の炎症が改善し，ポケットが少し浅くなってから再SRPを行うと効果が上がる．

ADVANCE LEARNING

〖再SRPの効果〗

数回SRPを行っても1回の場合と効果に差はないという論文もあるが，プローブでポケット内根面を探り，歯石の残存など根面が粗糙な場合とくに水平性骨吸収の症例では，再度のSRPで良好な結果が得られることが多い（図5-55）．一方，垂直性骨欠損部や根分岐部など，再SRPしても十分にスケーラーが届かない場合は効果が期待できない．

ADVANCE LEARNING

〖SRPの効果と限界〗

ポケットが深くなるほど完全なルートプレーニングは難しくなるが，歯肉の炎症が浮腫性で骨欠損形態が水平性の部位では，術前のポケットが6～8mmであっても3mm以下に改善されることは多い．しかし，垂直性骨欠損部では，スケーラーがポケット底部まで入りにくいだけでなく，歯槽骨頂部が吸収されないと歯肉が退縮しないため，炎症は改善しても深いポケットが残りやすい．

SRPで骨欠損底部に骨が添加されて骨欠損が改善することは少ないが，歯周基本治療で骨頂部の骨が緻密になったり，凹面が凸面に改善するのが観察されている（図5-55）．ポケットが深くても定期的に口腔清掃指導とSRPを行い，炎症がなければ進行させずに長期的にメインテナンスできる症例もある．しかしポケット内プラークを定期的に除去するには，ポケットが浅い方がメインテナンスしやすい（図5-53～57）．

III スケーリング・ルートプレーニングの実際

4 根分岐部病変：超音波スケーラー（分岐部用チップ）の主にミニタイプキュレットスケーラーを併用する

狭い根分岐部病変では，キュレットスケーラーは分岐部に挿入できなかったり，適切な角度で根面に当てるのが困難である．これに対し超音波スケーラーはチップ先端部が根面に接触すればプラークや歯石を除去できるため，根形態が複雑な根分岐部で有効である（142，143頁参照）．なお根分岐部は，根尖方向のポケットを見落とさずにスケーリング・ルートプレーニングすることが大切で，超音波スケーラーとミニタイプのキュレットスケーラーを用いる．

5 メインテナンス治療：主に超音波スケーラーを用いる

メインテナンス治療では，歯肉縁下のプラークを定期的に取り除くことが重要である．とくに一部に残存するポケットの深い部位は，患者によるブラッシングのみではポケット内に有害な嫌気性菌が増加するのを防ぐのは難しく，定期的なポケット内のプラーク除去が必要である（図5-55，56）．

ポケット内プラーク除去には，根面全面に超音波スケーラーのチップを接触させ取り除く，深いポケットにはポケット探針型チップ（図5-38参照）が使いやすく，パワーは低く，軽圧で根面に触れるようにする．

ADVANCE LEARNING

〚エアスケーラーのブラシチップ〛

根分岐部など超音波スケーラーチップを接触させるのが難しい部位には，エアスケーラーのブラシチップが有効である．少し太めのブラシチップを分岐部や歯間部に押し込むと，陥凹部で毛先が広がって根面のプラークを除去できる．歯根に陥凹がある部位の清掃には，デンタルフロスより歯間ブラシが効果的なのと同じである．さらに注水しながら振動するので，プラーク除去効果は歯間ブラシよりはるかに高く，根面から除去したプラークを洗い流してくれる．

図5-56 ニフェジピン増殖性歯肉炎と歯周基本治療の効果

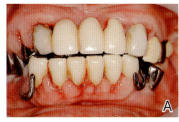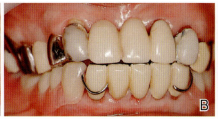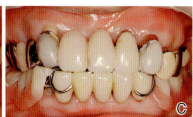

A：79歳，女性，初診時，高血圧治療のためニフェジピン服用，夜間の歯肉出血が多く，起床時に枕が赤くなると訴えて来院（心疾患がありワーファリンも服用中）歯肉の炎症・腫脹が強い（1|1 2 は欠損しブリッジとなっている）

B：9か月後，口腔清掃指導の徹底と歯肉縁下SRPをくり返すことにより改善，歯肉出血はきわめて少なくなる．高血圧と心臓疾患のためニフェジピン，ワーファリンはそのまま服用，歯周基本治療の重要性を示している．

C：4年後，心臓疾患の手術で1年間歯周治療は中断したが，入院中も口腔清掃に努めており，歯肉の状態は良好である．

第6章 歯周基本治療—Ⅲ 咬合性外傷の治療，その他の治療と再評価

I 咬合性外傷の治療と歯科衛生士の役割

「咬合性外傷」は強い咬合力（外力）によって生じる歯周組織の外傷（外力による損傷）で，歯根膜の変性・壊死，歯槽骨の吸収（垂直性骨吸収），歯の動揺の増加などの症状が生じる．プラーク細菌によって引き起こされる炎症と合併すると，歯周病を急速に進行させるので，咬合性外傷の治療は大切である（第1章参照）．「咬合性外傷」を引き起こす原因因子は「外傷性咬合」とよばれ，早期接触，側方圧，ブラキシズム，舌の習癖などがある．

咬合性外傷の治療法は，「原因除去」であり，「咬合調整」「ブラキシズム習癖の改善」「舌の習癖の改善」「歯冠形態修正」「暫間固定」「喪失歯の暫間補綴」などで，主に歯科医師が行う（図6-1～3，表6-1）．

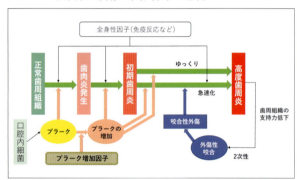

図6-1 咬合性外傷と歯周炎の進行

咬合性外傷は炎症（歯周炎）と合併すると，歯周炎を急速に進行させる．歯周炎が重度になると歯槽骨や歯根膜が著しく減少し通常の（生理的）咬合力でも外傷が生じるようになる．これを2次性咬合性外傷といい，歯周炎はさらに進行する．

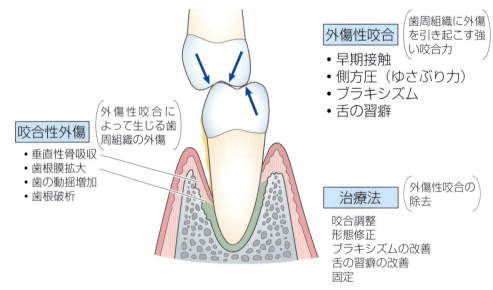

図6-2 外傷性咬合と咬合性外傷および治療法

炎症と咬合性外傷の合併：プラークによって生じた炎症と強い力により歯周組織に生じた外傷が合併すると歯周病は急速に進行する．

咬合性外傷の治療と歯科衛生士の役割

図6-3 早期接触により生じる咬合性外傷の症状（エックス線写真にみられる症状）

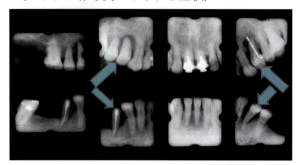

矢印で示す歯には，咬合性外傷の症状である垂直性骨吸収と骨縁下ポケット（|4にプローブ挿入）が見られる．
咬合検査で，第1小臼歯に早期接触が認められた．（第2小臼歯には早期接触はない）

表6-1 咬合性外傷の治療法（原因となる外傷性咬合の除去，改善）

1) 歯に加わる力を減らす—非生理的な力を軽減する
ブラキシズムを減らす 咀嚼時に加わる力を減らす
2) 特定の歯に力が集中するのを避ける
咬合調整：早期接触の除去，歯軸修正（側方圧を減らす） 咬合面の形態修正：咬合面を小さく 固定，ナイトガード（多くの歯に力を分散させる） 義歯（残存歯が少ない場合は咬合力を粘膜にも負担させる） インプラント（残存歯の負担を軽減する）
3) 支持組織を増強する
歯周組織の炎症の除去，歯周組織の再生 　（歯肉線維と歯根膜線維の増強 　　歯槽骨の増加と緻密化）

図6-4 咬合性外傷の治療の進め方

❶ **咬合性外傷の症状の検査**
咬合性外傷の症状を調べる
1) 歯周組織に現れる症状
・歯の動揺の増加
・重度の歯周炎：（炎症と咬合性外傷の合併による）
・垂直性骨吸収，歯根膜拡大，深い骨縁下ポケット
・歯の病的移動（歯列不正の発現・進行）
・根分岐部病変の進行
2) ブラキシズムによる歯や口腔粘膜・舌に現れる症状
・歯の著しい咬耗
・くさび状欠損（アブフラクション）
・歯根の垂直破折
・頬粘膜の歯列圧痕
・舌の歯列圧痕

→

❷ **原因となる外傷性咬合の検査**
咬合性外傷の症状があると診断したら，原因となる外傷性咬合を調べる
● 早期接触
● 側方圧
● ブラキシズム
● 舌の習癖
● 異常に強い咀嚼時の力
● 2次性咬合性外傷の存在（歯周組織の支持力の低下）

→

❸ **咬合性外傷の治療**
外傷性咬合（原因）を除去する治療を行う
● 咬合調整（早期接触，側方圧の除去）
● 形態修正（側方圧，2次性咬合外傷の改善）
● ブラキシズムの改善
● 舌の習癖の改善
● 暫間固定，永久固定（2次性咬合性外傷の改善）

「歯科衛生士の役割」は，咬合性外傷について理解を深め，歯科医師が行う咬合性外傷の検査と治療の補助を行うことである．診療に用いる器具の準備はもちろんのこと，治療内容を理解して患者へ説明することは，大切な診療補助となる．とくに咬合性外傷を引き起こす原因となる「ブラキシズム習癖」と「舌の習癖」の改善には，口腔清掃指導と同様に患者のモチベーションの向上と信頼関係が大切であり，歯科衛生士は重要な役割をする（図6-4）．具体的には，「ブラキシズム」や「舌習癖」の特徴・傷害性について説明し，患者がブラキシズムとくに「クレンチング（食いしばり癖）」を治す努力をするモチベーションを高めることである（159〜161頁ブラキシズム習癖の改善・治療，舌習癖の治療参照）．

咬合性外傷の検査，原因となる外傷性咬合の検査については，第3章（84頁）を参照し，咬合性外傷の症状，外傷性咬合の検査法を理解しておくことが大切である．

第6章 歯周基本治療—Ⅲ
咬合性外傷の治療，その他の治療と再評価

1 咬合調整

正常歯列では，上下の歯を咬合させたとき多くの歯は同時に接触する．しかし，一部の歯が他の歯よりも早期に接触する場合があり，この状態を「早期接触」という．「早期接触」の歯は咬合時に強い力が加わり，咬合性外傷を引き起こす．

「咬合調整」は，この「早期接触」を取り除き，多くの歯に咬合力がバランスよく加わるようにする治療法である．治療の進め方は，①咬合の検査を行い早期接触する部位を見つけ出す，②早期接触部を削合して，咬合性外傷を改善する（表6-1, 2）．歯周病患者では炎症により歯が挺出して早期接触になっている場合もあるので，基本治療時の最初は強い早期接触のみ削合調整を行い，軽度早期接触は基本治療により炎症が改善してから行う（図6-5～7）．

1） 検査に使用する器材（準備する器材1）
　咬合紙（赤色，青色），咬合紙ホルダー，咬合検査用ワックス，患者の歯列模型

2） 歯の削合に使用する器材（準備する器材2）
　削合用バー，タービンバー，研磨用バー

表6-2　咬合調整の原則

咬合性外傷を起こす早期接触を除去し，咬合力が多くの歯にバランス良く加わるよう歯を削合・調整する
1　早期接触を除去し安定した咬頭嵌合位を確立する 　　ただし咬合高径は低下させない
2　側方圧を減らし，歯軸方向の力が加わるようにする
3　咬合面を小さくし，一度に加わる咬合力を弱くする
4　削合し過ぎや知覚過敏の発現を避けるため，一度に多量に削らず，一定期間経過観察し，再検査して行う

図6-5　咬合調整
①早期接触の検査・確認

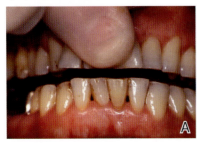
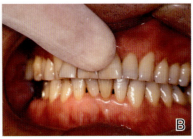

咬合性外傷の症状のある歯に「指による触診法」を用いて早期接触の存在を検査・確認する．
A：咬合性外傷の症状のある歯と隣接歯に指先をあてがって咬合させる．
B：早期接触歯は隣接歯より強く振動し，判定できる．

②咬合紙準備

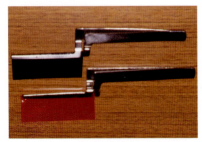

赤色と黒（または青）色の咬合紙を咬合紙ホルダーにつけて準備する．

③早期接触部位の歯面への印記

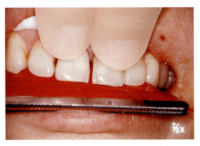

まず赤い咬合紙を使用し，咬合接触部位を赤色に印記する．動揺のある歯は必ず指で押さえて動揺の影響を少なくする必要がある．

④削合用バーの準備，削合

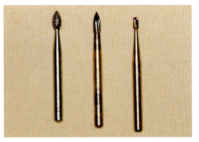

早期接触部の削合に適するバーを用意する．

図6-6 咬頭嵌合位の早期接触の削合部位

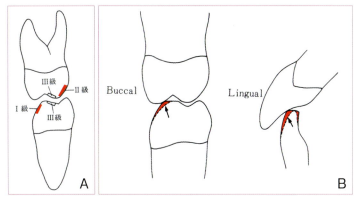

図6-7 前方や側方運動路の咬合調整

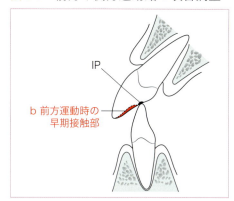

　最初に咬頭嵌合位の早期接触部を削る．Jankelsonの咬頭の分類（Ⅰ，Ⅱ，Ⅲ級）を基に，削合部位の決定し削合する．
A：Ⅰ級は下顎（赤色）を削る
　　Ⅱ級は上顎（赤色）を削る
　　Ⅲ級は上下顎どちらでもよい（白色）
B：早期接触部がJankelsonの咬頭の分類Ⅰ級の場合は，矢印部（赤色）で示した下顎の頰側咬頭の頰側面，前歯は頰側面を削る．

　前方や側方への運動路の咬合調整は，最初に調整が終わった咬頭嵌合位の接触部（IP）は削合せず，前方や側方運動路の早期接触部（赤色部）のみを削合する．

2 歯冠形態修正

　これは歯周病により歯周組織が破壊され骨吸収が進み，生理的な咬合力により咬合性外傷（2次性外傷）が生じている場合に，その歯の歯冠を削合して小さくするなどして咬合力の負担を軽減する治療である．

1）形態修正の内容（図6-8）

①咬合力が歯軸方向に加わるようにする：歯根膜線維は，歯軸方向の力に対して最も強い抵抗力をもつ．

②咬合面を小さくし，点状接触にして1度に加わる咬合圧を弱くする：支持する歯周組織が減少している場合，咬耗で咬合面が広くなっている場合に咬合面を削合し小さくする（咬合高径を維持する部位は削合しない）

2）使用（準備）する器材

　削合用切削器具（タービン用バー，研磨用バー）
　咬合紙，咬合紙ホルダー

図6-8 大臼歯の形態修正

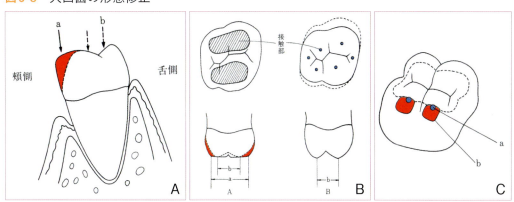

A：歯軸方向の咬合力が加わるようにする．斜めの力が加わるa部を削る．
B：咬耗で広くなった咬合面を小さくする．
C：面状接触を避け点状接触にする．b部（■）を削る．

第6章 歯周基本治療—Ⅲ
咬合性外傷の治療，その他の治療と再評価

3 暫間固定

「固定」は，歯周組織破壊が進み重度の骨吸収と動揺があり，生理的な咬合力により咬合性外傷（2次性外傷）が生じている歯を，周囲の歯と連結し，2次性外傷が生じないようにする治療である．「暫間固定」は暫間的に一定の期間のみ固定し，その後経過をみて取り除くか，「永久固定（長期固定）」に変える固定である（図6-9～11）．

1）暫間固定の方法

（1）歯質を切削せずに行う暫間固定法
①ワイヤー結紮固定法（図6-9）
②接着性レジン固定法（図6-10）

（2）歯質を削合して行う暫間固定法
①A-スプリント（sprint）：窩洞形成後にワイヤーを埋め込み接着レジンを充填する方法（主に臼歯部に行う）（図6-11）
②レジン製のクラウン（冠）による連結固定

2）使用する器材

（1）歯質を削合しない固定法
結紮用ワイヤー，ホーのプライヤー，接着性レジン，光重合レジン，金属用ハサミ

（2）歯質を削合する固定法
切削用タービンバー，ワイヤー，接着性レジン，光重合レジン，咬合検査用の咬合紙と咬合紙ホルダー

図6-9　ワイヤー結紮暫間固定（バルカン固定）

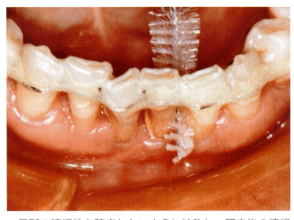

局所の清掃性を障害しないように結紮し，固定後の清掃指導を徹底させる必要がある．

図6-10　接着性レジンによる暫間固定

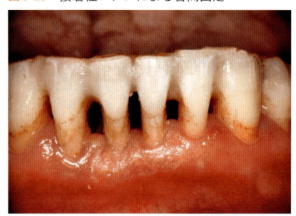

下顎前歯が最も適応部位であるが，時間の経過によりレジンが変色する欠点がある．

図6-11　歯質を削合して行う暫間固定ワイヤーと接着性レジンを用いたA-splint

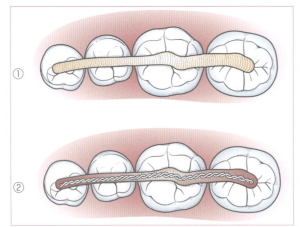

適用は臼歯に多い．①連続したMODと2級窩洞を形成する．
②形成した窩洞に2本をねじったワイヤーを埋め込むように接着性レジンを充填する．

4 ブラキシズム習癖の改善・治療

「ブラキシズム」は，無意識に睡眠中あるいは覚醒時に，上下の歯の間に食物など軟らかい物がない状態で，強い力で「歯ぎしり」をしたり，「食いしばる」習癖で，咬合性外傷を引き起こす重要な原因となる．したがって，「ブラキシズム」習癖の改善はきわめて大切である．「ブラキシズム」は日本語では「歯ぎしり」と訳されるが，次の3種が含まれる．①グラインディング（狭義の歯ぎしり），②クレンチング（食いしばり），③タッピング（歯をカチカチと咬み合せる）

表6-3 ブラキシズムの臨床症状と検査（85頁表3-6再掲）

1. 問 診
1) 起床時の顎のだるさ（筋の疲労感）
2) 歯ぎしりの自覚，歯ぎしり音があるといわれる
3) 肩こり，偏頭痛，頸部（首すじ）のこり
2. 視 診
1) 高度の咬耗（象牙質の高度の露出，年齢を考慮）
2) 咬合機能面から離れた部位の咬耗（図6-12C）
3) 頰粘膜の歯列圧痕（図6-12A）
3. 触 診
1) 歯の動揺の増加
2) 咀嚼筋群の肥大（咬筋が発達し，エラの張った感じ）
3) 顎関節部の圧痛
4. 歯周組織の症状の検査
1) 重度の歯周炎，とくに炎症が比較的軽度であるのに重度の骨破壊（垂直性骨吸収）を伴う
2) 臼歯の歯周炎，とくに根分岐部病変の進行

治療法は，まずブラキシズム習癖者にみられる臨床症状の有無を調べる（表6-3，図6-12）．次にブラキシズムを引き起こす原因を調べ，取り除く（表6-4，次頁A.L.参照）

1) ブラキシズムの症状の検査

ブラキシズムの症状と検査法を表6-3に記載した．これらの症状がいくつか重なる場合は，ブラキシズム習癖が強いと判定し，以下の治療法に取り組む（表6-4）．

2) ストレス，早期接触の改善・除去

ブラキシズムの精神的原因となる日常生活のストレスを軽減する努力をしてもらう．さらに局所因子となる早期接触を調べ取り除く（図6-5～7）．

3) 自己暗示療法・自己認識療法（A.L.参照）

原因として精神的因子が多いことから患者にブラキシズムの為害性を説明し，患者の症状を示してブラキシズム習癖が強いことを自覚させ，「ブラキシズムをやめる」と，自己暗示しブラキシズムを減少させる方法である．とくに「食いしばり（クレンチング）」はtooth contact habitともよばれ，患者が自覚していない場合が多く，自覚させて減少させることが大切である．患者との信頼関係など，口腔清掃指導と類似しており，歯科衛生士の役割・活躍が期待される．

4) ナイトガード装着（図6-13）

ナイトガードは薄いプラスチック製の咬合床で，通常上顎に作製する．睡眠中に装着し，上下の歯に歯より軟らかいプラスチックをはさみ，強い咬合力を弱めるとともに，多くの歯に力を分散させる．歯の咬耗を防ぐ効果もある．しかしブラキシズム習癖が減少する効果は少ない．

図6-12 ブラキシズムの症状

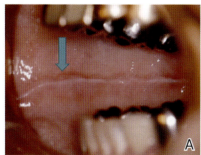
A：頰粘膜の歯列圧痕．（矢印部）

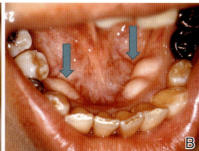
B：骨隆起（矢印部）

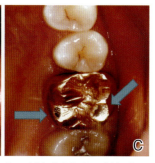
C：咬耗（メタルの割れ方に注意）（矢印部）．

第6章 歯周基本治療—III
咬合性外傷の治療，その他の治療と再評価

ADVANCE LEARNING

〖オクルーザルスプリント（ナイトガード）を用いたブラキシズムの強さの臨床的評価法（池田雅彦らの方法）〗

　池田雅彦らが研究提唱しているオクルーザルスプリント（ナイトガード）のレジン表面の削れ方でブラキシズムの強さを評価する方法である．この方法はスプリントという異物を装着するため，咬合が少し高くなるなどの問題点はあるが，装置の製作と調整法を注意するなどにより，ブラキシズムの為害性を軽減しながら客観的に診断できる優れた方法である．レジンの削れ方（ファセット）は，表面を検査用黒色色素で染めておいて評価しやすくし，ブラキシズムの程度を3段階（B1，B2，B3）に評価する（図6-13）．

図6-13　オクルーザルスプリント（ナイトガード）を用いたブラキシズムの臨床的評価法（池田雅彦）

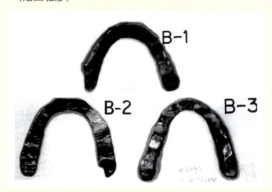

B-1：インクが軽度に剝げている状態からファセットが光っている状態まで．
B-2：ファセットが削れている．
B-3：ファセットが深くえぐれている．

ADVANCE LEARNING

〖ブラキシズムの原因と発生メカニズム〗

　ブラキシズムの原因や発生のメカニズムはまだ十分明らかにされていないが，これまでの研究結果から，「局所因子」として早期接触などの咬合異常と，「全身因子」としてストレスに対する感受性など精神的因子と遺伝的因子が関与していると考えられている（図6-14）．

①局所因子としては，咬合の異常とくに咬頭嵌合位，後方接触位，平衡側での早期接触が原因となり，早期接触歯の歯根膜中に存在する感覚受容器が，異常な咬合接触を感知して中枢神経に伝える．中枢神経は，この情報を受け取ると筋肉に異常な活動命令を出し，ブラキシズムが生じると考えられる．

②精神的因子としては，日常生活でのストレスがあげられており，仕事や家庭生活で精神的および肉体的ストレスが強いと夜間も緊張感が残り，筋の異常緊張が生じやすい．とくに，咬合異常と精神的ストレスが合併すると，強いブラキシズムが生じ，咀嚼筋だけでなく，顔面・頭・頸・肩などの筋群も異常に緊張し，肩こりや頭痛など筋の疲労性疼痛を起こす．

③遺伝的因子は，早期接触などの局所因子やストレスなどの精神的因子がなくても，ブラキシズムが生じる人がいることから，遺伝子が関与している可能性が考えられる．

図6-14　ブラキシズム発生のメカニズム（加藤熙）

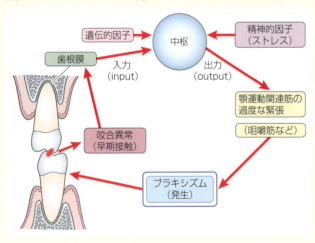

　ブラキシズム発生のメカニズムはまだ十分解明されていないが，局所因子として咬合異常（早期接触，咬頭嵌合位の不安定など）さらに全身性因子として精神的因子（ストレス）および遺伝的因子の作用により発生すると考えられている．

表6-4 ブラキシズムの治療法

原因除去が大切である．
1．患者にブラキシズムの特徴と有害性を理解してもらう． 2．原因の除去を行う．原因が明確でない場合は，次（①～③）の治療法を組み合わせて行う． ①全身因子・精神的因子の改善　ストレスの軽減 　　　　　　　　　　　　　　　自己暗示療法・自己認識療法 　　　　　　　　　　　　　　　バイオフィードバック療法 ②局所因子の除去　咬合調整（早期接触の除去） ③咬合力負担軽減　オクルーザルスプリント（ナイトガード）の装着

ADVANCE LEARNING

〔ブラキシズムの自己暗示療法〕

「自己暗示療法」は，自分が自分に暗示をかけて治療する，すなわち一定の考えをくり返すことによって自分に暗示を与え通常と異なる心の状態にして治療する方法である．

池田雅彦は，オクルーザルスプリントを用いたブラキシズム診断法を開発するとともに，睡眠前に「唇は閉じて，歯は離す」と何回か唱え自己暗示する方法で，効果があることを示している（表6-5）

表6-5 睡眠時ブラキシズムの自己暗示療法（池田雅彦による）の要点

1．自己暗示療法の進め方
①患者にブラキシズムの影響を説明し，ブラキシズムを減らす重要性を認識させる． ②夜間使用したオクルーザル・スプリント上のファセットを観察させ，ブラキシズムを行っていることを認識させる（図6-13）． ③自己暗示療法を理解させ，睡眠直前に上下の歯にわずかな隙間のある顎のリラックスした状態をイメージさせる． ④「唇は閉じて，歯を離す」と，睡眠直前に20回声に出し自己暗示をかけることを毎日繰り返させる．
2．自己暗示療法を成功させるポイント
①患者が自身がブラキシズムを行っている自覚を持つ． ②患者が「ブラキシズムを減らしたい」強い願望，減らす目標をもつ． ③自己暗示療法を理解する． ④上下の歯が接触していない顎がリラックスしたイメージを持ち，そのイメージを言葉にした「唇は閉じて，歯を離す」を眠る時に20回声に出して言う．

〔ブラキシズムの自己認識療法〕

一方「自己認識療法」は，自分自身のこと（問題的を含む）ををよく知り，治療する方法で，ある習癖の為害性を認識し，習癖をやめる努力をする方法である．覚醒時のブラキシズムとくにクレンチング（食いしばり）癖の治療に有効である．（表6-6）

表6-6 覚醒時ブラキシズム（クレンチング）の自己認識療法の進め方（加藤熙）

①患者にクレンチング習癖があることを認識させる．
クレンチング習癖の臨床症状，「上下歯の接触検査」（ブラキシズムの検査・診断の項参照）の結果を示す．クレンチング習癖者は「常に歯を接触させているのがあたりまえ」と考えていることが多い． ②**クレンチング（食いしばり）の有害性を説明する．** とくに歯周病を進行させる原因として重要な役割をすることを説明する． 患者の歯周病の病状（垂直性骨吸収や根分岐部病変）を示し，プラーク細菌の他にクレンチングが重要な役割をしていることを説明する． ③**クレンチング習癖を改善する必要性を認識させる．** ④**クレンチング習癖の自己認識療法を練習させる．** ・治療室で上下の歯を離しリラックスした状態をとらせ，「唇は閉じて，歯は離す」と心の中で念じさせ，数分間持続させる． ・治療終了後待合室で「上下の歯を接触させているかどうか意識させ，接触させていたら離す」ことを練習する． ⑤**自宅にて「クレンチング自己認識療法」を実行してもらう．** ・次回来院まで日常生活，仕事中目がつきやすい所に「上下の歯を離す」の標語を書いて認識を高め実行してもらう． ・次回来院時，その結果を話してもらい，患者の意識を高めてさらに長期間実行させる．口腔清掃指導と同様に，長期間の指導，意識の向上が大切である．

第6章 歯周基本治療—Ⅲ
咬合性外傷の治療，その他の治療と再評価

5 舌の習癖の改善

舌の習癖は，嚥下時や安静時に舌を前歯の舌側に押しつける習癖で，前歯を前方に傾斜移動させ前突と歯間離開（フレアーアウト）の原因となる．治療法は，ブラキシズムの治療同様に「自己認識療法」で改善に努める（図6-15〜17）．舌習癖の自己認識療法の内容と進め方を表6-7に示してある．歯科衛生士も活躍できる分野である．

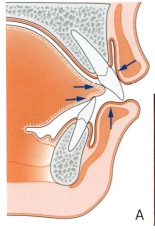

図6-15 舌の習癖：舌を前歯の舌側に強く押しつける習癖

A：前歯に歯間離開や前突があると，舌を離開部に押しつける習癖が生じやすい．
B：舌の習癖と前歯の歯間離開および唇側転位（前突）を伴う歯周病患者．

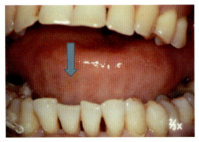

図6-16 舌の習癖の症状：舌の歯列圧痕

舌の習癖により生じる症状として（舌の歯列圧痕）がある．この症状は「クレンチング習癖者」にもみられる．

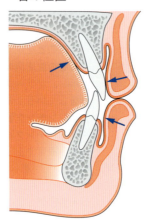

図6-17 嚥下時の正しい舌の位置

表6-7 舌の習癖の自己認識療法

1）舌の習癖があることを認識させる（図6-15）
唾液を嚥下してもらい舌が前歯を押しているのを自覚してもらう．歯間離開があるときは手鏡で舌が前歯を押しているのを見せる
2）舌の習癖の有害性を認識させる
舌の習癖が歯間離開や前突の原因であることを知らせる（図6-15）
3）正しい舌の位置を知らせ，その位置を取らせる（図6-17）
嚥下や安静時には舌が前歯でなく，口蓋に接触することを知らせ，舌を口蓋につけて嚥下や安静位を取る練習をしてもらう
4）自宅で正しい舌の位置を取る練習をしてもらう
一度ついた習癖はすぐに直らないので，根気よく練習してもらう（図6-17）
5）可能なら歯間離開と前突（フレアーアウト）の治療を平行して行う
歯間離開と前突があると舌の習癖は改善しにくいので，可能ならば歯周矯正治療を行って歯間離開と前突の改善を行う（図6-23参照）

6 喪失歯の暫間補綴，歯周治療用装置（暫間義歯や暫間ブリッジ）

欠損歯のある症例や不良補綴物を除去した症例では，歯周治療を進める間，残存歯の咬合負担を軽減したり，前歯の審美性や機能を暫間的に維持していくために行う暫間的な補綴治療が必要となる．このための装置を「歯周治療装置」とよぶ．とくに長期の治療が必要な症例では，まずこれら暫間的な装置をつくり，基本治療や修正治療後の再評価により，条件が整ったと評価されたところで，長期使用に耐えうる補綴物を作製する．

なおこれらの装置を装着したら，その部位や装置の清掃指導を徹底することが大切であり，歯科衛生士の重要な役割である．

II 基本治療として行うその他の治療

1 知覚過敏症の治療

知覚過敏症はブラッシングによる口腔清掃を障害することが多く、適切な治療が必要である。知覚過敏症には、①スケーリングなどの後に急性に生じるもの（急性知覚過敏症）と、②以前から長期間症状を訴えているもの（慢性知覚過敏症）があり、治療法も異なる。

1 知覚過敏の原因（図6-18, 19）

象牙細管が露出し、その表面への刺激により、細管の中の組織液が移動し、歯髄を刺激して生じる。とくに細管の石灰化が悪く、細管開口部が外界に開いていると、外来刺激が伝わりやすいと考えられている。

図6-18 知覚過敏のメカニズム：象牙細管の中の組織液の流れ

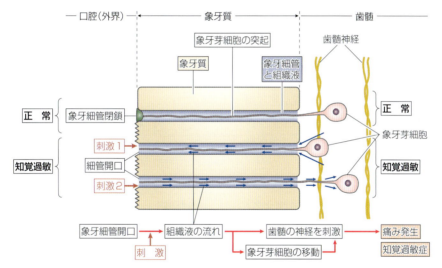

刺激1：プラーク＋熱い物、擦過、甘い物など濃度の高い物（圧の低下）象牙細管の中の組織液が表面の方向に流れる→歯髄を刺激
刺激2：プラーク＋冷たい物、加圧、低張液（濃度の薄い物）象牙細管の中の組織液が歯髄の方向に流れる→歯髄を刺激

図6-19 口腔（外界）に露出した根面象牙質の象牙細管開口部に付着した細菌

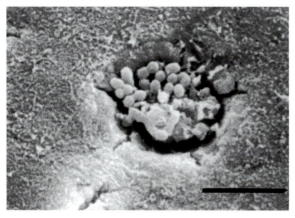

ブラッシングを行っていても、象牙細管が大きく開口していると細菌が付着する場合があり、知覚過敏や根面う蝕の原因となる。スケールは4μm.

第6章 歯周基本治療—Ⅲ
咬合性外傷の治療，その他の治療と再評価

表6-8 知覚過敏の治療法と用いられる薬物，材料

A	象牙質表面に塗布し，表面の石灰化を促進し，細管を閉鎖し，刺激を防ぐ．	フッ化ナトリウム（NaF）（1～4％溶液，25％ペーストなど），フッ化錫（すず）（0.4％ペースト）
B	象牙質表面を覆い刺激が伝わるのを防ぎ，歯髄の安静を保つ．	接着性レジン，ボンディング材，グラスアイオノマーセメント，歯周パック
C	象牙質表面に塗布し，象牙芽細胞とその突起を変性凝固させ，刺激を遮断する．	塩化ストロンチウム
D	上記A，B，Cの2者または3者の複合作用を狙ったもの．	フッ化ジアンミン銀（サホライド）→（歯質が黒色になる欠点がある），シュウ酸

2 知覚過敏の治療法

まず検査を行い，知覚過敏を引き起こしている部位を明確にし，次に視診や探針を用いて象牙質の露出状態やう蝕の有無などの原因を調べる．

1）スケーリング，ルートプレーニング直後に生じた知覚過敏（急性知覚過敏症）の治療

スケーリング，ルートプレーニングにより象牙細管が露出して生じたものが多く，口腔清掃をきちんと行っていると唾液中のカルシウムによって象牙細管が閉鎖し数日後に治癒するものが多い．したがって，スケーリング前に清掃指導を十分行っておき，スケーリング後，さらに口腔清掃指導を充実する．同時に石灰化を補助するためにフッ化物を塗布する処置を行う．なお歯肉縁上の根面は不必要にセメント質を除去しないことも大切である．

2）歯周治療以前から長期間症状を訴えている慢性知覚過敏症の治療

この場合もまずプラークコントロールを徹底する．軽度の場合はこれで改善する．改善しない場合は，特定部位に石灰化の悪い象牙細管や副根管があることが多く，プラークを十分除去しフッ化物塗布を行って石灰化につとめる．さらに細管の表面を被覆し，刺激を遮断して歯髄を安静に保ち，第2象牙質の形成を促す方法が行われ，接着性レジン，グラスアイオノマーセメントなどが用いられている．知覚過敏の治療法とそれに用いる薬物・材料を表6-8に示す．

2 う蝕治療，歯内療法

う蝕や歯髄疾患があれば，歯周基本治療を行う中で，清掃指導やスケーリングと平行して治療を行う．ただし歯肉の炎症が強い場合は，改善して歯肉の出血が少なくなってから行う．とくに修復物のマージンが歯肉縁下に入る場合は，注意が必要である．

3 不適合修復物・補綴物の修正

口腔清掃を障害する不適合な修復物・補綴物を修正し，清掃しやすくする．歯肉縁下マージンが不適合な場合は，削除して歯肉縁上マージンにする．口腔内で修正が不可能な場合は除去して，口腔外で修正するか，レジンで仮の修復物を作り，装着する．歯科衛生士は修正が必要な修復物や補綴物に気がついたら，歯科医師に相談することが大切である．

4 保存不可能な歯の抜歯

歯周病が重症で，保存が可能か不可能か判定が難しい歯は，すぐに抜歯せず患者に説明して，基本治療をしっかり行うのが原則である．最初に保存が困難と思われた歯も，基本治療により改善傾向を示しその後の修正治療で保存可能となる症例もある．とくに急性症状のある場合は，歯の動揺が強く現れたり，プローブが炎症の強い結合組織を貫いて深く入り過ぎるなど誤診しやすいので注意が必要である．

III 薬物療法

歯周病の薬物療法といっても，特効薬はなく，歯周病を薬のみで治すのは不可能である．歯周治療の基本は原因除去であり，薬物のみでは原因（プラーク細菌）が十分に取り除けないからである．歯周病の薬物療法は，口腔清掃指導やSRPなど基本的な治療の補助の役割をするのみであり，さらに薬物は副作用も考慮する必要がある．

歯周治療の薬物は，局所に用いるものと全身に用いるものがあり，さらに，①歯周組織の抵抗力を高める薬物と，②歯と歯周組織の消毒，プラーク細菌を抑制する薬物がある．

1 歯周組織の抵抗力を高める薬物

以前，ビタミンCやパロチン（唾液腺ホルモン）などが研究されたが効果は無く，まだ見つかっていない．日常の食生活に注意し，栄養学的にバランスのとれた食事をするようにすすめる．

2 局所の消毒・細菌抑制する薬物

主に消毒薬・抗菌薬で，局所（歯頸部，歯肉表面）塗布，歯周ポケット内への挿入，洗浄や含嗽などにより細菌を殺したり増殖を抑え，炎症を改善するのに用いられる．歯周外科治療後など，ブラッシングが十分行えないときにも用いられる．これらは歯ブラシによる「物理的清掃」に対して「化学的清掃（プラークコントロール）」とよばれる（第4章参照）．

しかし，前述したように，薬物は細菌を一時的に減らしても口腔内ではすぐに増加しやすく，絶えず使用する必要がある．さらに，付着したプラークを取り除ける薬物はなく，プラーク表面の菌を殺すのみで，付着したプラーク内部の細菌や有害な産物は付着したまま残る．

したがって，ブラッシング指導やスケーリング，ルートプレーニングなどの基本治療をしっかり行って，その補助として用いる．

現在は，①急性症状がある場合（急性の歯肉膿瘍・歯周膿瘍，図6-20），②ブラッシングが行えない歯周外科手術直後，③全身的な抵抗力が低下していてスケーリングなどによって感染症など問題が生じる危険性が高い場合などに用いられる．

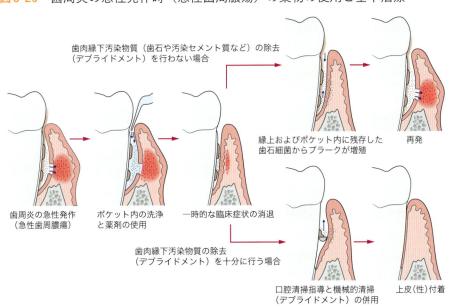

図6-20 歯周炎の急性発作時（急性歯周膿瘍）の薬物の使用と基本治療

第6章 歯周基本治療—III
咬合性外傷の治療，その他の治療と再評価

3 薬物療法の方法

1) 歯周ポケット内洗浄
歯周ポケット内を消毒薬で洗浄する（ポビドンヨード，塩化ベンゼトニウム，クロルヘキシジン，オキシドールなどを使用）．

2) 抗菌薬の歯周ポケット内投与（図6-21）
歯周ポケット内に抗菌薬を投与する治療法で「局所薬物デリバリー（配送）システム」として行われる（A.L.参照）．

3) 抗菌薬の経口投与
抗菌薬を経口投与し，全身（血流）を通して局所（歯周組織）に作用させる（A.L.参照）．

ADVANCE LEARNING

〚局所薬物デリバリー（配送）システム〛

これは局所に長時間にわたり薬物を作用させ，効果を発揮させるシステムである．歯周治療ではポケット内に増加する有害なグラム陰性嫌気性菌に有効な徐放性の「テトラサイクリン系抗菌薬」などをポケット内に挿入し，長時間高濃度に作用させ有害な菌を減少させる治療法である．このシステムは，急性に進行する歯周炎に用いて急速な進行を一時的に抑えるのに有効であり，その後，歯周治療の原則に基づいた治療を行うことが大切である．（図6-21）

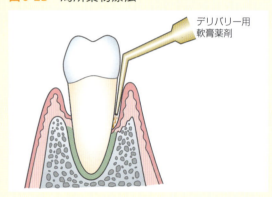

図6-21 局所薬物療法

局所薬物配送システム：ポケット内へ抗菌薬（徐放性ミノサイクリンなど）を挿入する．

ADVANCE LEARNING

〚歯周病の抗菌療法と適応症例〛

歯周治療において，機械的（物理的）プラークコントロールに抗菌薬（全身投与）を併用し，治療効果を高めたり，免疫機能を補助する治療法であり，次のような場合に行われる．

①侵襲性歯周炎，重度歯周炎など口腔清掃，SRPのみでは，改善しにくいと考えられる症例．
②歯周膿瘍など急性症状（発作）が生じた症例．
③菌血症を予防したい症例：重度の心疾患など感染リスクの高い症例（術前投与）．

ADVANCE LEARNING

〚フルマウスディスインフェクション（全顎除菌療法）〛

Drisko, Quirynen（2002）らが提唱した方法で，口腔清掃を徹底させた後，24時間以内に全顎の機械的清掃（スケーリング，ルートプレーニング）と薬物療法（クロルヘキシジン液を用いた口腔とポケット内の洗浄）を同時に行う．この方法は歯周病原菌を集中的に除き，未処置部位から処置部位への再感染を防ぐことを目的としている．効果は大きいとの報告もあるが，一度に全部の深いポケットを処置するので，細菌と細菌のつくる有害物質（毒素など）が血中（体内）に多量に入る危険性がある．さらに長時間の治療でストレスが多いため，発熱や過敏反応が生じる欠点があり，日本ではあまり行われていない．

ADVANCE LEARNING

〖レーザーによる歯周治療〗

　レーザーは，気体や固体の電子を励起状態にして，そのエネルギーを単一波長で振幅がそろった光として放出する装置で，その光をレーザー光という．現在，医学の分野で広く使われ，レーザーの熱作用による熱凝固，蒸発，切開，衝撃（尿管結石や胆石の破壊），溶接，刺激などの効果が利用されている．

　歯周病の分野では，歯石の除去や肉芽組織の除去などに用いられている．しかし超音波スケーラーや手用スケーラーを用いた場合と明確な差がなく，装置が高価なわりに効果は少ないため現在あまり使用されていない．なお歯周病の治療と直接関係ないが，歯肉のメラニン色素の除去には有効である．歯科で使用されているレーザーは，炭酸ガスレーザー，エルビウムヤグレーザー，ネオジウムヤグレーザー，ソフトレーザーなどがある．

第6章 歯周基本治療—Ⅲ
咬合性外傷の治療，その他の治療と再評価

Ⅳ 再評価と1次治療計画の修正・修正治療計画の立案

1 再評価とは

「再評価」は歯周治療を行った後，その効果を調べ，改善した部分と改善しない部分を明確にし，改善した理由と改善しない理由（原因）を検討し，改善方法を含めて治療計画を修正するために行う検査をいう．

基本治療が終了した時に行う「再評価」は，きわめて重要で，歯周治療の大きな区切りである．最初の検査をもとに考えた「1次治療計画」に対し，再評価の結果を考慮して修正を加え，「修正治療計画（2次治療計画）」を立案し，その後の治療を行っていく．（図6-22）．

図6-22 基本治療後の再評価と治療計画の修正

基本治療による変化を知る
- 「再評価（再検査）」を行い，改善した部位・改善しない部位を明確にする
  ↓
- 改善しなかった部位の原因を調べる　どのような方法で改善するか検討する
  ↓
- 適切な治療法を考え「1次治療計画の修正」をする
  ↓
- 「修正治療計画」（2次治療計画）を決定し，患者に説明して同意を得る

2 再評価として行う検査内容

1) **口腔内写真撮影**
   初診時と同様に撮影し，比較できるようにする．
2) **口腔清掃状態**
   プラークの付着状態（プラークコントロールレコード〈PCR〉が20％を下回っているか）と，患者の口腔清掃に対する認識度の変化を調べる．
3) **歯肉の炎症**
   発赤や腫脹の改善状態を調べる．
4) **歯周ポケットの深さ（プロービングデプス）**
   仮性ポケットは改善されており，残存する真性ポケットの深さが明確になり，これまでの1次治療計画を検討し，歯周外科など次に行う治療計画（修正治療計画）を決める上で重要な検査である．
5) **プロービング時の出血（BOP）**
   ポケット内部の炎症状態を知る．
6) **歯の動揺度**
   初診時に動揺がみられた歯を中心に調べ，咬合性外傷の状態を知るデータとする．
7) **修飾因子の除去状態**
   プラーク増加因子や早期接触など歯周病の修飾因子の改善状態を調べる．

3 治療計画の修正と修正治療計画（2次治療計画）の立案

初診時の検査と基本治療後の再評価を比較し，基本治療の効果を評価し，治療計画を修正する．その内容は，基本治療を再度行う必要があるか，あるとすればその部位と内容，さらに必要とする修正治療の内容（歯周外科治療，歯周−歯内療法，根分岐部病変の治療，歯周−矯正治療，咬合機能回復治療）および治療の順序を検討し，先に立てている「1次治療計画」を修正し，「修正（2次）治療計画」を立てる（図6-23）．

再評価と１次治療計画の修正・修正治療計画の立案 **IV**

図6-23 「歯周基本治療」および再評価を基に行う修正治療（歯周外科治療，歯周−矯正，舌習癖の治療など）とメインテナンス治療の効果（第7〜9章参照）

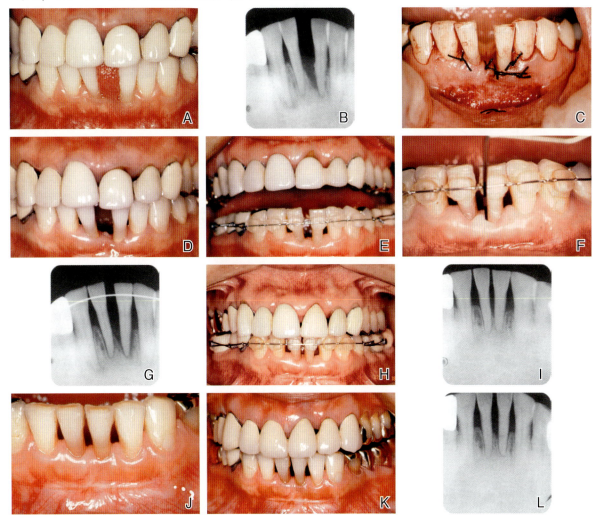

初診時：43歳，女性．歯周基本治療と修正治療を行って11年のメインテナンス治療を行った．炎症と咬合性外傷の改善，および歯周組織の再生が認められる．

A：初診時，2年前より下顎前歯に歯間離開と前突が生じ，空隙が大きくなってきたとのことである．|1 は近心に10mmのポケット，動揺3度，早期接触（対合歯の|1 2 は連結部破折）と舌習癖が強い（歯間空隙に舌を押しつけている）．1|1 は歯肉退縮している（欠損歯はない）．
B：初診時エックス線写真．|1 の近心側骨吸収が著しい．
C：歯周基本治療後．ポケット改善と骨の再生を目的にフラップ手術を行い，さらに小帯切除術も行う．
D：手術後1か月．ポケットは近心で3mm，他の部位は1〜2mmとなる．
E：ポケットの改善を確認して歯周−矯正治療（MTM）を開始．下顎前歯にセクショナルアーチを装着し近心へ歯体移動，さらに臼歯を固定源にして舌側移動を行う．
F：歯の移動中の管理．口腔清掃を良好に，歯周ポケットを3mm以下に保ち，歯の移動で生じた早期接触は咬合調整する．
G：移動開始3か月後のエックス線写真．歯の移動により歯根膜拡大が著明であるが，|1近心に骨が再生してきている．
H：移動がほぼ完了（1年後）．接着性レジンで保定をかねた暫間固定を行う．
I：3年後のエックス線写真．歯根膜の拡大は改善し，骨の再生が著しい．
J：6年後．保定に用いた接着性レジンが変色したので1年前に除去した．歯肉辺縁の位置は正常に近く改善している．
K：8年後．良好に経過．口腔清掃はきわめて良好である．
L：11年後のエックス線写真．|1 の歯槽骨は初診時（B）に比べて著しく再生している（約2mm）．

第7章 修正治療—I 歯周外科治療と歯科衛生士の診療補助

I 修正治療とは

　歯周治療は，すでに学んだ「基本治療」，本章で学ぶ「修正治療」，次に学ぶ「メインテナンス治療」の3つに大きく分けられる．

　「修正治療」は，歯周基本治療のみでは治癒しなかった部位に対して，再評価をもとに1次治療計画を修正した「修正治療計画」に従って，治癒を目指して行う治療をいう．

　軽度の歯周病は歯周基本治療後の再評価で「治癒」と判定され，メインテナンスに移行することも多いが，中程度から重度に進行した歯周病は，まだ病変が残留している場合も多く，さらにその病変を治療するために複雑な治療が必要になる．これらの治療は，基本治療後の再評価の結果をもとに第1次治療計画を修正して立案する「修正治療計画」に従って行うので，「修正治療」という．

1 修正治療の内容

　修正治療の内容は，①歯周外科治療，②歯周・歯内病変の治療，③根分岐部病変の治療，④歯周矯正治療，⑤口腔機能回復治療である．

　修正治療後には再評価を行い，歯周組織の変化を検査し，治癒していれば，「メインテナンス」に移行する．しかし，中～重度の歯周病では完全な治癒がむずかしく，多くの部位は治癒したが，一部に病変が進行を止め安定した状態で残存している場合がある．このような場合は，病状安定といいサポーティブペリオドンタルセラピーに移行する（第9章参照）．

ADVANCE LEARNING

〚修正治療計画と修正治療について〛

　「修正治療計画（Planning of Corrective Therapy）」は，最初の検査結果を基に立案した「第1次治療計画（initial treatment plan）」を，基本治療後の再評価結果を基に，患者に最も適するよう修正した治療計画である．

　「修正治療（Corrective Therapy）」は，この「修正治療計画」をもとに行う治療をいい、歯周外科治療，歯周-歯内病変や根分岐部病変の治療　歯周-矯正治療，口腔機能回復治療など複雑な治療が含まれる．なお「修正治療」は「確定治療」とよばれることもある．

　「修正治療計画と修正治療」は，比較的新しい用語で，有名な Goldman や Glickman の著書には記載がなく，1979年出版の Ramfjord 著「Periodontology and Periodontics」に「corrective phase」と記載されているのが最初で，1984年に同書を翻訳した加藤熈は「修正治療期」と訳している．さらに1984年出版の Lindhe 著「Clinical Periodontology」には，「corrective therapy」と明記されており，1992年に翻訳した岡本浩は「修正治療」と訳している．

　我が国では，1984年出版の歯科衛生士教本の「歯周治療」に著者の加藤熈が「修正治療期」と記載しているのが最初である．さらに1994年出版の歯科衛生士教本「歯周治療学」に「修正治療」と明記している．一方，歯科医師の教科書では，1994年出版の加藤熈著「最新歯周病学」（医歯薬出版）に「修正治療」と記載され，1995年出版の日本歯科医師会雑誌の「歯周病治療特集号」にも治療の進め方に記載されている．2011年出版の加藤熈著「新版最新歯周病学」（医歯薬出版）では，歯周治療を「基本治療」「修正治療」「メインテナンス治療」の3段階に分けており，本書もこれに準じている（2章57頁図2-2，3参照）．

2 修正治療における歯科衛生士の役割

　修正治療は，歯周基本治療に比べて診療補助の比率が高く，歯科衛生士は，修正治療についてその内容，目的，治療効果，使用する機材・用具について理解しておくことが大切である．さらに修正治療を成功させるには，口腔清掃を高いレベルで維持していくことがきわめて大切であり，歯科衛生士の重要な役割になっている．とくに歯周外科治療の後の清掃法の指導，根分岐部病変部，インプラント治療部，歯周−矯正治療部の清掃法の指導は重要である．修正治療により歯肉や歯の形態が変化した場合，清掃テクニックも変えないと清掃がうまくできないことが多く，その部分の形態に適した清掃法を指導する必要がある．

II 歯周外科治療

1 歯周外科治療と歯科衛生士の役割

1）歯周外科治療（手術）とは
「歯周外科手術」は，歯周基本治療後の再評価の結果をもとに行われる治療で，基本治療では十分改善しなかった①4mm以上の「深い歯周ポケット」を改善（浅く）する，②清掃を困難にする歯周組織の形態不良を改善する，③歯周病で失われた歯周組織を再生する，などを目的に行われる．

2）歯科衛生士の役割・診療補助
　歯周外科治療時の歯科衛生士の役割は診療補助であり，歯科医師が行う歯周外科治療を成功させるうえで重要な役割をする．その内容は

（1）歯周外科治療の前準備
①歯周外科治療の内容・利点・欠点などを十分理解しておき，患者にわかりやすく説明し理解してもらう（患者の不安をできるだけ取り除く）
②当日の患者の体調，全身状態をチェックする
③手術に使用する器具，機材の準備，および手術台，ユニットの整備を行う
④患者の口腔清掃状態をチェックし，必要に応じて口腔内を清掃する

（2）手術中の診療補助
①バキューム操作：普通用と外科用のバキュームを適切に使い分け，操作する
②器具，機材の受け渡し，ライトの調整を行う．
③歯周パックを使用する手術は，事前にパックを準備しておき，装着時に練和する

（3）手術後の管理・注意事項の伝達
①術後の服薬，注意事項を患者に伝え，守ってもらう
②術後の出血，痛みの可能性，対応について説明する
　術後に多少の出血や痛みがあること，鎮痛剤などについて説明する．
　出血・痛みが強い時は連絡するように話す．
③術後の食事と清掃法について指導する．
　食事は手術部位で硬い物を嚙むのを避ける，とくに手術当日は軟らかい物を食してもらう．
　手術後の清掃法は，手術部位に対し歯ブラシによる物理的清掃を中止し，洗口剤による「化学的プラークコントロール」を行ってもらう（通常この期間は1週間であるが，症例により変化する）．手術部以外はすでに指導し日常行っている歯ブラシ等による物理的清掃を行ってもらう．
④次回の来院の約束をする
　基本的に1週間後であるが，必要に応じて間隔を調整する．

（4）メインテナンス治療を行う
　次回来院以後は，歯科医師とともに手術部の治癒状態を評価し，適切な清掃器具と清掃法を選び，手術部位の清掃，歯肉のマッサージを指導して行ってもらう．

第7章 修正治療—I 歯周外科治療と歯科衛生士の診療補助

2 歯周外科の適応

歯周外科手術を行うかどうかは，歯周基本治療後の再評価で決定される．その適応は以下のような場合などである．

①歯周基本治療後の再評価で深い歯周ポケットが残っている場合，
②基本治療のみでは深い歯周ポケットの根面の汚染物質の除去が不十分な場合，
③歯周病により失われた歯周組織を再生療法で再生したい場合，
④歯肉や歯槽粘膜の形態異常があり，清掃困難にし歯周炎を進行させる場合や審美性・機能性の良い補綴物を作製するのを障害する場合

「歯周外科手術」は身体への侵襲を伴うため，全身状態が著しく悪い患者には行えない．また手術前には，患者の口腔清掃状態が良好に保たれており，歯肉に強い炎症が残っていないことが重要である．手術にあたっては，患者に対して歯周外科手術の目的，予測されるリスクと術後の経過，手術以外の選択肢などを十分に説明し，手術の同意を得る必要がある．

3 歯周外科手術の分類（目的による分類）

歯周外科手術は，その目的によって次の4種類に分類することができる（表7-1）．

①**組織付着療法**：外科手術によって歯周ポケット内の根面の汚染物質および上皮と炎症性肉芽組織を除去し，ポケットを形成していた歯肉組織を歯根に付着させることを目的とする手術．
②**切除療法**：歯周ポケットを形成する歯肉や骨を切除してポケットを除去することを目的とする手術．
③**歯周組織再生療法**：歯周病によって失われた歯周組織の再生を目的とする手術．
④**歯周形成手術**：清掃性を悪くしたり審美性を悪くする歯肉と歯槽粘膜の形態異常を改善することを目的とする手術．

表7-1 歯周外科手術の目的による分類

組織付着療法	歯周ポケット搔爬術 新付着術（ENAP） フラップ手術 ウィドマン改良フラップ手術
切除療法	歯肉切除術／歯肉弁根尖側移動術／骨切除術，骨整形術
歯周組織再生療法	GTR法（組織再生誘導法） エナメルマトリックスタンパク質（EMD，エムドゲイン）を応用した手術 リグロス（塩基性線維芽細胞成長因子，bFGF）を応用した手術 骨移植術
歯周形成術	小帯切除術 歯肉弁側方移動術／歯肉弁歯冠側移動術／歯肉弁根尖側移動術 遊離歯肉移植術 歯肉結合組織移植術

4 歯周外科手術に用いる器具と材料

歯周外科手術に用いる器具を図7-1に記載する．
歯科衛生士が手術の準備を含めて診療補助を行ううえで大切な器具類である．

図7-1 歯周外科手術に用いる器具と材料

ほぼすべての手術時に用意する器材	1）基本セット	・ミラー（①） ・ピンセット（②） ・探針（③） ・ポケットプローブ（ポケット探針）（④） 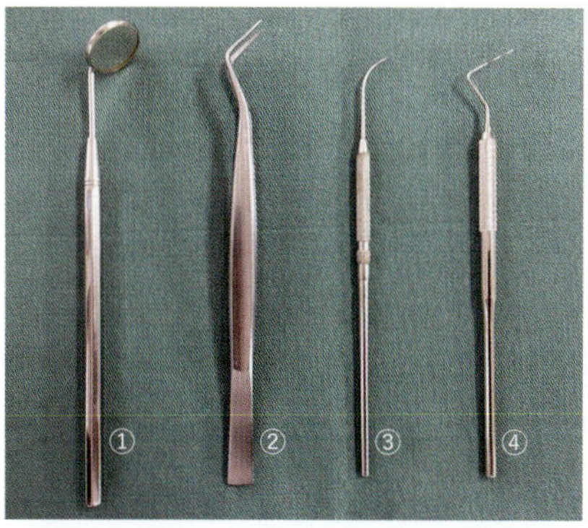
	2）麻酔に用いる器具・材料	・注射器（①） ・麻酔薬カートリッジ（②） ・注射針（③） ・表面麻酔剤（④） 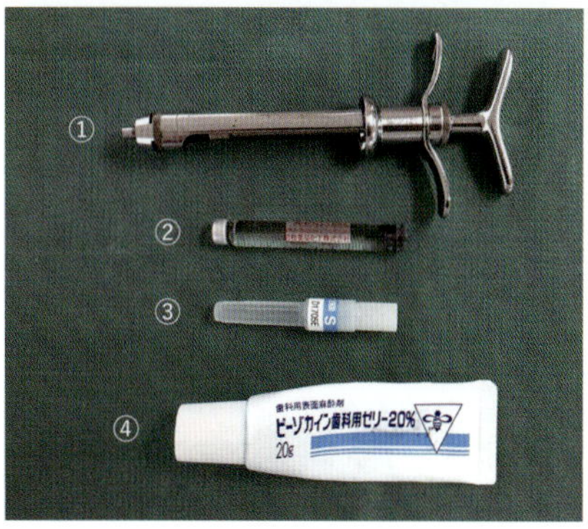
手術の種類により用意する器材	3）歯肉の切開に用いる器具（メス類）	・替刃メスホルダー（①）　・替刃メス（#15，#12）（②） ・ディスポーザブルメス（③）　・オルバンナイフ（④） ・カークランドナイフ（⑤）：歯肉切除術で使用 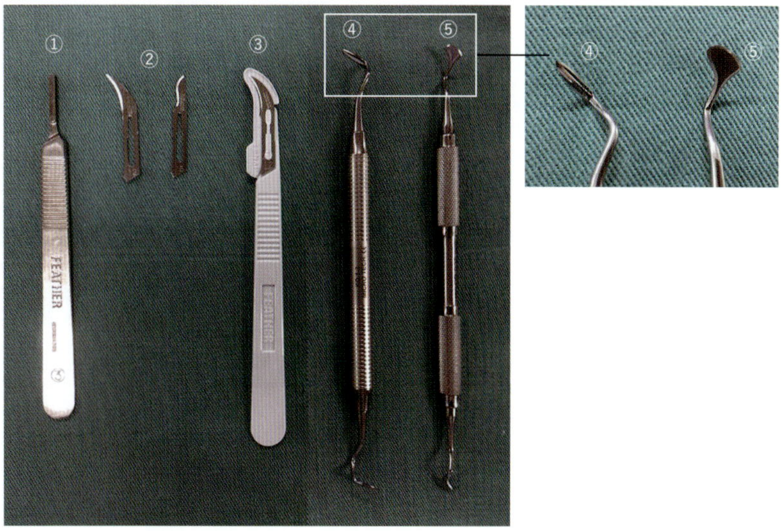

第7章 修正治療—Ⅰ
歯周外科治療と歯科衛生士の診療補助

手術の種類により用意する器材	4）歯肉と骨膜の剥離に用いる器具（骨膜剥離子）	・各種タイプの骨膜剥離子：（主にフラップ手術で使用）
	5）ポケット底のマーキングに用いる器具	・クレーン−カプランのポケットマーカー：歯肉切除術と新付着術で使用する
	6）根面のスケーリング，ルートプレーニングに用いる器具（第5章参照）	・シックルスケーラー ・キュレットスケーラー（①） ・超音波スケーラー（②） ・エアスケーラー
	7）骨の切除や形態修正に用いる器具	・シュガーマンファイル（①） ・バックアクションチゼル（②） ・オーシャンビンチゼル（③） ・ラウンドバー（④）

II 歯周外科治療

手術の種類により用意する器材	8) 縫合に用いる器具・材料	・持針器（①） ・コーンのプライヤー（②） 　：GTR膜の把持に用いる ・縫合糸 ・縫合針 ・針付き糸（③）	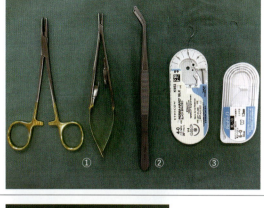
	9) 術後に用いる材料	・歯周パック（歯周包帯）（①） ・練和用スパチュラ（②）	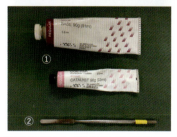

5 主な歯周外科手術の目的と術式

1 組織付着療法

組織付着療法は，歯周ポケットを改善するために，歯周ポケット内に露出した根面に付着する汚染物質（プラーク，歯石，汚染セメント質など）を除去し，歯周組織が根面に付着しやすい状態にして，歯周組織を根に付着させてポケットを浅くすることを主目的とした手術である．

本療法には，①歯周ポケット掻爬術，②新付着術，③歯肉剝離掻爬術（フラップ手術）が含まれる．

1) 歯周ポケット掻爬術（キュレッタージ）（図7-2）

歯周ポケット掻爬術は，キュレットスケーラーを用い，歯周ポケット内に露出した根面の汚染物質を除去するとともに，ポケット内縁上皮と炎症性肉芽組織を掻爬（除去）し，歯肉の腫脹を消退させるとともに，歯肉と歯根面との付着をはかり，歯周ポケットを減少させる手術である．

(1) 術　式
①浸潤麻酔．
②超音波スケーラーと専用スケーラーを用いて根面のスケーリング・ルートプレーニング（SRP）．
③キュレットスケーラーを用いてポケット内縁上皮と炎症性肉芽組織の掻爬（除去）：（キュレットスケーラーをポケット底部まで挿入して刃部を歯肉側に向け，指で歯肉を外側から支えながら引き上げ，上皮と炎症性肉芽組織を除去する．）
④歯肉を根面に圧接（圧接が困難な時は歯周パックまたは縫合する）．

(2) 利点・欠点

この手術法は，骨を露出することなく，患者への侵襲が少ない利点がある．しかし，歯根面に対する処置が直視下で行えないため，歯根表面の汚染物質の除去が難しい欠点がある．比較的浅いポケットや侵襲を与えたくない高齢者や全身疾患のある患者に行う．術後には，長い上皮性付着が得られ，結合組織性付着はほとんど得られない．

(3) 使用する器材

手術時必ず用意する器財（器材A）：基本セット，ポケットプローブ，麻酔セット，外科用バキュームチップ，キュレットスケーラー，超音波スケーラーまたはエアスケーラー．

本手術で大切な器材（器材B）：キュレットスケーラー（基本的にメスを使わないのが特徴）．

使用の可能性があり用意しておく器材（器材C）：縫合セット，歯周パック．

第7章 修正治療—Ⅰ
歯周外科治療と歯科衛生士の診療補助

図7-2 歯周ポケット搔爬術(キュレッタージ)の術式と治癒形態

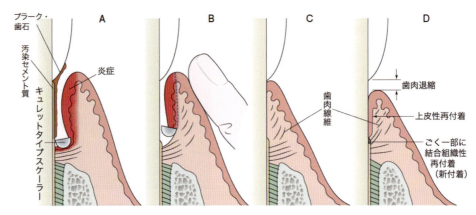

A:根面のSRP:超音波および「キュレットタイプスケーラー」をポケット底部まで挿入していねいに行う.
B:歯周ポケットの歯肉壁の搔爬:歯肉外側を指で押さえながら,ポケット内壁の上皮と炎症性肉芽組織を除去.
C:ポケット内を洗浄後,歯肉を根面に圧接する.必要に応じ縫合またはパックする.
D:術後の治癒形態:歯肉の上皮性付着と歯肉退縮によりポケットは浅くなる.長期間上皮性付着を維持するには,口腔清掃を徹底させ,歯肉線維を十分発達させておくことが大切である.

図7-3 新付着術(ENAP)の術式と治癒形態

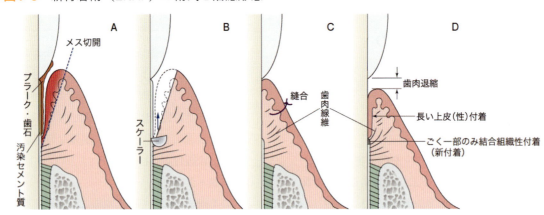

A:「メス」による切開:歯肉辺縁付近からポケット底部に向かって内斜切開.
B:ポケット内壁の上皮と炎症性肉芽組織の除去と根面処置(SRP)(キュレットタイプスケーラー使用).
C:ポケット内を洗浄後,歯肉を根面に圧接し,縫合(縫合セットを用意).
D:術後の治癒形態(歯周ポケット搔爬術とほぼ同じ).

2) 新付着術(ENAP:excisional new attachment procedure)(図7-3)

新付着術は,「メス」を用いて歯周ポケット内壁の軟組織を除去する手術である.「新付着術」は「新しい付着術」という意味であり,術後に結合組織性付着が得られることはほとんどなく,長い上皮性付着となる.

(1) 術式
①浸潤麻酔.
②メスで歯肉辺縁からポケット底へ内斜切開し,ポケット上皮と炎症性結合組織を除去.
③汚染根面のスケーリング・ルートプレーニング.
④歯根と歯肉が緊密に接触するように縫合.

(2) 利点・欠点
フラップ手術に比べ外科的侵襲は少ないが,ポケット内根面を直視できないので,深い歯周ポケットでは,根面の汚染物質の除去が難しい.

(3) 使用する器材
本手術で大切な器材(器材B):「メス(替え刃式#12)」,キュレットタイプスケーラー,縫合セット.(メスを使用するのが特徴)

歯周外科治療 II

図7-4 組織の付着を目的としたフラップ手術と水平性骨欠損での治療の状態

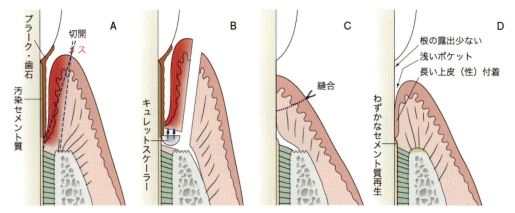

A：切開：ポケット底部または骨頂部に向けて，歯肉辺縁付近からメスを入れる．
B：ポケット歯肉壁の上皮と炎症性肉芽組織の除去，および歯肉弁の剝離．
C：根面のSRPと歯肉弁の縫合：ポケット内に露出していた根面のSRPを徹底させた後，歯肉弁を戻し縫合．
D：術後の治癒形態：長い上皮性付着で歯肉は根面に付着．歯根膜に近い一部にセメント質と骨が再生する．

図7-5 組織の付着を目的としたフラップ手術と垂直性骨欠損での治癒の状態

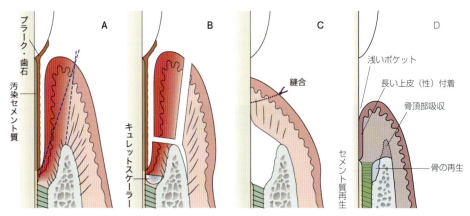

A：切開：骨頂部またはポケット底部へ向けてメスも入れる（術式1と同じ）．
B：歯肉弁の剝離と垂直性骨吸収部（骨縁下ポケット部）の軟組織の除去：キュレットで垂直性骨吸収部の肉芽組織を完全に取り除く．
C：根面の処置と歯肉弁の縫合：骨縁下ポケット部の露出根面のSRPを十分に行い，歯肉弁を戻して縫合．
D：術後の治癒状態：一部のセメント質と骨の再生が生じる．

3）フラップ手術（歯肉剝離搔爬術，FOP：flap operation）（図7-4〜7）

「フラップ手術」は，広義には，歯肉を根や歯槽骨から剝離し，歯肉弁（フラップ）を作って行う手術の総称である．

歯周病学におけるフラップ手術は，組織付着療法の手術で，歯肉を根と歯槽骨から剝離し（歯肉弁の作成），ポケット内を直視し，根面の汚染物質と炎症性肉芽組織を除去し，歯肉を根に付着させポケットを改善することを目的する手術をいう．歯周外科治療の代表的な手術で日常臨床で広く行われている．

（1）術　式
①浸潤麻酔．
②メスを用いて歯肉頂付近から歯槽骨頂またはポケット底へ内斜切開．
③「骨膜剝離子」を用いて歯肉を剝離し，ポケット内に露出した根面と歯槽骨の一部を露出．
④キュレットスケーラーを用いて直視下で，内縁上皮と炎症性肉芽組織を除去し，根面の汚染物質を除去（SRP）（必要に応じて骨の形態を修正）．
⑤歯肉弁を戻して縫合．

第7章 修正治療—I
歯周外科治療と歯科衛生士の診療補助

図7-6 組織の付着を目的としたフラップ手術の術式

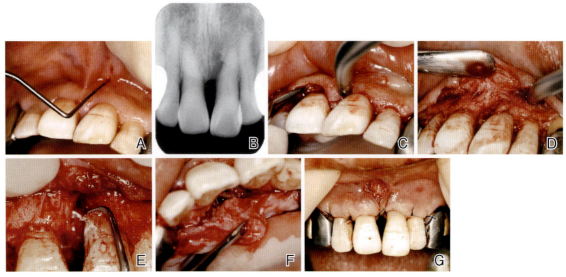

A：歯周基本治療終了：歯肉の表面に炎症はないが，1| 近心には10mm以上のポケットが残っている．
B：1| の近心に垂直性骨吸収（エックス線写真）．
C：切開を入れ，ポケット壁歯肉片をキュレットスケーラーで除去する．
D：骨膜剝離子で歯肉弁を剝離する．
E：直視可能になった根面をスケーリング，ルートプレーニングする．とくに骨縁下ポケット部をていねいに行う．
F：歯肉弁に上皮や炎症性肉芽組織が残在する可能性があるので，キュレットで除去し，歯肉弁を戻す．
G：歯肉弁を骨面と根面に十分密着させて縫合する．小帯が歯肉辺縁に接近していれば，小帯切除術を併用する．

図7-7 組織付着を目的とした フラップ手術による骨の再生（加藤熙）

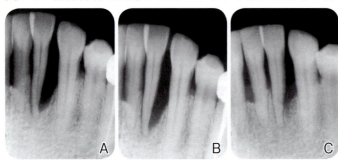

A：手術前エックス線写真：根尖近くまで骨吸収が進行している．
B：手術後1か月半：まだ骨の再生は明確でない．
C：手術後9か月：骨の再生が著明である．

(2) 利点・欠点

利点は，歯肉弁を開いて直視下で根面の汚染物質を取り除くことができ，確実性が高い．さらに，垂直性骨吸収部の肉芽組織を除去して，後に述べる骨の形態修正や歯周組織再生療法（骨移植・GTR法など）を行うことが可能である．

欠点は，歯肉を剝離し根や骨を露出させるため，歯周ポケット搔爬術や新付着術に比べ侵襲が大きい．

(3) 使用する器材

本手術で大切な器材（器材B）：メス，骨膜剝離子，キュレットスケーラー，超音波スケーラー，歯肉鋏（バサミ），縫合セット．

使用の可能性があり用意しておく器材（器材C）：骨形成用のチゼルやファイル，ラウンドバー（骨外科手術のとき使用），歯周パック．

II 歯周外科治療

ADVANCE LEARNING

〖フラップ手術について〗

フラップ手術は，これまで多くの研究者が術式の検討に取り組み，さまざまな切開の仕方や歯肉弁の取扱い方法が発表され，名称がつけられている．整理すると，次のように分類される．

1. 組織付着療法に分類されるフラップ手術
①アクセスフラップ手術（オープンフラップキュレッタージ）：歯肉溝切開を加え，歯肉弁をわずかにしか開けない手術である．
②ウィドマン改良フラップ手術：歯肉辺縁から1〜2mm切開線を離し，骨頂が見える位置まで歯肉弁を剝離する手術である．（図7-8）

2. 切除療法に分類されるフラップ手術
①歯肉弁根尖側移動術：剝離した歯肉弁を根尖側に移動する手術で，ポケットを浅くし角化歯肉を保存できるが，歯肉退縮し歯根露出が生じる．歯周形成手術にも分類される．
②骨外科手術：歯槽骨を削って，歯肉の形態とポケットの改善をはかる手術である（図7-11参照）．

3. 歯周組織再生療法に分類されるフラップ手術
①組織再生誘導法（GTR法）：歯周組織の再生を目的に遮蔽膜を用いた手術である（図7-12, 13参照）．
②増殖因子を用いた手術：歯周組織の再生を目的に増殖因子を用いた手術である（図7-14, 15参照）．
③骨移植術：歯周組織の再生を目的に骨欠損部に骨移植を行う手術である．

図7-8 Widman改良フラップ手術

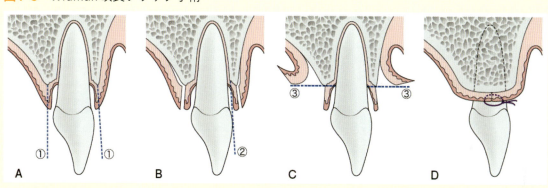

A：一次切開：歯肉辺縁から1〜2mm離し，骨頂に向けて歯軸と平行に入れる（ポケットが2mm以下の場合は歯肉溝内に入れる）．
B：二次切開：頰・舌側の歯肉を2〜3mm剝離した後，ポケット内切開を骨頂に向けて入れる．
C：三次切開：歯肉弁を十分に剝離した後，骨頂に水平にメスを入れ，歯頸部に残在する歯肉片を切り離す．
D：根面のスケーリング，ルートプレーニングと骨面の処置後，単純縫合または8字縫合で結紮する．

2 切除療法

切除療法は，ポケットを形成する歯肉や骨を切除して，ポケットを除去する手術である．

その代表は歯肉切除術であり，歯肉弁根尖側移動術，骨切除術，骨整形術なども含まれる

1）歯肉切除術（図7-9, 10）

歯肉切除術は，切除療法の代表的な手術で，歯肉（仮性）ポケットもしくは浅い骨縁上の歯周（真性）ポケットの除去，増殖性歯肉炎の不良な歯肉形態を改善するのを目的として，歯肉を切除する手術である（外斜切開による）．

(1) 術式
①浸潤麻酔．
②クレーン-カプランのポケットマーカー（ピンセット）を用いて，ポケット底の位置を歯肉上に出血点として印記．
③ポケット底よりやや根尖寄りからポケット底部をめがけてメスで外斜切開する．
④スケーラーで歯肉を除去し，露出した歯根面をスケーリング・ルートプレーニングする．
⑤歯肉鋏（バサミ）で歯肉の形態を整える．
⑥術後の出血と接触痛を防止する目的で，歯周包帯（パック）で切開面を被覆する．

第7章 修正治療—Ⅰ 歯周外科治療と歯科衛生士の診療補助

図7-9 歯肉切除術の術式と治癒形態

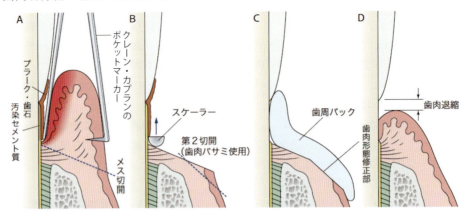

A：ポケット底部の印記：「クレーン-カプランのポケットマーカー（ピンセット）」または「ポケットプローブ」を用いて，ポケット底部の位置を歯肉表面に出血点として印記する．
B：歯肉切開と根面の清掃：切開線は出血点より約2〜3mm根尖側の位置からポケット底部に向かって外斜切開（30〜45°）を入れる．メスは「カークランドメス」，「替刃式メスNo.12」，「オルバンメス」などを用いる．さらに歯肉片を除去し根面のSRPを行う
C：歯肉の形態修正と「歯周パック」装着：「歯肉鋏」で歯肉形態を修正する（Bの第2切開）．
D：治癒形態．

図7-10 歯肉切除術の症例と術式（加藤熈）

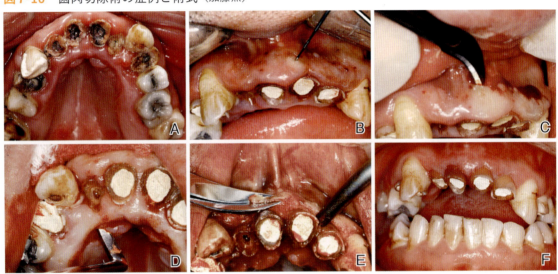

A：初診．歯肉の炎症と腫脹が著しい．
B：基本治療終了後ポケット底部印記（ポケット探針使用）（クレーン-カプランのポケットマーカーを使用しても可）
C：メスによる切開（唇側は替刃式No.12またはカークランドのメス使用）．
D：口蓋側は舌側用のメスを使用．ポケット底部を示す出血点より1〜2mm歯根側から，30〜45°の角度でポケット底へ向けて切開する．さらにSRPを行う．
E：歯肉バサミで第2切開（形態修正）を行う．さらに小帯が歯肉辺縁に接近しているので小帯切除術も行う．
F：術後1〜2週間はパックを装着し，その後はブラッシングを再指導し徹底させる．

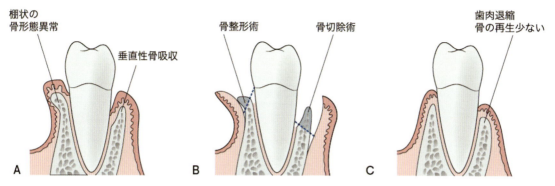

図7-11　骨整形術と骨切除術

骨整形術は，歯槽骨の高さは変えずに骨の形態異常のみを修正する．
骨切除術は，歯を支持する歯槽骨を含めて高さを減じ，垂直性骨欠損が残らないようにする．

(2) 利点・欠点

利点は，手術が簡単，ポケットの除去が確実で，歯肉の形態不良を改善しやすい．

欠点は，術後の出血，角化歯肉の減少，歯肉退縮（歯根露出），知覚過敏，審美障害が生じる危険がある．垂直性骨吸収（骨縁下ポケット）部には適応できない．

(3) 使用する器材

本手術で大切な器材（器材B）：クレーン-カプランのポケットマーカー（ピンセット），メス（替刃メス，カークランドメス），歯肉鋏，歯周パック．

2）骨外科手術（図7-11）

歯槽骨を削って歯肉の形態と歯周ポケットの改善をはかる手術である．しかし骨に病変があるわけではなく，骨の再生は困難なので，不必要に行わない．最近は次の再生療法を行う場合が多い．

3　歯周組織再生療法

歯周病によって失われた歯周組織（とくに歯根膜と歯槽骨，セメント質）の再生を目的として行われる手術である．①歯周組織再生誘導法（GTR法，Guided Tissue Regeneration），②歯根膜，骨，セメント質などを増殖させる増殖因子を応用する方法，③骨移植術などがある．なお，現在の適応症は，垂直性骨吸収の部分（とくに2, 3壁性の骨欠損）で，水平性骨吸収の部分は適応症となっていない．

1）歯周組織再生誘導法（GTR法）（図7-12）

「歯周組織再生誘導法（GTR法）」は，フラップ手術の歯肉弁の縫合前に垂直性骨吸収の部分にGTR膜（遮断膜）を設置し，歯肉の上皮と結合組織の根尖方向への増殖を遮断し（抑制し），歯根膜と骨由来の細胞を増殖させ歯周組織（歯槽骨，歯根膜，セメント質）を再生させる手術である．遮蔽膜には吸収性と非吸収性の膜がある．

(1) 術　式

①浸潤麻酔．
②通常のフラップ手術と同様に歯肉溝切開，歯肉弁剝離，根面の汚染物質と炎症性肉芽組織の除去を行う．
③垂直性骨欠損部を遮蔽膜（GTR膜）で覆う．
④歯肉弁をもどして縫合する．非吸収性膜使用の場合には，膜を取り除くための二次手術が必要となる．吸収性膜使用の場合は二次手術は必要ない．

(2) 利点・欠点

遮断膜の設置によって，再生を期待する垂直性骨欠損部への歯肉の上皮と結合組織の増殖を防ぎ，歯根膜細胞と骨由来の細胞が増殖するスペースを確保し，歯根膜と骨，セメント質の再生を助ける．

欠点は，膜の装着に時間がかかる，膜が口腔内に露出すると感染し，歯肉に炎症が起こることである．

(3) 使用する器材

本手術で大切な器材（器材B）：メス，骨膜剝離子，キュレットスケーラー，「遮断（GTR）膜」（図7-13），歯肉鋏，縫合セット．

第7章 修正治療—Ⅰ
歯周外科治療と歯科衛生士の診療補助

図7-12 GTR法（組織再生誘導法）—通常のフラップ手術とGTR法による歯周組織再生の原理

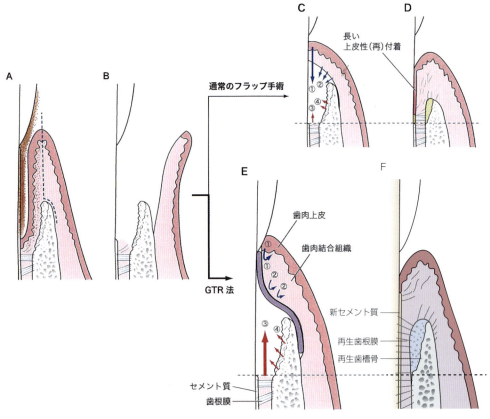

A：術前：垂直性骨吸収（2〜3壁性）を伴う歯周炎．
B：歯肉弁の剝離：歯肉の上皮と炎症性肉芽組織および汚染セメント質を除去する．
C：**通常のフラップ手術**：歯肉弁を縫合した後，垂直性骨欠損部（再生をねらう部分）に増殖する細胞は①歯肉上皮，②歯肉結合組織，③歯根膜由来細胞，④骨由来細胞で，①と②増殖速度が早く多量に増殖する．
D：通常のフラップ手術後の治癒：骨の再生は生じるが，長い上皮性付着とポケット底部の少量の結合組織性付着が生じる．
E：**GTR法**：GTR法用膜（青紫色部分　　）の装着により，①歯肉上皮と②歯肉結合組織の増殖を抑制し，③歯根膜由来細胞（太い赤矢印）と④骨由来細胞（細い赤矢印）の増殖を促す．
F：GTR法の治癒：骨の再生およびセメント質の再生を伴う結合組織性付着が生じ，歯周組織再生が生じる．

図7-13 GTR法に用いる膜（矢印）

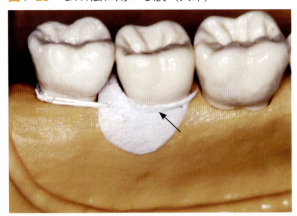

7̲の頰側から遠心隣接面の骨欠損部に適用する．

2）増殖因子を応用した手術（図7-14）

現在臨床で行われているものに，①エナメルマトリックスタンパク質（EMD，エムドゲイン®）を用いる手術，②塩基性線維芽細胞成長因子（bFGF，商品名：リグロス®）を用いる手術がある．

「増殖因子を応用した再生療法」は，<u>フラップ手術において，歯肉弁の縫合前に骨欠損部と歯根表面に増殖因子（エナメルマトリックスタンパク質や塩基性線維芽細胞成長因子など）を塗布して歯周組織の再生をはかる手術である</u>．

(1) エナメルマトリックスタンパク質（EMD，エムドゲイン®）を用いる手術

エナメルマトリックスタンパク質（EMD，エムドゲイン®）は，スウェーデンで開発され，幼若ブ

II 歯周外科治療

図7-14 増殖因子を用いた再生療法（エムドゲイン®，リグロス®使用）

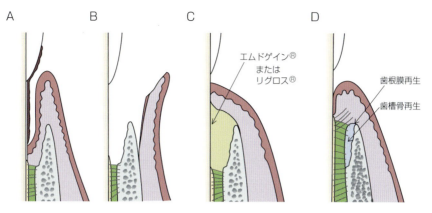

A：術前，垂直性骨吸収（2〜3壁性）を伴う歯周炎．
B：歯肉弁を剝離してSRP，炎症性肉芽組織除去．エムドゲインを使うときは根面を酸でエッチング．
C：エムドゲイン®，またはリグロス®を骨欠損部へ塗布，縫合．
D：術後，歯周組織の再生．

図7-15 エムドゲイン®を用いた手術の症例

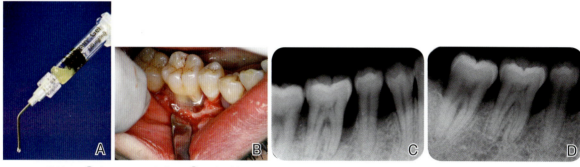

A：エムドゲイン®ゲル：エムドゲイン®はゲル状液体で，シリンジに入っており，尖端にカニューレを装着して用いる．
B：35歳，男性．エムドゲイン®使用手術．
C：エムドゲイン®使用手術直前のエックス線写真．小臼歯と大臼歯の骨吸収が進行している．
D：エムドゲイン®使用手術後1年．小臼歯と大臼歯の骨再生が明確になり，歯の動揺も改善した．

タの歯胚から抽出した「タンパク質」で，根面に塗布するとセメント芽細胞を誘導し，セメント質，さらに歯根膜，骨を再生する作用がある（図7-15）．

(1) 術 式

通常のフラップ手術を行って，歯根面の汚染物質除去と炎症性肉芽組織の除去を行った後，骨欠損部と根面にエムドゲイン®を塗布し，縫合する．エムドゲイン®の塗布前に根面をEDTAやクエン酸などでエッチングする．

(2) 使用する器材

本手術で大切な器材（器材B）：フラップ手術と同じ器材，エムドゲイン®，EDTAまたはクエン酸．

2）塩基性線維芽細胞成長因子（bFGF, リグロス®）を用いた手術

「塩基性線維芽細胞成長因子（bFGF，リグロス®）」は，日本で開発され，遺伝子操作で作成された薬品で，根面に塗布し，セメント質や歯根膜，歯槽骨の再生を促す作用がある．

(1) 術 式

通常のフラップ手術を行って，歯根面の汚染物質除去と炎症性肉芽組織の除去を行った後，骨欠損部と根面にリグロス®を塗布し，縫合する．

(2) 使用する器材

本手術で大切な器材（器材B）：フラップ手術と同じ器材，リグロス®．

3）骨移植術

「骨移植術」は，フラップ手術を行い，歯肉弁縫合前に骨欠損部に骨移植材（自家骨，人工骨）を移植して，歯周組織の再生をはかる手術である．

（1）術　式

通常のフラップ手術と同様に歯根表面の汚染物質除去を行い，歯槽骨欠損部に骨移植材を入れ，歯肉弁を縫合する．骨移植材には，自家骨，人工骨（ハイドロキシアパタイト，リン酸三カルシウムなど）が用いられている．海外では他家骨（他人の骨）も使用されるが，日本では安全性の面から用いられない．

（2）意義・利点・欠点

骨移植材が直接骨組織になるわけではない．骨欠損部に移植した自家骨は一度吸収され，人工骨は吸収されないものもあるが骨と親和性が高く，骨再生の足場となって，骨芽細胞の誘導，増殖，分化などを助ける作用が期待される．

4 歯周形成術（歯肉歯槽粘膜形成術）

「歯周形成手術」は，以前は「歯肉歯槽粘膜形成術」とよばれ付着歯肉の狭小や口腔前庭が浅いなど歯肉歯槽粘膜の形態が悪く口腔清掃が困難な場合に，清掃性や審美性をよくする目的で行う手術である．

1）小帯切除術（図7-16，17）

小帯が歯冠側寄りに付着し，口腔清掃を障害したり，歯間離開の原因となっている場合に，小帯を外科的に取り除く手術である．

2）遊離歯肉移植術（図7-18，19）

付着歯肉が無い場合や狭く清掃困難な場合に，付着歯肉の獲得や口腔前庭の拡張，露出根面の被覆を目的として，主に口蓋から歯肉片を採取し，移植する手術である．

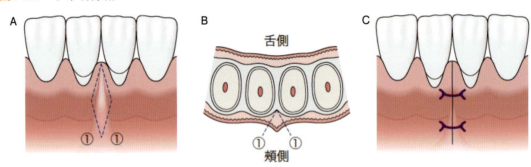

図7-16　小帯切除術

A：小帯の両側に切開線①を入れる．
B：骨に達するまで入れて，小帯を取り除く．
C：口腔前庭が深くなり付着歯肉が増すように縫合する（症例によっては歯肉側は縫合しないで，前庭深くパックをつけると前庭が深く付着角化歯肉も増加する．

図7-17　小帯切断・切除術

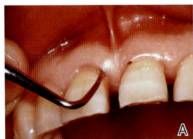 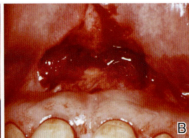 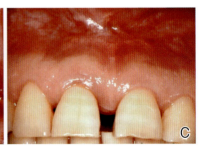

A：検査：小帯と周囲の清掃性，ポケット底部との関係を調べる．ポケットは深く，底部は小帯部に達する．
B：小帯の線維を完全に切断する．口腔前底深くに菱形または三角形の傷面ができる．
C：術後1か月：歯周ポケット搔爬術によりポケットは1mmとなる．小帯は完全に除去され，付着歯肉の幅は広くなっている．

II 歯周外科治療

3) 歯肉結合組織移植術

遊離歯肉移植術と同じ目的で，口蓋側歯肉の結合組織を採取し，移植する手術である．遊離歯肉移植術よりも審美性に優れているので，最近は前歯部に多く行われる．

4) 歯肉弁側方移動術（図7-20）

1～2歯の歯肉が退縮している場合，露出根面の被覆を目的として，隣接する歯肉を有茎弁にて側方移動する手術である．

5) 歯肉弁根尖側移動術（図7-21）

付着歯肉の幅の狭い場合，ポケット底部が歯肉歯槽粘膜境を超えている場合に，付着歯肉の増加とポケットの除去を目的に，歯肉弁を根尖側に移動する手術である．付着歯肉幅の増加が主目的の場合は歯周形成手術で，歯周ポケットの減少が主目的の場合は切除療法である．歯肉を根尖に移動するので歯根が露出する．

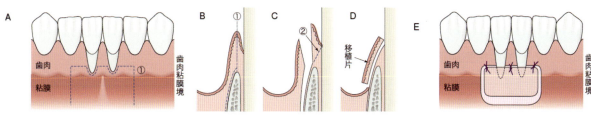

図7-18　遊離歯肉移植術（付着歯肉が全くない場合）

A，B：切開①：歯肉辺縁から骨頂に入れる．
C，D：歯肉弁を剝離し，ポケットを除去するようにポケット底部に向かって切開②を入れてポケットを除く．移植床に移植片を圧接する．
E：露出根面の幅が狭い部分も含めて，移植片で覆って縫合する（露出根の幅が広い場合は移植片は壊死するので，根尖寄りの幅の狭い所のみ覆う）．

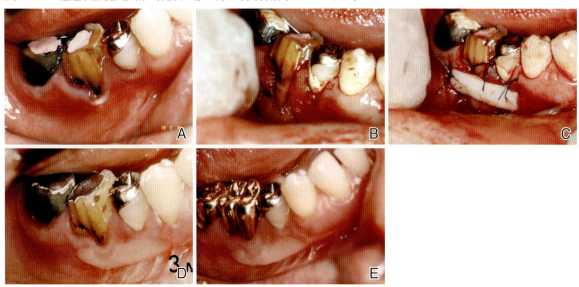

図7-19　遊離歯肉移植術（縫合式，6̄ は付着歯肉が全くない）

A：術前：6̄ 近心根と 5̄ には付着歯肉が全くなく，ポケットは浅いが清掃がむずかしく，強い不快感を訴える．5̄ 近心側には頰小帯が歯肉辺縁に接近している．
B：切開：6̄ 近心根は骨吸収が著しい（歯肉が付着していた根面はルートプレーニングしない）．
C：移植片を移植床に圧接して縫合．
D：3か月後：付着歯肉が得られブラッシングは容易で，不快感は消失した．
E：1年後，冠装着．付着歯肉は幅広くなっている．

第7章 修正治療—I
歯周外科治療と歯科衛生士の診療補助

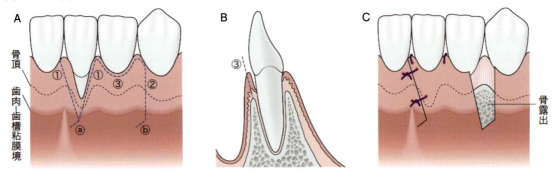

図7-20 歯肉弁側方移動術

A, B：歯肉のクレフト部切開①と垂直切開②（1歯以上離れた歯肉に厚みのある部位），減張切開ⓐⓑ，歯肉辺縁切開③（フラップ手術と同じ）の順でメスを入れる．
C：歯肉弁を側方移動し，縫合後，骨露出面を中心にパックをする．

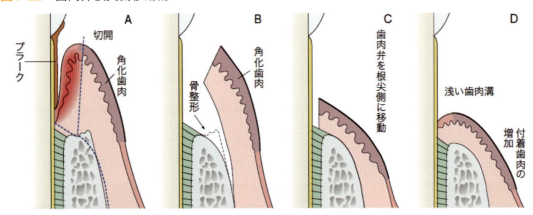

図7-21 歯肉弁根尖側移動術

A：切開：炎症のあるポケット壁歯肉を切除するように，歯肉辺縁より少し離れた所から骨頂に向けて行う．
B：ポケット壁歯肉を除去し，骨から歯肉弁を剝離し，必要に応じて骨整形や骨切除を行う．
C：歯肉弁を根尖側に移動し，辺縁が骨頂部に位置するように縫合（まず縦切開部を縫合後，乳頭部を縫合）．
D：術後：歯肉は根面に向かって伸び出し，浅い歯肉溝と短い上皮（性）付着ができる（歯肉切除術と同じ）．角化（付着）歯肉は幅広く確保できるが，歯肉の退縮と歯根の露出が大きい．

第8章 修正治療—II
歯周-歯内病変，根分岐部病変，歯周-矯正治療，口腔機能回復，インプラント，歯根破折の治療

I 歯周-歯内病変と治療法

　歯周病が歯髄に影響を与え歯髄炎などの歯髄疾患（歯内病変）を引き起こしたり，逆に歯髄疾患（歯内病変）が歯周組織に影響を与え歯周炎と類似した病変を引き起こすことがある．「歯周-歯内病変」は，歯周病変と歯内病変（歯髄疾患）が深く関係し合い，相互に波及して，歯周疾患と歯内疾患が生じている病変をいう（図8-1）．

　この病変は，主たる原因により，次の3つに分類される（図8-2）．
　①歯内病変由来型（歯髄は失活），
　②歯周病変由来型（生活歯髄と失活歯髄がある），
　③歯周病-歯内病変独立発生・合併型（歯髄失活），
それぞれに応じた治療法があり，表8-1にその特徴と治療法を示した（図8-3）．

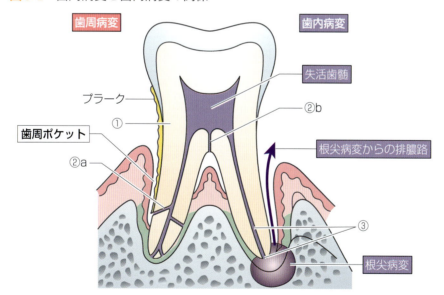

図8-1　歯周病変と歯内病変の関係

①：象牙細管ルート．②a：側枝・副根管ルート（根尖側1/3に多い）．②b：髄管ルート（根分岐部に多い）．③：根尖孔ルート．

第8章 修正治療─Ⅱ
歯周-歯内病変，根分岐部病変，歯周-矯正治療，口腔機能回復，インプラント，歯根破折の治療

図8-2 歯周-歯内病変の分類

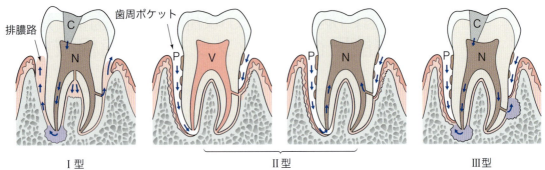

Ⅰ型
歯内病変由来型
（歯髄失活）

Ⅱ型
歯周病変由来型
（歯髄生活）　（歯髄失活）

Ⅲ型
歯周病変と歯内病変の合併型
（歯髄失活）

C：う蝕．P：歯周炎．V：vital 生活歯髄．N：non-vital 失活歯髄．青色の矢印（➡）：病変の波及の方向を示す．

図8-3 歯髄疾患由来の根分岐部病変と治療（石田）

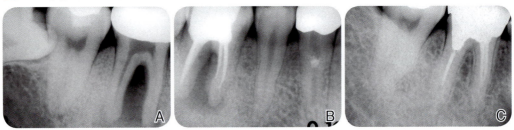

A：初診時．B：歯内療法後10か月．C：5年後の状態．根分岐部病変は完全に治癒している（8|は抜去）．

表8-1 歯周-歯内病変の分類と特徴，治療法，予後

分類	歯髄と根尖歯周組織	辺縁歯周組織	周囲の歯	治療法	予後
Ⅰ型 歯内病変由来型	歯髄は失活，深いう蝕や修復物がある．根尖病巣（歯槽膿瘍），根分岐部病変がある．	1～2か所にのみ深いポケットがある（根尖部からの排膿路である）	重度な歯周炎に罹患していないことが多い	歯内療法（歯周治療は基本治療のみ）で改善する	歯内療法により良好
Ⅱ型 歯周病変由来型	初期は生活歯，進行期は逆行性歯髄炎，重症期は失活歯	重度の歯周炎，根尖に達するような深い歯周ポケット	周囲の他の歯も中程度以上の歯周炎に罹患していることが多い	歯周治療（複雑な処置を含む）と歯内療法を併用	歯周炎の進行状態による．進行すると困難（多根歯では根切除術を用いる）
Ⅲ型 歯周病変と歯内病変独立発生・合併型	失活または歯髄炎，深いう蝕など歯冠側より歯髄炎や歯髄壊死を起こす原因がある	重度の歯周炎，根尖に達するような深い歯周ポケット	周囲の他の歯も中程度以上の歯周炎に罹患	歯周治療と歯内療法を併用	同上

II 根分岐部病変と治療法

「根分岐部病変」は歯周病変が多根歯の根分岐部に及んだもので，根分岐部の歯周組織が破壊され，分岐部入り口から水平方向にポケットが形成され，その部の根面がプラーク細菌に汚染されている状態である．「根分岐部病変」の治療は，他の歯周病変に比べむずかしい．その理由は，①スケーラー，ほか，治療器具が到達しにくい，②口腔清掃が困難である，③フラップ手術や再生療法の効果が生じにくい，④根面う蝕が生じやすい，などにある．

治療にあたっては，まず①進行度，②原因，③解剖学的特徴の検査を行い，これらの結果と患者の希望，口腔全体の治療計画を考慮に入れて治療法を選択する．

図8-4　Lindheの根分岐部病変の分類

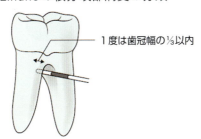

1度（初期）	根分岐部に探針を挿入し，水平方向ポケットが歯冠幅の 1/3 以内
2度（中程度）	水平方向ポケットが歯冠幅の 1/3 以上で貫通しない
3度（重度）	完全に貫通する

根分岐部にファーケーションプローブなどを挿入して調べ，1～3度に分類．

1 根分岐部病変の検査・診断と分類

1）進行度の検査

エックス線写真で根分岐部の骨吸収状態，ポケットプローブで根尖方向（垂直方向）のポケット深さ，「ファーケーションプローブ」で分岐部の水平方向のポケット深さ（破壊の程度）を調べる．

2）根分岐部病変の分類

根分岐部病変におけるLindheの分類は，分岐部の水平方向の破壊の程度により1～3度に分類され（図8-4），Glickmanの分類は1～4度に分類されている．Tarnowの分類は，分岐部の垂直方向の骨吸収程度により1～3度に分類している．

3）原因の検査

根分岐部病変の原因は，基本的には通常の歯周病の原因と同じであり，炎症性因子（プラーク，歯石，清掃困難な程度）と外傷性因子（早期接触，ブラキシズムなど）が合併していることが多い．まれではあるが原因として歯髄疾患由来で生じる場合がある．歯髄が失活感染し髄管を通して感染が分岐部に及んだもので，歯内治療で改善する（図8-3参照）．

4）根分岐部の解剖学的特徴の検査

歯根の分岐の状態（根の数，長さ太さ，分岐の位置，根の離開の程度），エナメル突起の有無，分岐部表面の裂溝と陥凹の有無を調べる（図8-5）．

図8-5　根分岐部病変の原因と増悪因子となる解剖学的特徴

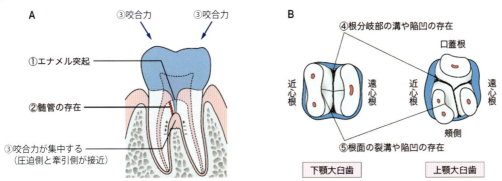

A：根分岐部の下顎大臼歯の頬・舌方向観察図：①エナメル突起，②髄管の存在，③根分岐部に咬合力が集中しやすい．
B：根分岐部の根尖からの観察図：④根分岐部の溝と陥凹，⑤根面の裂溝と陥凹．

第8章 修正治療—II
歯周-歯内病変，根分岐部病変，歯周-矯正治療，口腔機能回復，インプラント，歯根破折の治療

2 治療法

治療の基本は，歯周治療の原則と同じで，口腔清掃指導に始まる「歯周基本治療」を十分に行い，「再評価」し，「修正治療」として病変の進行状態と患者の希望に応じ，次の治療法から適切な方法を選択して行う．

1 歯根保存療法

歯根を分割したり切除せずに治療する方法で，病変が軽度のLindheの分類1，2度の症例が主であるが，3度の症例にも行うことがある（図8-6～9）．

1）歯周基本治療の強化

口腔清掃指導，スケーリング，ルートプレーニングを徹底する．病変がLindheの分類2，3度の症例は超音波スケーラーの根分岐部用チップも用いるとよい．

図8-6 根分岐部病変の治療：保存療法としてトンネル形成術を行う

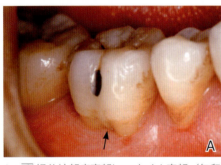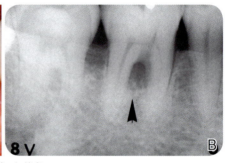

A：6⏌根分岐部病変部にエナメル突起（矢印）を伴う．
B：同エックス線写真．下顎の根分岐部病変はエックス線写真で診断しやすい．この症例はトンネル形成術により5年間病変の進行はない．

図8-7 根分岐部病変の保存療法，30年間の長期観察症例（39～69歳，女性）

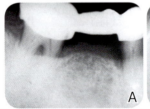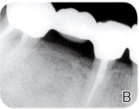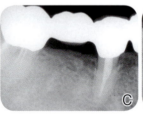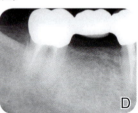

A：初診時．根分岐部の歯周基本治療（保存療法）後に，ブリッジの再製作．B：10年後．その後リコールによるメインテナンス治療により病変は改善し，再発していない．C：20年後．経過は良好である．D：30年後，経過良好．

図8-8 超音波スケーラーの根分岐部用チップ
（菅谷勉）

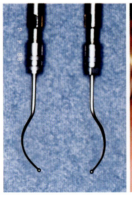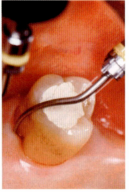

2）根分岐部の形態修正（ファーケーションプラスティー）

分岐部の清掃やSRPをしやすくするため，分岐部の歯面を削ったり，歯肉や骨の形態を修正する治療法である．欠点として知覚過敏やう蝕が生じやすく，現在はあまり行われない．

3）再生療法

分岐部病変が1～2度で，歯肉が根分岐部病変部を被っている症例に，GTR法やエムドゲイン®，リグロス®を用いた再生療法が行われる．3度の症例は効果が少なく，適応症とされていない（第7章181～184頁参照）．

4）トンネル形成（トンネリング）

2度の進行した症例や3度の症例の分岐部をトンネル状にして清掃しやすくし，保存しようとする治療法である．歯肉が分岐部を覆っている場合は，歯肉を切除する．根の分岐が狭い場合は，根面を削る場合もある．この治療法の欠点は，根面にう蝕が生じやすいことである．根面う蝕の対策として，①不必要な根面の削除や過剰なスケーリング・ルートプレーニングは行わない，②歯間ブラシを用いた清掃を徹底させる（図8-9），③う蝕の予防にフッ化物の入ったペーストを使わせる．

図8-9 トンネル形成（トンネリング）後の清掃指導

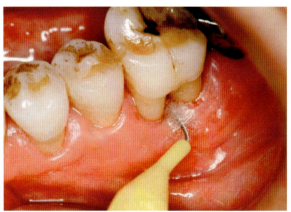

根分岐部トンネル形成後は，歯間ブラシによる清掃指導が大切である．う蝕予防のためにフッ化物入りのペーストを併用する．

第8章 修正治療—II
歯周-歯内病変，根分岐部病変，歯周‐矯正治療，口腔機能回復，インプラント，歯根破折の治療

2 根分割療法

根を根分岐部で分割して治療する方法で，根分岐部病変が2～3度に進行した症例に行われ，片方の根を切除する「根分割切除術」と，両方とも保存する「根分割保存術」がある．

1）根分割切除術（root resection）（図8-10～12）

根分岐部病変が進行した多根歯の1根または2根を切断・除去する治療法（ヘミセクション，トライ

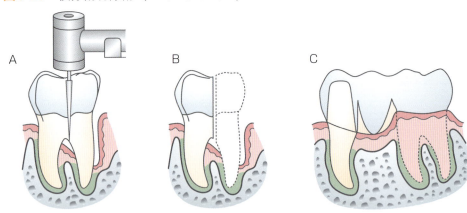

図8-10　根分割切除術（ヘミセクション）

A：タービンを用い，根分岐部で歯冠とともに歯根を分割する．
B：一方の歯根を抜去し，根分岐部の形態修正を行う．
C：抜歯窩修復後1か月に再評価し，良好ならブリッジを製作する．

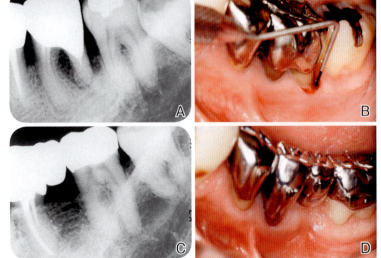

図8-11　下顎大臼歯の根分割切除術（ヘミセクション）

歯周病が進行した下顎第一大臼歯の遠心根を根分割切除療法（ヘミセクション）を行ってブリッジを作製する．
A，B：初診時のエックス線写真とプロービング検査．下顎左側第1大臼歯（6̄）遠心根は，骨吸収が進行し，プロービング深さは8mmで根は短い．
C，D：遠心根を分割切除してブリッジ作製し，5年後の状態．

図8-12　上顎第一大臼歯の根分割切除術（上顎大臼歯3根のうち頰側2根を切除：トライセクション）

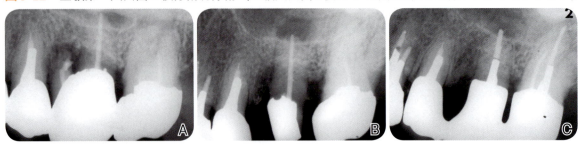

上顎は口蓋根を保存する例が多いが，術後の形態の清掃性を考慮し，清掃指導を十分に行うことが大切である．
A：初診時．頰側根は破壊が重度で，口蓋根は支持組織が残存する．
B：頰側2根を分割切除する．口蓋根は再根管治療を行う．
C：連結固定1年後．骨の再生が認められ，ポケットも浅くなり予後良好である．

セクション）で，根分岐部病変を消滅させ，清掃しやすくするとともに，保存した歯のSRPや歯周外科治療を行いやすくする目的で行われる．

しかし，欠点として，①根を切除するため支持力が低下する，②抜髄や歯冠修復治療が必要になる，③保存した根の形態や位置により清掃がむずかしいことがあり，これらに対する対策が必要である．

2）根分割保存術（root separation）（図8-13）

根分岐部で歯冠とともに根を分割して，両方の根を保存する治療法で，根を抜去しないため，支持力を消失しない利点がある．適応症は，次の条件がそろっている場合である．

①分岐部病変は重度であるが両根とも歯槽骨など支持量が多く，一方を抜去すると支持力の損失が大きく，両方を保存したい．
②両根の離開が少ない，あるいは根分岐の位置が根尖寄りのため，分岐部の清掃が困難である．
③根分割して根を矯正移動し両根の離開度を広くしたり，連結部を歯冠側にすることにより，清掃を容易にすることができる（図8-13，14）．

このほか，根分岐部にう蝕が生じた場合も，分割保存する場合がある．

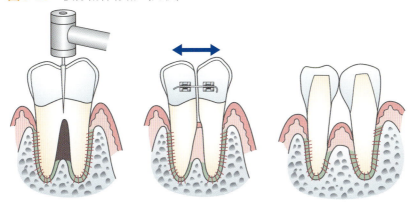

図8-13 根分割保存術（両根）

両根の離開が少なく分岐部の清掃が困難な場合は，根を分割し，歯根を矯正移動して離開させ，清掃しやすくする．

図8-14 根分割後に歯周−矯正治療を行った症例（根分割矯正治療法）

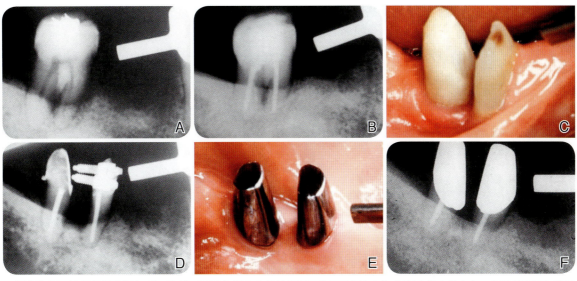

根分岐部の骨吸収が進行しているが，近遠心根の支持はほぼ同等で2根ともに保存する方針とし，2根が接近し清掃困難なので根分割し矯正治療して2根を離解して清掃しやすくした．
A：初診時．Lindheの分類で3度（重度）の根分岐部病変．
B：根分割矯正治療を計画し，抜髄後に根管充填．
C：歯根を分割したのみでは歯間部の清掃困難．
D：歯根を移動分離する矯正治療を行う（1年）．根間部のスペースは広くなる．
E：コーヌスクラウンの支台歯として内冠装着，経過良好でメインテナンス中．
F：5年後のエックス線写真．義歯の支台歯として十分機能している．

第8章 修正治療—Ⅱ
歯周–歯内病変, 根分岐部病変, 歯周–矯正治療, 口腔機能回復, インプラント, 歯根破折の治療

Ⅲ 歯周–矯正治療

歯の位置異常や歯軸傾斜異常などの歯列不正は，清掃を困難にしたり咬合性外傷を誘発し，歯周病の修飾因子となっている場合が多い．さらに歯周病になり支持力が低下すると，炎症性肉芽組織や早期接触，舌の習癖などにより歯が移動し（歯の病的移動），歯列不正を引き起こす症例も多い．歯周病の治療として，これらの歯列不正を改善する治療を「歯周–矯正治療」とよんでいる．

1 歯周–矯正治療の適応症

歯列不正があるからといって，すべての症例で矯正治療が必要なわけではなく，矯正治療の効果（必要性），矯正治療の難易度，移動後の保定（固定）の難易度，さらに患者の希望を考慮し決定する．

図8-15 歯周矯正治療

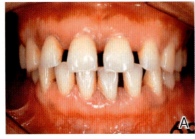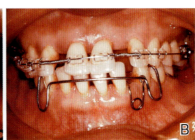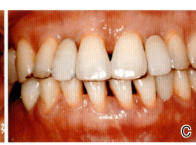

A：初診時（35歳，女性）．歯周基本治療のみ行う．
B：4年後（39歳）．歯列不正（歯間離開）が進行したと訴えて再来したので，再基本治療後，歯周–矯正治療を行う．
C：移動完了後，残存した部分の補綴を兼ねて固定を行う．

図8-16 矯正装置として義歯を利用した歯周–矯正治療：7」の歯列不正の歯周–矯正治療

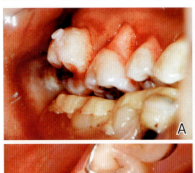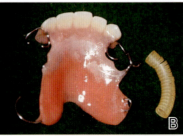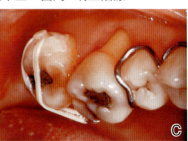
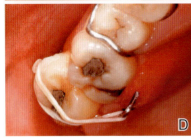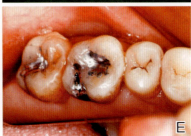

7」の対合歯は欠損し交叉ゴムは使用不可，そこで義歯を床矯正装置として用い重度歯周炎の隣接歯には負担をかけず（固定源とせず）圧下させながら歯軸を修正した．
A：初診時（1974年）：7」は頬側転位と傾斜が強い．下顎（対合歯）は欠損し，義歯を装着している．
B：上顎の義歯を床矯正装置として用いるため，7」の口蓋側の床の中にフックを埋め込む．
C：7」の頬側にボタンをつけ，義歯のフックとの間にゴム輪をかける．
D：2か月後：歯軸の改善が見られる．
E：10か月後：歯軸と歯の位置は正常となり，鉤歯として利用可能となる．これは頬側に傾斜転位した臼歯を床矯正装置で治療した我が国最初の症例である．

2 歯周-矯正治療の目的と効果

①歯周組織の炎症の改善：口腔清掃性を改善する．
②咬合性外傷の改善：外傷性咬合を除去する．
③審美性の改善
④歯周組織の再生：適切な矯正力により骨芽細胞が活性化する場合がある．

3 歯周-矯正治療を成功させるための注意事項と歯科衛生士の役割

①矯正治療の基本的知識をもつ．
②適応症を選ぶ．
③矯正力を加える前に，歯周組織の炎症を改善しておく．

　これは，歯周組織の炎症と矯正力によって生じる咬合性外傷の合併による歯周組織の破壊を防ぐうえで大切である（第1章参照）．

　矯正力の多くは側方力であり咬合性外傷を引き起こす可能性がある．したがって，矯正力を加える歯と矯正力の反作用力が加わる固定源歯（アンカーとなる歯）は，矯正治療を開始する前に炎症を改善しておくことが必要で，口腔清掃とSRPなどを徹底することが大切である．とくに歯周ポケットが深い場合は，歯周外科治療を行うなどして浅くしておくことが必要である．さらに，矯正治療を開始した後にもプローブで検査することが必要である．

④歯の移動中は清掃状態を良好に保ち炎症が生じないようにする．

　矯正装置には固定式と可撤式がある．固定式はブラケットとワイヤーを装着するため清掃性が悪くなるので，とくに清掃用具と方法の指導に注意が必要である（図8-15）．可撤式の場合は毎日装置をはずして口腔内を清掃するよう指導し，さらに装置の取り扱いと清掃方法を指導する（図8-16）．

⑤舌の習癖がある場合は，その有害性を患者に説明し，「自己認識療法」を用いて改善につとめる．（第6章162頁，舌の習癖の改善参照）

⑥歯の移動により新しい早期接触が生じる可能性があり，これを点検し必要に応じて咬合調整を行う．

⑦矯正治療後は，歯周組織と咬合の安定性や舌の習癖の改善状態をしっかり点検し，矯正後の歯列に適した清掃法を指導するとともに，長期間の保定，あるいは固定を行う．

第8章 修正治療—II
歯周-歯内病変，根分岐部病変，歯周-矯正治療，口腔機能回復，インプラント，歯根破折の治療

IV 口腔機能回復治療

1 口腔機能回復治療とは

　この治療は，歯周病などにより歯を失ったり，歯が動揺して口腔機能（咀嚼，会話，審美性など）が低下している場合に，歯冠修復や補綴物を作製・装着して，口腔機能を回復する治療をいう．内容は，咬合治療，歯冠修復，欠損補綴，固定，矯正治療，インプラント治療などで，以前は「歯周補綴」とよばれた部分も含まれる．

　この治療で大切なことは，基本治療や歯周外科治療などを行って歯周病の原因をできるだけ取り除き，歯周病が改善した状態で行うことである．さらに清掃性のよい歯冠修復や補綴物を作製し，清掃指導を行って，これらが歯周組織に炎症や咬合性外傷を引き起こさないことが大切である（図8-17）．

2 歯科衛生士の役割

　口腔機能回復治療を成功させるには，各診療の診療補助が大切であるが，治療結果を長期間維持するには，歯科衛生士が清掃指導をしっかり行い，歯周病の再発，根面う蝕の発生などを防ぐことがきわめて大切である．ブリッジや義歯などの補綴物を装着すると，口腔内の形態・環境が大きく変化するので，必ず口腔清掃の実地指導を行い清掃レベルを高めることが必要である．

図8-17 歯周病患者の暫間修復物（プロビジョナルレストレーション）と歯周補綴

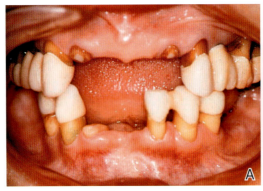 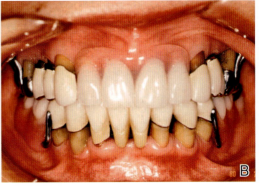

A：レジン冠によるプロビジョナルレストレーション．口腔清掃指導を十分行い高いレベルで清掃できるようにする．
B：最終的な修復物の装着（歯肉縁上マージンのブリッジと義歯）．再評価を行いメインテナンス治療へ移る．

V インプラント治療

インプラント治療は近年著しく発展し、歯周病患者の咬合機能の回復、審美性の回復に用いられている（図8-18）。しかし利点と欠点があり、これらを理解して対応することが大切である。**とくにインプラント治療後の口腔清掃はきわめて重要で、局所の清掃指導が大切である**。

局所の清掃が悪いと歯肉炎と同様にインプラント周囲の粘膜に炎症が生じる（「インプラント周囲粘膜炎」という）。さらに、粘膜炎を放置したり、咬合力が強過ぎたりすると、インプラント周囲の骨も破壊され、「インプラント周囲炎」（歯周炎に相当）に進行する。

1）インプラント治療の利点

① ブリッジや義歯の作製を回避でき、残存歯、とくに支台歯に側方圧など負担をかけないため、咬合性外傷が生じるのを少なくすることができる。
② ブリッジ作製を回避し、支台歯の歯質を削るのを避けられる。
③ 義歯に比べて安定してよく噛むことができるので、患者満足度が高い。

2）インプラント治療の欠点

① 歯肉を剝離したり骨を削るなど手術侵襲がある。

図8-18 インプラントによる前歯部の審美的な修復（坂上竜資）

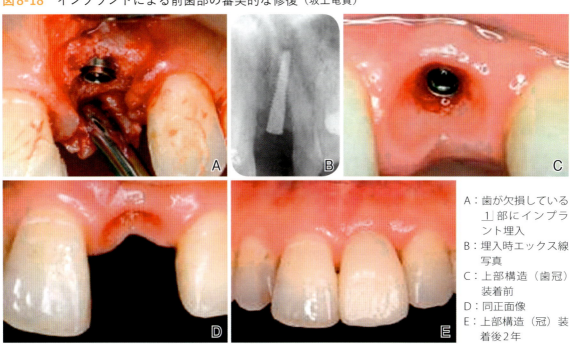

A：歯が欠損している 1| 部にインプラント埋入
B：埋入時エックス線写真
C：上部構造（歯冠）装着前
D：同正面像
E：上部構造（冠）装着後2年

図8-19 インプラント周囲炎（坂上竜資）

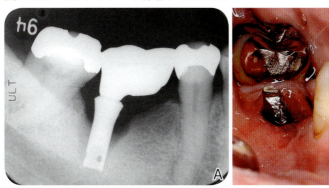
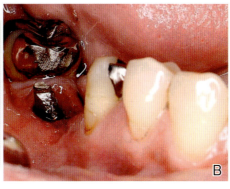

A：インプラント体周囲の骨の喪失が認められる。
B：上部構造（冠）を除去した状態。インプラント周囲の軟組織の発赤と腫脹が認められる

第8章 修正治療— II
歯周−歯内病変，根分岐部病変，歯周−矯正治療，口腔機能回復，インプラント，歯根破折の治療

②適用が困難な症例がある（全身状態やインプラント治療予定部の骨と粘膜の状態による）．
③「インプラント周囲粘膜炎」，「インプラント周囲炎」が生じる危険性がある（図8-19）．
④高価で経済的な負担が大きい．

ADVANCE LEARNING

〚インプラント周囲炎の予防と治療〛

「インプラント周囲炎」は，インプラント周囲の組織（粘膜と骨）が細菌感染と過重負担により破壊される炎症性病変であり，インプラント体表面に付着した細菌が大きな役をしている．インプラント周囲炎は，プロービング深さが深くなり，出血や排膿，骨吸収が生じるなど，天然歯の歯周炎と類似した臨床症状を示す（図8-20, 21）．

インプラント周囲炎の予防と治療には，細菌性プラークが付着したインプラントの清掃がきわめて大切であり，ブラッシングの徹底，さらにポケット内のプラークの除去（スケーリング，消毒薬による洗浄），咬合力の軽減などが行われる．軽度な段階のものは治癒するが，重症化するとインプラントの汚染の除去が困難となり，抜去せざるを得なくなる場合もある．

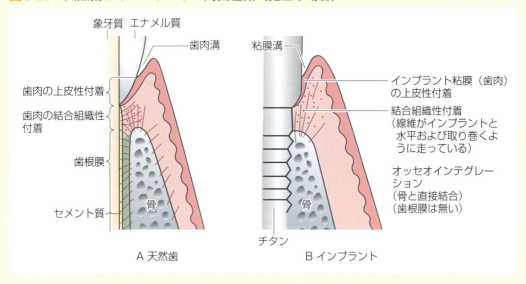

図8-20 天然歯とインプラントの周囲組織（健全な場合）

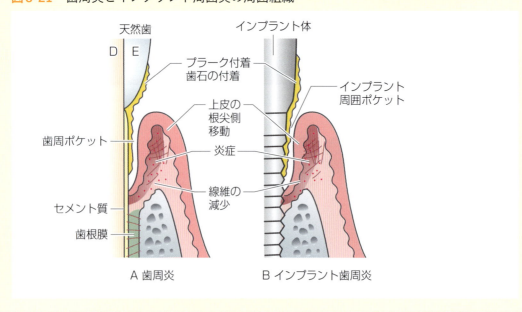

図8-21 歯周炎とインプラント周囲炎の周囲組織

VI 垂直歯根破折による歯周組織の病変と治療

近年寿命が延び保存される歯が増加しているが，それにつれて歯根が垂直に破折する歯が増加している（日本人の抜歯原因の11％）．とくに歯周治療後メインテナンスしている患者では，抜歯の原因の第1位（62％）であり，その治療と予防は重要になっている．垂直歯根破折した歯の症状は，①深い歯周ポケット，②垂直性骨吸収　③歯の動揺の増加などであり，重度の歯周炎と誤診され，誤った治療が行われることも多い．

垂直歯根破折は，歯冠側からばかりではなく，根尖端や根の中央部から生じることもある（図8-22）．これらの治療は，垂直歯根破折による歯周組織破壊の病態を理解し，必要な検査・診断を行い，適切な治療法を選択することが大切である．ここでは歯周病と類似した症状を示す歯冠側からの破折について記す．

「垂直歯根破折」の治療の基本は「接着治療法」である（図8-23）．これは破折によりできた間隙は細菌で汚染されているので，汚染を除去し，生体に無害な接着材で接着・封鎖し，無害な状態にして歯周組織の病変を改善する治療である．治療にあたってはこの方針のもと，破折の進行度，破折間隙の汚染度，歯周組織の破壊度，歯根の形態に応じて治療法を選択する．

図8-22 垂直歯根破折のエックス線像と臨床像（菅谷勉）

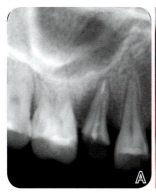
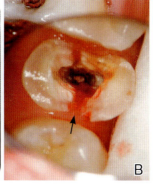

A：歯頸部から根尖に至る垂直性骨吸収がみられ，ポケットも深い．
B：破折線はすでに広く離開し間隙となり，間隙部の汚染も著しい（矢印）．

図8-23 垂直歯根破折した歯に「口腔外接着法」を行った症例（菅谷勉）

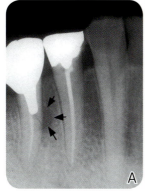
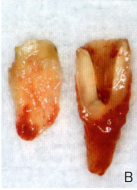
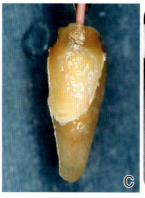
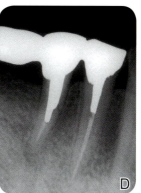

A：初診時．近心側に骨吸収が認められ，プロービングポケット深さは7mmであった．
B：すでに破折間隙が離開していたため，いったん抜歯した．
C：口腔外で接着した歯根．なお根管内にガッタパーチャポイントを挿入しポスト支台形成を容易にしている．
D：1年後．近心側の骨欠損は消失し，歯周ポケットはない．

第8章 修正治療―II
歯周-歯内病変，根分岐部病変，歯周-矯正治療，口腔機能回復，インプラント，歯根破折の治療

1 口腔内接着法

　この治療法は，歯を抜かずに口腔内で根管内から破折間隙を清掃し，接着材を流し込み間隙を封鎖する方法である．破折の進行が軽度のものが対象で，超音波スケーラーのエンドチップを用いて汚染を取り除き，接着性セメントが入るスペースをつくり，乾燥して根管内に接着材を流し込んで満たし，ポストを挿入して接着を強固にする．

2 口腔外接着再植法

　一度抜歯し，口腔外で破折歯根面を清掃し，接着し，その後に余剰接着材を除去し再植する治療法である．完全破折など破折が進行したものに行われ，抜歯した歯は生理食塩水につけて歯根膜の乾燥による損傷を少なくしながら，汚染した破折面を超音波スケーラーとキュレットスケーラーできれいにした後，乾燥させて接着する．なお，再植後2週間以上暫間固定を行う（図8-23）．

ADVANCE LEARNING

〚垂直歯根破折歯の治療法の研究・進歩〛

　垂直歯根破折は近年増加してきたが，適切な治療法がないとしてすべて抜歯されていた．何とか抜歯しなくてもよいようにしようと，破折歯をワイヤーで結札する治療方法の試みが報告されたが，成績はきわめて悪く，1990年代中頃まで治療法は皆無であった．

　著者ら（加藤煕，菅谷勉ら）は，歯周治療により歯周病が治ったにもかかわらず，急速にポケットが深くなり，垂直性骨吸収が生じる歯があり，その原因を調べると垂直歯根破折が生じていることを何度か経験し，垂直歯根破折の研究が大切と考えるようになり，真坂信夫の報告を参考に北大で1995年から世界に先駆けて垂直歯根破折の病態と治療法の研究（動物実験を含む）に取り組んできた．これらの研究の結果から，垂直破折した歯根の破折面には細菌が増殖しており，これらの細菌を除去して生体に害の無い接着剤（スーパーボンド）で，接着・密閉することが大切であること，早期に発見して治療すれば成功率が高いことが明らかになった．

　垂直歯根破折歯は，歯槽骨の吸収など歯周組織の破壊が進行している場合には，完全な治癒はむずかしく，早期発見，早期治療，術後のメインテナンスが大切である．しかし，う蝕や歯周病に比べ，垂直歯根破折の予防や治療は遅れており，抜歯される歯が多いのが現状である．今後，垂直歯根破折の予防・治療・再発防止の研究が発展することが期待されている（図8-24）．

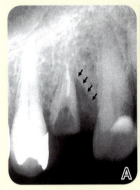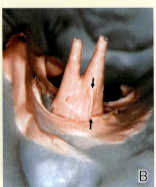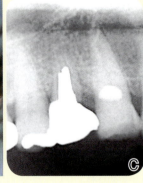

図8-24 口腔内接着法を行った症例
A：初診時．近心側に垂直性骨吸収が見られる（矢印部）．
B：破折間隙を超音波スケーラーのエンドチップで切削・清掃した後に採取したポスト印象．矢印部分に切削・清掃後の破折間隙が確認できる．
C：ポストコアをスーパーボンド®で接着して破折間隙を封鎖し，1年8か月．近心の骨欠損は消失し歯周ポケットもない．

第9章 メインテナンス治療（メインテナンス・SPT）と歯科衛生士の活躍

I メインテナンス治療の重要性

1 メインテナンス治療とその重要性（図9-1, 2）

歯周病は原因となるプラーク細菌が口腔内に存在するため，再発しやすい疾患であり，歯周基本治療，修正治療が終了した時点で治療が終了したと考えるのは大きな誤りである．歯周病の再発と新しい発生を防ぎ，これまでの歯周治療で得られた健康と治療効果を維持するため，管理や治療を継続して行うことが必要である．これらの目的で長期間・定期的に行う治療を，総合して「メインテナンス治療」とよび，歯周病の重要な治療の一部である．

メインテナンス治療は「メインテナンス」と「サポーティブペリオドンタルセラピー（supportive periodontal therapy，SPT，歯周病安定期治療）」に分けられ，両者とも歯科衛生士が大いに活躍する分野である．

図9-1 歯周病のメインテナンス治療の流れ

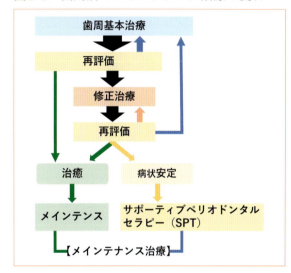

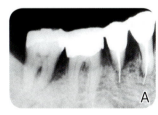 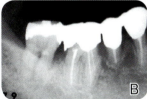

図9-2 メインテナンス治療の効果（長期メインテナンス症例）

A：初診から1年後のメインテナンス治療開始
B：30年後（85歳）

ADVANCE LEARNING

〚歯科衛生士が活躍するメインテナンス治療〛
1. 歯周基本治療と修正治療時に，患者に治療効果を認識してもらい，信頼関係を確立しておく
2. 歯周病が再発しやすい理由を説明し，メインテナンス治療が大切なことを理解してもらう
3. 診療機関のリコール体制を確立しておく
4. 再発しやすい（リスクの高い）人・危険な部位を知り，患者に知らせ，歯科医師と協力してメインテナンスに努める
5. 定期的に検査を行って歯周病の再発や新たな発病を早期に発見し，早期治療する

〚再発しやすい（リスクの高い）人と部位〛
1. 清掃しにくい部位が多い人
2. 強い咬合力が加わる人，部位
   ブラキシズム習癖の強い人，舌習癖者，欠損歯の多い人，ブリッジの支台歯，義歯の鉤歯，垂直性骨吸収部
3. 以前ポケットが深かった部位
   （上皮性付着で治癒している可能性が高い）
4. 全身性疾患のある人（糖尿病など），喫煙者
   （免疫力が低下し，歯周組織の治癒力も低い）

第9章 メインテナンス治療（メインテナンス・SPT）と歯科衛生士の活躍

2 歯周病の治癒と病状安定（図9-3）

歯周病は重度になると完全な治癒がむずかしく，ほとんどの部位は健康になっても，一部に病変が残ってしまうことが多い．そこで近年，歯周治療の状態を「治癒」と「病状安定」とに分けるようになった．

1 治癒

歯周病の「治癒」は，臨床的に歯周組織が健康を回復した状態をいう．具体的には，歯肉に炎症がなく，ポケット深さは3mm以下，BOP（プロービング時の出血）がなく，歯の動揺度は生理的範囲の状態である．この状態を維持し再発や新たな発病を防ぐためには，患者に定期的にリコール来院してもらい，歯周検査を行い，必要に応じたメインテナンス治療を行うことが必要である．

2 病状安定

「病状安定」は，歯周治療によりほとんどの歯周組織は治癒したが，一部分に深い歯周ポケットや分岐部病変などが進行を止めた安定した状態で残っている状態をいう．歯周病が中〜重度に進行するとすべての歯の歯周病を治癒させるのは困難で，一部に治癒しないでそれ以上改善が難しい病変が残ってしまう場合が多くなる．すなわち，多くの歯は治癒したが，一部に歯周病が進行を止め安定した状態の歯周病変が残っている場合をいう．

3 メインテナンス

メインテナンスは，歯周治療により「治癒」した歯周組織を長期間維持するための健康管理をいう．軽度の歯周病は，基本治療のみで治癒することも多く，中〜重度の症例も再基本治療や修正治療を行うことにより健康を取り戻し，治癒した場合は，メインテナンスに移行する（図9-1参照）．

内容は，患者自身が行う「セルフケア」と，歯科医や歯科衛生士が行う「プロフェッショナルケア」からなる．メインテナンス中の患者には定期的にリコール来院してもらうことが必要であり，歯周病を引き起こす原因であるプラークの付着状態や修飾因

図9-3 メインテナンス治療の診断と治療内容

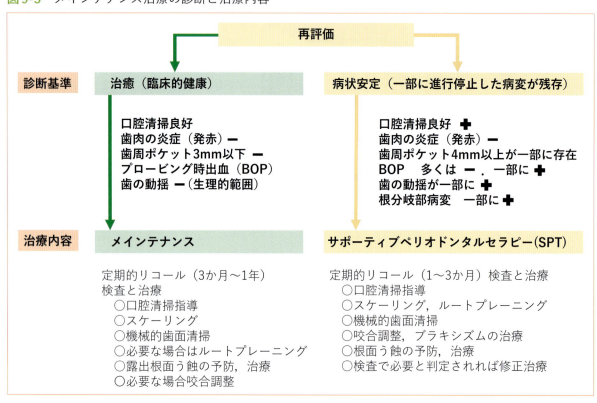

メインテナンス治療の重要性 I

図 9-4　長期間（30 年）メインテナンス治療を行った症例（55〜85 歳，骨の再生がみられる）

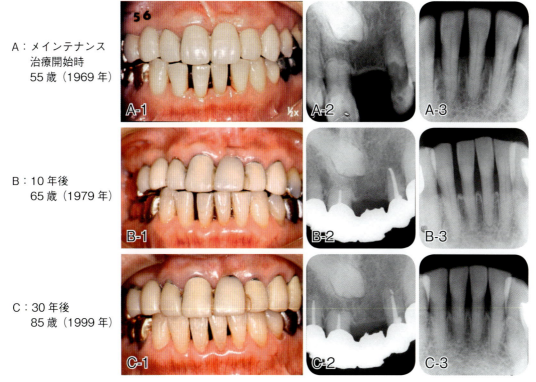

A：メインテナンス治療開始時　55 歳（1969 年）

B：10 年後　65 歳（1979 年）

C：30 年後　85 歳（1999 年）

歯周基本治療，修正治療後に定期的にメインテナンス治療を行い，30 年間良好に経過した症例（女性，初診：1969 年，55 歳，30 年後：1999 年，85 歳）（加藤）
A1：メインテナンス治療開始時（初診より 1 年後）
　A2，A3：歯周基本治療中のエックス線写真
B：10 年後（65 歳，1979 年）．B2，B3：歯槽骨は緻密で骨頂部の白線が明瞭になり，歯の動揺，下顎前歯の歯間離開は改善してきている．
C：30 年後（85 歳，1999 年），歯周組織の健康は維持され，歯周病の再発はない．30 年間に抜歯された歯は 1 本もなく，歯科医師会が目標とする 8020（80 歳で自分の歯が 20 本残存する）は達成された．

ADVANCE LEARNING

〖歯周病の「治癒」と「歯周ポケット深さ」〗

歯周病の「治癒」は，「歯周組織が臨床的に健康を回復した状態」とされている．臨床的に健康な歯周組織は，①歯肉に炎症がない（発赤，腫脹，出血が無い）　②歯周ポケットが 3mm 以下　③プロービング時の出血がない（BOP −）　④歯の動揺が生理的範囲である，が基準とされている．この判定基準は，以前から歯周病学の分野で用いられ，日本歯周病学会編の「歯周病学用語集（第 2 版，2013 年）」にも記載されている．ところが同じ日本歯周病学会編の「歯周治療の指針　2015」には，「歯周ポケット深さが 4mm 未満」と記載されている．

これまでの研究で，正常歯肉の歯肉溝の深さは，唇・舌側は 1〜2mm，隣接面は 2〜3mm と報告されている（Fuder，1963）．一方，健康な歯肉のポケットの深さはどの程度か，さらに何 mm なら健康を長期維持できるかを明確にした研究はない．Axelsson と Lindhe らは，メインテナンスに関する研究を，3mm 以下，4〜7mm，7mm 以上の 3 群に分けて行っている（表 9-1 参照）

通常，歯周ポケットの深さは，ポケットプローブを用いて測定し，1mm 以下は四捨五入し 1mm 単位で評価し，歯周検査表（ポケット検査表）に記載する．すなわち，3.5mm 以上 4.5mm 未満は 4mm と記録する．したがって 4mm 未満のポケットも，3.5mm 以上の場合は 4mm と記録される．4mm 以上は病的状態と評価するのでまぎらわしく，本書では健康な歯周組織の基準を「3mm 以下」とする．

203

第9章 メインテナンス治療（メインテナンス・SPT）と歯科衛生士の活躍

子について検査を行い再発を防ぐことが大切である．とくに大切なのは口腔清掃で，これまで指導したモチベーションとテクニックの維持，およびレベルアップである．さらに必要に応じてスケーリング，ルートプレーニング，プロフェッショナルメカニカルトゥースクリーニング（PMTC，専門的機械的歯面清掃，208頁参照）を行う．このほか定期的検査で咬合性外傷が生じている場合は，咬合の治療も行う（図9-4, 5）．

4 サポーティブペリオドンタルセラピー（SPT, 歯周病安定期治療）

「SPT」は，歯周基本治療と修正治療により「病状安定」となった歯周組織を維持していくための治療をいう．「病状安定」とは，ほとんどの部分は治癒したが，一部に進行を止め安定した状態にある病変（歯周ポケット4mm以上や根分岐部病変，歯の動揺など）が残存する状態であり，「病状安定」の状態を維持するために定期的に行う治療が「サポーティ

図9-5 長期間（31年）メインテナンス治療を行った症例（39～70歳，骨の再生が維持されている）

メインテナンス
治療開始時
39歳（1970年）

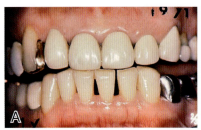

初診時
（1969年）

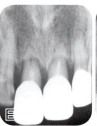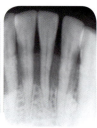

メインテナンス
治療10年後（49歳）

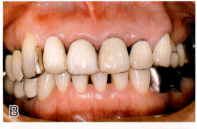

20年後（59歳）

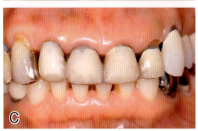

20年後

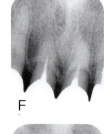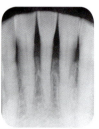

31年後
（2001年，70歳）

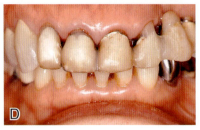

31年後

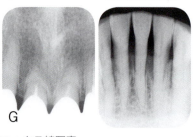

歯周基本治療と修正治療後，定期的にメインテナンス治療を行い31年間良好に経過した症例，女性，初診時39歳（1969年）
A：歯周基本治療と修正治療が終了し，メインテナンス治療に移行した状態（1970年）．エックス写真は初診時の状態．
B：10年後（49歳）の状態　良好である．
C：20年後（59歳）：口腔清掃，良好で歯肉に炎症ない
D：31年後（70歳）：歯周組織は良好に維持され，軽度の歯肉退縮とレジン前装冠のレジンの磨耗と変色がみられる

E：初診時のエックス線写真
　　歯槽骨の吸収が進行している
F：20年後，歯槽骨の再生がみられる
G：31年後，骨再生が維持されている

図9-6 重度歯周病患者に長期間（45年間，1967〜2012年），他医院と協力してメインテナンス治療した症例

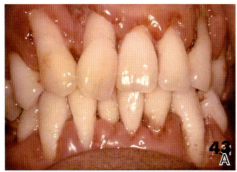
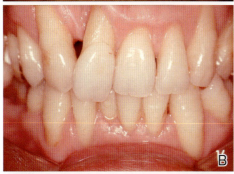
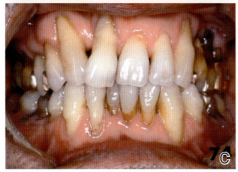

1965〜1967年東京医科歯科大学で基本治療と修正治療を行い，1967年にメインテナンス治療開始，1969年からは松山市の日野歯科医院でメインテナンス治療を行う．
A：初診（43歳）男性．1965年松山市において重度の歯周病で全部の歯を抜歯と診断されて来院．歯周治療を行う．
B：2年後；歯周基本治療・修正治療が終了（45歳），1967年メインテナンス治療に移行した（治療中1歯も抜歯していない）．1969年から松山市の日野歯科医院でメインテナンス治療を開始．
C：31年後（74歳）．1996年1歯も抜歯されていない．この間手紙と電話でモチベーションの維持向上につとめた．
その後もメインテナンスにつとめ，47年後2012年92歳でなくなる最後まで「歯は問題なく何でも食べられた」とのことである．

ブペリオドンタルセラピー（SPT，歯周病安定期治療）」である．

この残存した病変は，それ以上改善するのが困難なことが多く，進行を止め安定した状態を維持するには，定期的な検査とそれを基にした治療が必要である．その内容は，病変が残る部位を中心に口腔清掃指導，スケーリング，ルートプレーニング，咬合調整，ブラキシズム対策などの「基本治療」，および必要と判定した場合は歯周外科治療などの「修正治療」を行う．

5 リコールシステム

定期的に患者に来院してもらいメインテナンス治療を行うシステムをリコールシステムという．このシステムはメインテナンス治療，ひいては歯周治療を成功させるうえで大切である．リコールの時期・間隔は，歯周病の進行度とこれまでの治療内容によって異なる．基本は3か月に1度の来院であるが，重症で複雑な修正治療を行った患者やSPTを行っている患者は，毎月あるいは2か月に1度の来院が必要なことも多い．一方，歯周病が軽度で口腔清掃も良好に行えるようになっている患者は，6か月さらには1年に1度のリコールでもよい．リコール来院は前もって予約しておくのがよく，長期間間隔が開くときは，予約日が近づいたら電話や郵便などで連絡・確認する．

第9章 メインテナンス治療（メインテナンス・SPT）と歯科衛生士の活躍

6 メインテナンス治療を成功させるうえで大切なこと

1）患者にメインテナンス治療の重要性を認識させる

術者（歯科医師・歯科衛生士）はメインテナンス治療の重要性を十分に認識し，基本治療や修正治療中から患者教育を十分行い，患者にメインテナンス治療の重要性を認識させておく．

2）患者に適したリコールシステムをつくる

患者の病状と全身状態，治療内容に応じてリコールの時期を決定し，来院してもらい検査を行い，その結果を基にメインテナンス治療を行う．

3）患者に適したメインテナンスのための自己管理（セルフケア）法を指導する

リコール来院時には，患者の日常生活と口腔内の状態の変化を把握し，患者のメインテナンスに適した口腔清掃法と清掃器具の使い方を指導する．さらに前回の指導の効果を評価し，必要に応じて自己管理の方法を変化させる．

4）リコール時には歯周検査を行い以前の検査と比較し（第3章参照）必要な治療を行う

以前の検査とリコール時の検査結果を比較し，その変化に基づいて，メインテナンスの状態を評価し必要な治療を行う．

7 メインテナンス治療時の検査（リコール来院時の検査）

1）患者面談

患者のリコール来院に感謝して挨拶の後，全身と口腔内のトラブルの有無を聞く．トラブルが生じた場合は，その部位の検査に注意を払う．

2）口腔清掃状態と歯肉の炎症の検査

口腔清掃状態の検査は，<u>プラークの染出しをすぐにはせず，歯肉の検査を行ってから行う．歯肉に炎症のある部分は，炎症を引き起こす何らかの原因があるので，染出し前によく調べ，炎症状態を患者にも見せ認識させる必要がある．</u>

ADVANCE LEARNING

《リコール来院の重要性を示した研究》

AxelssonとLindheは，メインテナンス時のリコール来院の重要性を調べる研究で，「リコールの有無」による「ポケット深さ」の変化を調べている．その結果を表9-1に示した．まずポケットの深さを調べ，3mm以下，4～6mm，7mm以上の3群に区別し，さらに各群をリコール来院の有無により，リコール有群と無群に分けて比較している．

その結果，リコール来院有群では，初診時に3mm以下のポケットは35％であったのが，メインテナンス開始時には99％になり，3年，6年後も同じ99％に維持されていた．4～6mmのポケットは58％からメインテナンス開始時に1％に減少し，3，6年後も維持されていた．一方リコール来院無群は，初診時3mm以下のポケットはメインテナンス開始時には99％であったが，3年後には91％，6年後には80％と減少した．さらに4～6mmのポケットは初診時38％がメインテナンス開始時に1％に減少したが，3年後9％，6年後19％に増加したと報告し，リコール来院の重要性を示している．なおこの研究では3mm以下を健康としている．

表9-1 メインテナンス治療時の歯周ポケットの変化
リコール来院の有無による比較（Axelsson & Lindhe, 1981の改変）

	歯周ポケットの深さ					
	≦3mm（3mm以下）		4～6mm		≧7mm（7mm以上）	
リコールの有無	有	無	有	無	有	無
初診時	35%	50%	58%	38%	8%	12%
メインテナンス開始時	99%	99%	1%	1%	0%	0%
3年後	99%	91%	1%	9%	0%	0%
6年後	99%	80%	1%	19%	0%	1%

3）プロービング検査（ポケット深さとBOP）

ポケット深さの検査はきわめて大切で，前回の検査結果と比較する．変化がない場合は心配ないが，深くなっている場合は，歯周病が進行している危険性が高く，対策が必要となる．BOP（プロービング時の出血）がプラスの場合も，ポケット内部に炎症が強いことを示しており，進行の危険性がある．

4）咬合の検査：咬合性外傷と歯の動揺度の検査

通常，歯は少しずつ咬耗するが，動揺のある歯は咬合力で歯が動き咬耗が生じないため早期接触が生じる．さらに修復物・補綴物の硬さに差があると，咬耗の進行度が異なるため新たな早期接触が生じる可能性がある．動揺がある歯はとくに注意が必要である．

5）根面う蝕の検査

歯周病患者は歯肉が退縮し歯根が露出している場合が多く，根面う蝕が生じる危険性が高い．根面はセメント質や象牙質が露出しており，エナメル質に比べ石灰化が低く，う蝕になりやすいので，予防と早期発見・早期治療が必要である．

6）エックス線写真検査

歯周病が進行していた部位および病状安定の状態で病変が残存している部位を中心に検査し，以前の像と比較する．被曝量を考慮して不必要な検査は避ける．

8 メインテナンス治療（リコール来院時の治療）と歯科衛生士

リコール来院時の検査結果を基に，必要な治療を行う．ただし，歯周治療で最も重要な口腔清掃指導は必ず行い，歯科衛生士が活躍する．一方，スケーリング，ルートプレーニングは重要であるが，不必要に強く繰り返し行うと，知覚過敏やアタッチメントロスを引き起こす危険がある．

1 口腔清掃の再指導

口腔清掃に対する熱意は時間の経過とともに低下するので，再び高める目的で必ず行う．まず，検査結果の問題点を口腔内写真やミラーを使って患者に見せ，モチベーションを高める．次に，問題のある部位を日常行っている方法で清掃してもらい，その問題点を見つけ出し，よりよい清掃方法を指導する．

2 スケーリング，ルートプレーニング

歯石の沈着が認められたらスケーリングを行う．「歯肉縁上歯石」は軽く除去するにとどめ，根面う蝕を防ぐため歯面を削る強い操作は避ける．一方，以前よりポケットが深くなったり，新しく4mm以上の深い歯周ポケットが見つかった部位は，根面が細菌で汚染したり歯石が付着していることが多く，これらを取り除くためのルートプレーニングを行う．

一方「病状安定」と診断されBOP⊖でポケットの深さに変化がない場合は，歯肉縁下も軽くスケーリングを行いポケット内のプラークと石灰化を始めた軟らかい歯石を除去する．なお，歯面を削る強いルートプレーニングは避ける．

3 咬合性外傷に対する治療

歯の動揺の増加や骨吸収が進んだ場合は，咬合性外傷が生じている可能性があり，早期接触がある場合は咬合調整，ブラキシズムには自己暗示療法およびナイトガードの作製を行う．さらに2次性外傷が生じている場合は，暫間固定を行い，必要なら永久固定にする．

4 知覚過敏症，根面う蝕の治療

知覚過敏が再発したり新しく発症している場合は，まずその部位の清掃を徹底させ，さらにフッ化物塗布，フッ化物入りペーストなどを用いる．

根面う蝕は，象牙質と接着性の強い歯冠修復材やフッ素徐放性の修復材を用いて治療する．

5 歯周外科治療

リコール来院時の検査で，歯周外科治療が必要と診断される場合もある．以前にポケットが深く，フラップ手術など歯肉をポケット内に露出していた根面に再び付着させる手術（組織付着療法）を行った場合は，長い上皮性付着になっている場合が多く，歯肉に炎症が生じて歯肉線維が減少すると付着して

第9章 メインテナンス治療（メインテナンス・SPT）と歯科衛生士の活躍

いた上皮が根面から剝離してポケットが再発する可能性が高い．したがって，まずブラッシングを徹底させ，SRPを行って歯肉の炎症を改善し，再評価し，歯周外科手術の適応症と診断されたら，再度手術を行う．エムドゲイン®などを用いる再生療法を適応できる場合もある．

9 PMTC（プロフェッショナルメカニカルトゥースクリーニング）（専門的機械的歯面清掃）

スウェーデンのAxelssonにより1992年に日本に紹介された治療法で，歯周病とう蝕の予防を目的として，専門的に教育された歯科衛生士，歯科医師が機械的清掃器具とフッ化物含有ペーストを用いて，すべての歯の歯肉縁上と歯肉縁下1～3mmのプラークを除去する治療である．PMTCは本来歯周病に罹患していない人，健康を取り戻した人の予防やメインテナンス処置として行われ，原則としてスケーリングとルートプレーニングは含まれない．なお，機械的清掃には，プロフィーハンドピースにエバチップをつけ，フッ化物含有ペーストを用いる．

10 PTC（プロフェッショナルトゥースクリーニング）（専門的歯面清掃）

これは，歯周病の予防とメインテナンスの目的で歯科衛生士や歯科医師など専門教育を受けた者が，歯面の沈着物の除去，すなわちプラークと歯石の除去（スケーリング），および色素沈着物の除去（歯面研磨）を行うことをいう．PMTCはスケーリングやルートプレーニングを含まないが，PTCはスケーリング・ルートプレーニングが含まれる（詳細は加藤，2011[1] 参照）．

ADVANCE LEARNING

〚歯周病予防の原則〛
1次・2次・3次予防に区分し理解する
1次予防：歯肉炎の予防（若い時から予防する）
　　　　　適切なブラッシング習慣をつける
2次予防：歯肉炎から歯周炎への進行の予防
　　　　　軽度歯周炎から重度歯周炎への進行を防ぐ
　　　　　医原性の修飾因子を作らない
3次予防：歯周病の再発の防止
　　　　　定期的リコールでメインテナンス治療を確実に行う

参考文献

1) 加藤熙編：新版最新歯周病学．医歯薬出版，東京，2011．
2) 加藤熙ほか：新歯科衛生士教本 歯周治療学．医歯薬出版，東京，1994．
3) 古西清司，申基喆編：臨床歯科エビデンス 歯周病と微生物学のビジュアルラーニング．南山堂，東京，2007．
4) 全国歯科衛生士教育協議会監修：最新歯科衛生士教本微生物学．医歯薬出版，東京，2011．
5) Socransky et al.：The Bacterial etiology of Destructive personal disease：Current concepts. Journal of Periodontology, 63：322-331, 1992.
6) 吉江弘正ほか編：臨床歯周病学，第2版．医歯薬出版，東京，2008．
7) Socransky et al.：Microbial complexes in subgingival plaque. Journal of Clinical Periodontology. 25：134-144, 1998.
8) 日本歯周病学会 編：歯周治療の指針2015．第1版，2016．
9) 加藤熙：最新歯周病学．医歯薬出版，東京，1994．
10) 菅原哲夫，池田雅彦，加藤熙：夜間のブラキシズムに与える咬合性因子と中枢性因子の役割に関する研究―オクルーザルスプリントを用いた研究．日歯保誌，43（6）：1220-1227，2000．
11) 小森英世ほか：サルの歯肉炎に対するブラッシングの効果について―歯肉マッサージとプラーク除去の比較．日歯周誌，20：246-259, 1978．
12) 内山純一：サルの実験的歯肉炎に対するブラッシング効果の臨床的病理組織学的分析．日歯周誌，23：249-272, 1981．
13) 全国歯科衛生士教育協議会編：歯科衛生士教本 歯周療法．医歯薬出版，東京，1984．

ADVANCE LEARNING

〖2017年米国歯周病学会とヨーロッパ歯周病連盟の新分類およびステージとグレード〗

A 歯周組織の疾患と状態の分類		B インプラント周囲組織の疾患と状態の分類
1. 健康な歯周組織と歯肉炎	i 健康な歯周組織と歯肉 ii プラーク性歯肉炎 iii 非プラーク性歯肉炎	1. 健康なインプラント周囲組織 2. インプラント周囲粘膜炎 3. インプラント周囲炎 4. インプラント周囲の軟・硬組織の欠損
2. 歯周炎	i 壊死性歯周疾患 ii 全身疾患関連歯周炎 iii 歯周炎	
3. 歯周組織に影響を与えるその他の状態	i 歯周組織に影響する全身疾患 ii 歯周膿瘍と歯周-歯内病変 iii 歯肉歯槽粘膜の形態異常 iv 咬合性外傷 v 歯および補綴物関連因子	

【新分類の特徴と重要な改定事項】
①1999年の分類で重要項目であった<u>慢性歯周炎と侵襲性歯周炎は，両者を区別する科学的証拠がないとしてひとつにまとめ「歯周炎」としている</u>．
②歯周炎に重症度を示す「**ステージ**」と，進行のリスク度を示す「**グレード**」を導入している．

新しく導入された歯周炎のステージとグレード

1. 歯周炎のステージ：歯周炎の重症度と治療の複雑度を示す	
ステージ I	CALは1〜2mm，骨吸収が歯根長の1/3未満（15%未満）で水平性，歯周炎による歯の喪失なし，PDは4mm以内．（CAL：臨床的アタッチメントレベル，PD：プロービングデプス）
ステージ II	CALは3〜4mm，骨吸収が歯根長の1/3未満（15〜33%）で水平性，歯周炎による歯の喪失なし，PDは5mm以内．
ステージ III	CALは5mm以上，骨吸収が歯根長の1/3以上，歯周炎による歯の喪失4本以下，PDは6mm以上，3mm以上の垂直性骨吸収，根分岐部病変2〜3度，中程度の歯槽堤吸収．
ステージ IV	CALは5mm以上，骨吸収が歯根長の1/3以上，歯周炎による歯の喪失5本以上，複雑な口腔機能回復治療を要する（咀嚼機能障害，二次性咬合性外傷，重度歯槽堤吸収，咬合崩壊・歯の移動，フレアアウトなどがある）．

2. 歯周炎のグレード：病気の進行速度と悪化のリスクを示す	
グレード A	骨吸収・CALの変化が5年以上なし，骨吸収（%）/年齢が0.25以下，バイオフィルムの蓄積は多いが組織破壊は少ない，非喫煙者，血糖値正常，糖尿病診断なし
グレード B	骨吸収・CALの変化が5年で2mm未満，骨吸収（%）/年齢が0.25〜1.0，バイオフィルムの蓄積に見合った組織破壊，喫煙1日10本未満，HbA1c7.0%未満の糖尿病患者
グレード C	骨吸収・CALの変化が5年で2mm以上，骨吸収（%）/年齢が1.0以上，バイオフィルム蓄積以上の組織破壊，早期発症（第一大臼歯，前歯），原因除去療法の効果少ない，喫煙1日10本以上，HbA1cが7.0%以上の糖尿病患者

索　引

あ

- アーカンサスストーン … 132
- アクワイヤードペリクル … 40
- アコースティックストリーム … 137
- アタッチメントゲイン … 27, 76
- アタッチメントレベル … 27, 76
    - ――の検査 … 76
- アタッチメントロス … 27, 31, 76
- アングルワイダー … 70

い

- イニシャルプレパレーション … 92
- インディアナストーン … 132
- インプラント … 197, 198
- インプラント周囲炎 … 21, 33, 197
    - ――の予防と治療 … 198
- インプラント治療 … 197
- 医療面接 … 58, 66, 67
- 遺伝子診断 … 87
- 遺伝疾患関連歯周炎 … 21
- 1歯ずつの垂直法 … 102, 103
- 1次性咬合性外傷 … 21, 25, 51
- 1次治療計画 … 88
    - ――の修正 … 168
    - ――の立案 … 57, 60, 89

う

- ウィドマン改良フラップ手術 … 172
- ウォーキングプロービング … 73
- う蝕治療 … 164

え

- エアスケーラー … 140
    - ――のブラシチップ … 153
- エックス線写真検査 … 77
- エナメルマトリックスタンパク質 … 182
- エナメル質 … 10, 12
- エナメル突起 … 79
- エムドゲイン … 172, 182
- 壊死性潰瘍性歯周炎 … 21, 25, 33
- 壊死性潰瘍性歯肉炎 … 21, 23, 33
- 鋭匙型スケーラー … 122, 129
- 炎症性因子 … 36, 37, 55, 81
- 塩基性線維芽細胞成長因子 … 183

お

- オーシャンビンチゼル … 174
- オーバートリートメント … 149
- オクルーザルスプリント … 85, 160
- 汚染セメント質 … 118
    - ――の除去 … 118, 121
- 音波歯ブラシ … 109

か

- カッティングエッジ … 130
- 化学的プラークコントロール … 113
- 化学的清掃法 … 113
- 仮性ポケット … 26, 28
- 家族歴 … 67
- 顆粒層 … 13
- 海綿骨 … 17
- 外縁上皮 … 13
- 外傷性因子 … 36, 37, 55
    - ――の検査 … 84
    - ――の除去 … 55
- 外傷性咬合 … 36, 39, 50, 154
    - ――の検査 … 84
    - ――の除去 … 55
- 外傷性修飾因子 … 39
- 角化歯肉 … 15, 83
- 角化歯肉の狭小 … 82
- 角化歯肉上皮 … 13
- 角化上皮 … 13
- 角化層 … 12, 13
- 獲得被膜 … 46
- 鎌型スケーラー … 122, 129
- 患者面談 … 58
- 感染性心内膜炎 … 52

き

- キャビテーション … 138
- キュレッタージ … 176
- キュレットタイプスケーラー … 122, 129
    - ――のシャープニング … 133
- 基底層 … 13
- 基底板 … 20
- 基底膜 … 13
- 喫煙 … 39, 87
- 急性歯周膿瘍 … 165
- 急速進行性歯周炎 … 24
- 矯正力 … 50
- 局所性修飾因子 … 37, 81
- 局所薬物デリバリーシステム … 166
- 局所薬物デリバリー（配送）システム … 166

く

- クリニカルポケットデプス … 72
- クレーン-カプランのポケットマーカー … 174
- クレンチング … 50, 85, 159
- クロルヘキシジン … 113
- グラインディング … 50, 85, 159
- グレーシータイプキュレット … 130
    - ――のシャープニング … 134
- グレーシータイプキュレットの使い方 … 145
- 食いしばり … 85, 159
- 鍬型スケーラー … 122

け

- 軽度歯周炎 … 32
- 軽度慢性歯周炎 … 24
- 結合組織 … 13
- 結合組織性付着 … 20
- 検査 … 64
- 原因除去 … 7, 54
- 原生セメント質 … 19

こ

- コーンビームCT撮影 … 78
- コーンのプライヤー … 175
- コル … 11
- コンタクトゲージ … 82
- 固有歯槽骨 … 17
- 誤嚥性肺炎 … 52
    - ――の予防 … 114
- 口角鈎 … 71
- 口腔スピロヘータ … 45
- 口腔の既往歴 … 67
- 口腔衛生指導 … 93
- 口腔外接着再植法 … 200
- 口腔外接着法 … 199
- 口腔機能回復治療 … 170, 196
- 口腔清掃指導 … 91, 93, 94, 100
    - ――の意義 … 93
- 口腔前庭 … 12
    - ――の狭小 … 38, 83
- 口腔内一般診査 … 58, 67
- 口腔内環境因子 … 37
- 口腔内撮影用カメラ … 71
- 口腔内写真 … 70
- 口腔内写真撮影 … 70
- 口腔内接着法 … 200
- 口腔粘膜 … 10, 13

INDEX

口呼吸 ……………………… 37, 81, 112
口呼吸線 ……………………… 38, 82
抗菌薬 ……………………… 113, 166
咬合紙 ……………………… 85, 156
咬合紙ホルダー ……………………… 85
咬合触診法 ……………………… 84
咬合性外傷 ……… 21, 25, 49, 154
　——の治療 ……………………… 154
　——の治療の進め方 ……… 155
　——の病理学的特徴 ……… 29
　——の病理組織変化 ……… 49
　——の臨床症状 ……… 49, 84
咬合調整 ……………………… 156
　——の原則 ……………………… 156
高齢者の口腔清掃指導 ……… 114
酵素剤 ……………………… 113
黒色集落 ……………………… 43
骨移植術 ……………………… 172, 184
骨芽細胞 ……………………… 16, 17, 19
骨欠損の分類 ……………………… 77
骨細胞 ……………………… 17, 19
骨整形術 ……………………… 172
骨切除術 ……………………… 172
根尖線維 ……………………… 16
根分割矯正治療法 ……………… 193
根分割切除術 ……………… 192
根分割保存術 ……………… 193
根分割療法 ……………………… 192
根分岐部病変 ……… 21, 33, 79, 189
　——と治療法 ……………………… 189
　——の検査 ……………… 79, 189
　——の分類 ……………… 79, 189
根分岐部用チップ ……… 137, 139
　——の使用法 ……………… 143
5枚法 ……………………… 70

さ

サポーティブペリオドンタルセラピー ……………… 63, 201, 204
再生療法 ……………………… 191
再評価 ……………………… 168
再度SRP ……………………… 152
　——の効果 ……………… 152
最後方歯遠心部の清掃法
　……………………… 102, 104
擦過痛 ……………………… 110
暫間固定 ……………………… 158
3次元CT ……………………… 78

し

シクロスポリン ……………………… 39
シクロスポリン性歯肉炎 ……… 23
シックルタイプスケーラー
　……………………… 122, 129
　——のシャープニング ……… 132
シャーピー線維 ……………… 16, 20
シャープニング ……………… 132
シュガーマンファイル ……… 174
支持歯槽骨 ……………………… 17
思春期性歯肉炎 ……………… 23
歯科衛生士の教育 ……………… 9
歯科衛生士の業務 ……………… 8
歯科衛生士の卒後研修 ……… 9
歯科衛生士の誕生 ……………… 8
歯科既往歴 ……………………… 67
歯冠形態修正 ……………………… 157
歯間ブラシ ……………… 106, 107
歯間水平線維 ……………… 14, 15
歯間乳頭 ……………………… 11
歯間離開 ……………………… 162
歯垢 ……………………… 37
歯根の破折 ……………………… 33
歯根垂直破折 ……………… 21
歯根保存療法 ……………… 190
歯根膜 ……………………… 10, 12, 19
　——の構造 ……………………… 16
　——の細胞 ……………………… 16
歯根膜線維 ……………… 12, 16
　——の走行 ……………………… 16
歯周ポケット ……………………… 26
　——の検査 ……………………… 72
歯周ポケット搔爬術 ……… 172, 175
歯周ポケット内洗浄 ……… 166
歯周医学 ……………………… 52
歯周炎 ……………………… 21, 24
　——の周期的進行 ……… 32
　——の特徴 ……………………… 26
　——の病理学的特徴 ……… 29
　——への進行 ……………………… 31
歯周基本治療 ……………… 60, 91
歯周基本治療の効果 ……… 92
歯周基本治療の内容 ……… 62, 91
歯周-矯正治療 ……………… 194
歯周外科の適応 ……………… 172
歯周外科手術 ……………… 172
　——に用いる器具 ……… 173
　——の分類 ……………………… 172
　——　器具と材料 ……… 173
歯周外科治療 ……………… 170, 171
歯周形成術 ……………… 172, 184
歯周-歯内病変 ……………… 21, 33
　——と治療法 ……………… 187
　——の分類 ……………… 188
歯周疾患 ……………………… 1
歯周組織 ……………………… 1, 10
　——と歯との付着・結合 ……… 20
　——における宿主反応 ……… 34
　——の防御作用 ……………… 34
歯周組織再生誘導法 ……… 181
歯周組織再生療法 ……… 172, 181
歯周治療 ……………………… 2
　——の基本 ……………… 3, 54
　——の進め方 ……………… 57, 59
　——の発展の歴史 ……… 8
　——を成功させる要点 ……… 3
歯周治療学 ……………………… 1
歯周膿瘍 ……………………… 21, 33
歯周病 ……………………… 1, 22
　——と全身との関係 ……… 52
　——のリスクファクター ……… 39
　——の検査 ……………………… 64
　——の原因 ……………… 36, 55
　——の抗菌療法 ……… 166
　——の進行の特徴 ……… 32
　——の分類 ……………………… 21
歯周病安定期治療 ……… 63, 201, 204
歯周病学 ……………………… 1
歯周病検査の進め方 ……… 65
歯周病原菌の特徴 ……… 45
歯周病原（性）細菌 ……… 43
　——の定義 ……………………… 43
　——の分類 ……………………… 43
歯周病進行の部位特異性 ……… 32
歯周病変と歯内病変独立発生・合併型 ……………………… 188
歯周病変由来型 ……………… 188
歯周病予防の原則 ……… 208
歯周補綴 ……………………… 194
歯髄 ……………………… 10, 19
歯石 ……………… 37, 40, 47, 81
　——の為害性 ……………… 119
　——の形成 ……………… 47
　——の組成 ……………… 48
　——の定義と分類 ……… 47
歯石形成のメカニズム ……… 48
歯槽硬線 ……………………… 17
歯槽骨 ……………………… 10, 12, 17
歯槽骨歯肉線維 ……… 14, 15

索引

歯槽頂線維 ……………………… 16
歯槽粘膜 ……………… 11, 12, 13
歯槽膿漏 ……………………………… 7
歯内病変由来型 …………………… 188
歯内療法 …………………………… 164
歯肉 …………………… 10, 11, 12
　　──の結合組織 ……………… 14
　　──の検査 …………………… 68
　　──の上皮と結合組織 ……… 13
　　──の組織・構造 …………… 13
歯肉ポケット ……………………… 26
歯肉マッサージ …………………… 94
歯肉炎 ……………………… 21, 23
　　──が歯周炎へ進行するメカニズム …………………………… 31
　　──の特徴 …………………… 26
　　──の発症 …………………… 30
　　──の発生と進行のメカニズム …………………………… 30
　　──の病理学的特徴 ………… 28
歯肉縁下スケーリング ………… 118
　　──の目的と効果 ………… 120
歯肉縁下スケーリング・ルートプレーニング ………………… 144
歯肉縁下プラーク ………………… 40
　　──の特徴 …………………… 41
歯肉縁下歯石 ………………… 47, 82
歯肉縁上スケーリング ………… 118
　　──の目的と効果 ………… 119
歯肉縁上プラーク ………………… 40
歯肉縁上歯石 ………………… 47, 82
歯肉結合組織 ……………………… 13
歯肉結合組織移植術 ……… 172, 185
歯肉溝 ………………… 12, 13, 20
歯肉溝上皮 …………… 13, 14, 20
歯肉溝滲出液 ……………………… 20
　　──の検査 …………………… 79
歯肉歯槽粘膜境 ……… 11, 12, 83
歯肉歯槽粘膜形成術 …………… 184
歯肉出血 …………………………… 69
歯肉上皮 …………………………… 13
歯肉切除術 ………………… 172, 179
歯肉線維 ……………………… 12, 13
歯肉増殖 ……………………… 21, 23
歯肉退縮 ………………… 21, 23, 114
歯肉膿瘍 …………………………… 21
歯肉剥離掻爬術 …………………… 177
歯肉病変 …………………… 21, 23
歯肉辺縁 …………………………… 12
歯肉弁根尖側移動術 … 172, 185, 186

歯肉弁歯冠側移動術 …………… 172
歯肉弁側方移動術 … 172, 185, 186
歯面の沈着物の分類 ……………… 40
歯列不正 ……………………… 37, 81
自己暗示療法 …………… 159, 161
自己認識療法 …………… 159, 161
色素沈着 ……………………………… 40
執筆状把持法 …………… 123, 124
執筆状変法把持法 ……… 123, 124
斜走線維 ……………………………… 16
手用スケーラー ………………… 122
　　──の構造 ………………… 122
　　──の種類 ………………… 122
　　──の操作法 ……………… 123
手用砥石 ………………………… 132
腫脹 …………………………………… 68
修正治療 ………………… 62, 170
　　──の内容 …………… 62, 170
修正治療計画 ……………………… 88
　　──と修正治療 …………… 170
　　──の立案 ………………… 168
習癖の検査 ………………………… 86
重度歯周炎 ………………………… 32
重度慢性歯周炎 …………………… 24
宿主反応 ……………………………… 34
初期治療 ……………………………… 92
初発因子 ……………………… 36, 37
小帯の異常 ………………………… 83
小帯切除術 ……………… 172, 184
掌握法 ……………………………… 123
上皮 ……………………………………… 13
上皮性付着 ………………………… 20
上皮突起 ……………………………… 13
上皮表面 ……………………………… 13
食片圧入 ……………………………… 82
食物残渣 ……………………………… 40
心臓血管系疾患 …………………… 52
侵襲性歯周炎 ……………… 21, 24
真性ポケット ……………… 26, 29
新付着術 ………………… 172, 176
刃部の白線 ……………………… 134

す

スクラッピング法 ……… 102, 103
スケーラー ……………………… 122
　　──の切れ味の判定 ……… 134
　　──の選択 ………………… 144
　　──の把持法 ……… 123, 124
　　──刃部と根面との接触角度 …………………………… 126

スケーリング …………… 91, 117
　　──の目的と効果 ………… 119
スケーリング・ルートプレーニング（SRP）完了の判定 …… 147
スケーリング・ルートプレーニング（SRP）後の処置 ……… 147
スケーリング・ルートプレーニング ………………………… 117
　　──の起源 ………………… 117
　　──の実際 ………………… 144
　　──を成功させるうえで大切なこと ……………………………… 148
スティップリング ………………… 12
　　──の消失 …………………… 69
スティルマン改良法 …… 102, 104
スティルマン原法 ……… 102, 104
スティルマン法 ………………… 102
スピロヘータ ……………………… 42
スラッジ ………………………… 135
水平スクラッピング法 ………… 102
水平ストローク ………………… 125
水平線維 ……………………………… 16
水流式清掃用具 ………………… 109
垂直スクラッピング法 ………… 102
垂直ストローク ………… 124, 125
垂直歯根破折 …………………… 199

せ

セメント-エナメル境（CEJ）
　　………………………………… 12, 27
セメント芽細胞 ……… 16, 18, 19
セメント細胞 ………………… 18, 19
セメント歯肉線維 …………… 14, 15
セメント質 …………… 10, 12, 18
セラミックストーン …………… 132
正常な歯周組織 …………………… 10
正常な歯肉 ………………………… 11
切除療法 ………………… 172, 179
接合上皮 ……………… 13, 14, 20
　　──の根尖方向への増殖 … 31
　　──の歯面からの剥離 …… 31
接着性レジン固定法 …………… 158
舌習癖 ………………… 50, 86, 162
　　──の自己認識療法 ……… 162
専門的機械的歯面清掃 ………… 208
専門的歯面清掃 ………………… 208
線維芽細胞 ………………………… 16
線維性付着 ………………………… 20
線状菌 ……………………………… 42
全顎除菌療法 …………………… 166

そ

全身因子関連特殊歯周炎	25
全身既往歴	67
全身疾患	39
全身性修飾因子	39, 87
全身性・特殊因子関連歯肉炎	52

そ

組織学的ポケット深さ	72
組織再生誘導法	172
組織付着療法	172, 175
早期接触	50, 156
——の検査	84
——の削合部位	157
叢生	81
象牙質	10, 12, 19
増殖因子を応用した手術	182
増殖性歯肉炎	23
側方力	50

た

タッピング	50, 85, 159
タフトブラシ	107
第1シャンク	122
第2シャンク	122
単純性歯肉炎	21, 23

ち

チゼルタイプ	123
チップの種類と形態	137
チャーターズ法	102, 104
知覚過敏	163
——のメカニズム	163
——の原因	163
——の治療法	164
知覚過敏症	110, 163
治癒	202
治癒と歯周ポケット深さ	203
治癒力・抵抗力の向上	7
治療計画	88
緻密骨	17
中等度慢性歯周炎	24
超音波スケーラー	136
——と薬液の併用	142
——の利点と欠点	139
超音波スケーラーチップの振動	136
超音波歯ブラシ	109

つ

通性嫌気性菌	42

て

テスター	135
デスモゾーム	13, 14
デブライドメント	118
デンタルテープ	106
デンタルフロス	106
デンタルプラーク	40
堤状隆起	38
電動砥石	132
——の滅菌消毒	132
電動歯ブラシ	109

と

トゥ	122
トゥースコンタクトハビット	86
トゥースピック	108
トライセクション	192
トンネリング	191
砥石の種類と用途	132
糖尿病	52, 87
動機づけ	95
動揺度	78
——の臨床基準	78
特異的細菌説	43

な

ナイセリア	42
ナイトガード	85, 159, 160
内縁上皮	13, 14
斜めストローク	125

に

ニフェジピン	39
ニフェジピン性歯肉炎	23
二次セメント質	19
日本歯周病学会	21
日本歯槽膿漏学会	7
乳頭歯肉	11
妊娠性歯肉炎	23
二次性咬合性外傷	21, 25, 51
2次治療計画	88
——の立案	57, 89, 168
2段階指導方式	105

は

ハーフデスモゾーム	14
バイオフィルム	40, 42
——の形成	42
——の特徴	41
バス法	102, 103
バックアクションチゼル	174
バルカン固定	158
パピヨン-ル・フェーブル症候群	39
破骨細胞	16, 17, 19
歯ぎしり	85, 159
歯の組織	10
歯の動揺度の検査	78
排膿	69
白質	40
白線	17
——による研磨状態の判定	135
白血病性歯肉炎	23
抜歯	164

ひ

ヒール	122
ピエゾ式	136
非プラーク性歯肉炎	21, 23
非特異的細菌説	43
病状安定	202

ふ

ファーケーションプラスティー	191
ファーケーションプローブ	79, 189
ファイルタイプ	122
フィンガーストローク	123, 124
フィンガーモーション	123, 124
フィンガーレスト	126
——位置と力の入れ方	127
フェニトイン	39
フェニトイン性歯肉炎	23
フェノール化合物	113
フォーンズ法	102, 104
フラップ手術	172, 177, 179
フルマウスディスインフェクション	166
フレアーアウト	162
ブラキシズム	50, 159
——の改善・治療	159
——の検査	85
——の原因	160
——の自己暗示療法	161
——の自己認識療法	161
——の強さ	160
——の臨床的評価法	160
——の臨床症状と検査法	159

索引

ブラキシズム発生のメカニズム ……… 160
ブラッシング ……… 96
　――の副作用 ……… 113
　――を困難にする因子 ……… 110
ブラッシング指導 ……… 93
ブラッシング時の痛み ……… 110
ブラッシング時の出血 ……… 110
ブラッシング法 ……… 101
プラーク ……… 37, 40
　――とデンタルプラーク ……… 41
プラーク，バイオフィルムの形成 ……… 42
プラークコントロール ……… 93
プラーク性歯肉炎 ……… 21, 23
プラーク増加因子 ……… 32, 36, 37, 81
プラーク単独性歯肉炎 ……… 23
プラークチャート ……… 80
プラーク付着状態の検査 ……… 80
プラーク付着率 ……… 80
プラークリテンションファクター ……… 36, 81
プルストローク ……… 125
プロービング ……… 72
プロービングデプス（歯周ポケット深さ）……… 72
プロービングデプス記録表 ……… 74
プロービングポケットデプス ……… 72
プロービング検査 ……… 72
プロービング時の出血 ……… 69, 76
プロフェッショナルトゥースクリーニング ……… 119, 208
プロフェッショナルメカニカルトゥースクリーニング ……… 119, 208
不働歯 ……… 38
不良補綴物 ……… 37
付着の位置 ……… 27
付着の獲得 ……… 27
付着の喪失 ……… 27
付着歯肉 ……… 11, 12, 83
　――の狭小 ……… 82
複雑性歯肉炎 ……… 21, 23

へ

ヘミセクション ……… 192
ヘミデスモゾーム ……… 13, 14, 20
ベイヨネラ ……… 42
ペリオテスト ……… 78
ペリオドンタルメディシン ……… 52
辺縁歯肉 ……… 11

ほ

ホータイプ ……… 122
ポケットプローブ ……… 73
ポケット探針型チップ ……… 137
ポピドンヨード ……… 113
補助清掃用具 ……… 106
　――と使用方法 ……… 108
放線菌 ……… 42
発赤 ……… 68

ま

マグネット式 ……… 136
慢性歯周炎 ……… 21, 24

み

ミニタイプキュレット ……… 153
ミラー ……… 71
未分化細胞 ……… 16
磨き方の指導 ……… 100

む

無細胞セメント質 ……… 18, 19

め

メインテナンス ……… 63, 201, 202
メインテナンス治療 ……… 63, 153, 201
　――と治療計画 ……… 90
　――の検査 ……… 206
メタボリックシンドローム ……… 52
メラニン色素 ……… 14
免疫反応による歯周組織破壊 ……… 35
面接 ……… 66
面談 ……… 66

も

モチベーション ……… 95
　――の方法 ……… 95
問診 ……… 58

や

やすり型 ……… 122
薬剤の服用 ……… 39
薬物性歯肉炎 ……… 23
薬物性歯肉増殖症 ……… 23
薬物療法 ……… 165
　――の方法 ……… 166

ゆ

ユニバーサルタイプチップ ……… 137
ユニバーサルタイプキュレット ……… 131
　――のシャープニング ……… 134
　――の使い方 ……… 145
有棘層 ……… 13
有細胞セメント質 ……… 18, 19
遊離歯肉 ……… 11, 12
遊離歯肉移植術 ……… 172, 184

よ

予診票 ……… 58

ら

ラウンドバー ……… 174
ラバーチップ ……… 108
らせん状菌 ……… 42

り

リグロス ……… 172, 183
リコール ……… 205
　――の重要性 ……… 206
輪状線維 ……… 14, 15
臨床的（クリニカル）アタッチメントレベル ……… 76
臨床的ポケット深さ（クリニカルポケットデプス）……… 72
　――の特徴 ……… 74
臨床的正常歯肉 ……… 28

る

ルートプレーニング ……… 91, 117
　――の目的と効果 ……… 120
　――根面の滑沢化と限界 ……… 121
　――根面の削除量 ……… 121
ルートプレーニングチップ ……… 137

れ

レーザー ……… 167
レッドコンプレックス ……… 46
レンサ球菌 ……… 42
冷水痛 ……… 110

ろ

ロッキングモーション ……… 124, 125

わ

ワイヤー結紮固定法 ……… 158

INDEX

A

AA菌 ······ 43
Actinomyces oris（*viscosus*）
······ 44, 45, 46
Actinomyces ······ 42
Actinomyces naeslundii ······ 45, 46
Aggregatibacter actinomycetemcomitans ······ 43, 44, 45
AL ······ 76
A-スプリント ······ 158

B

BOP ······ 69, 76

C

CAL ······ 76

E

EMD ······ 172, 182
ENAP ······ 172, 176

F

Fusobacterium ······ 42
Fusobacterium nucleatum
······ 44, 45, 46

G

Glickman ······ 77
　──の分類 ······ 79
GTR法 ······ 172, 181

K

KKタイプキュレット ······ 131
　──のシャープニング ······ 134
　──の使い方 ······ 145

L

Lindheの根分岐部病変の分類
······ 79, 189

M

Millerの分類 ······ 78

N

Neisseria ······ 42

O

O'Learyのプラークコントロールレコード ······ 80, 81

P

PCR ······ 80, 81
PD ······ 72
PG菌 ······ 43
PMTC ······ 119, 208
Porphyromonas gingivalis ······ 43, 45
PPD ······ 72
Prevotella intermedia ······ 45, 46
PTC ······ 119, 208

R

red complex ······ 46

S

Selenomonas ······ 42
SPT ······ 63, 201, 204
SRP ······ 117
　──の効果と限界 ······ 152
SRP時の菌血症 ······ 147
Streptococcus gordonii ······ 42
Streptococcus mitis ······ 42
Streptococcus mutans ······ 42
Streptocuccus sanguinis ······ 42

T

Tannerella forsythia ······ 43, 44, 45
Treponema denticola
······ 42, 44, 45, 46

V

Veillonella ······ 42

W

WHOプローブ ······ 73

【著者略歴（五十音順）】

坂上　竜資（さかがみ　りゅうじ）
- 1984年　北海道大学歯学部卒業
- 1988年　オレゴンヘルスサイエンス大学歯学部（米国）ポストグラジュエートコース（歯周病学）修了
- 1996年　北海道大学講師（歯周病学）
- 2003年　福岡歯科大学口腔治療学講座（歯周病学）教授

菅谷　勉（すがや　つとむ）
- 1985年　北海道大学歯学部卒業
- 1998年　北海道大学講師（歯周病学）
- 2002年　北海道大学大学院歯学研究科口腔健康科学講座（歯周病学）准教授
- 2019年　北海道大学大学院歯学研究院口腔健康科学講座（歯周病学）教授

髙橋　幸裕（たかはし　ゆきひろ）
- 1987年　北海道大学歯学部卒業
- 1991年　北海道大学大学院歯学研究科博士課程歯学臨床系専攻（歯周病学）修了
- 1992年　アメリカ合衆国NIH 客員研究員
- 1995年　日本歯科大学歯学部（現生命歯学部）微生物学講座専任講師
- 2006年　日本歯科大学生命歯学部微生物学講座助教授（後に准教授）
- 2016年　日本歯科大学生命歯学部微生物学講座教授

藤井　健男（ふじい　たけお）
- 1984年　東日本学園大学（現北海道医療大学）歯学部卒業
- 1993年　東日本学園大学歯学部歯科保存学第1講座（歯周病学）講師
- 1996年　ジュネーブ大学歯学部予防科学講座招聘研究員
- 2001年　北海道医療大学医療科学センター助教授
- 2011年　松本歯科大学大学院健康増進口腔科学講座総合口腔診療部教授
- 2018年　オムニデンテックスグループ（札幌市）主席歯周病専門医

【編著者略歴】

加藤　熙(ひろし)

1938年	茨城県水戸市に生まれる
1962年	東京医科歯科大学歯学部卒業
	同大学助手〔歯科保存学第2講座（歯周病学）〕
1968年	北海道大学講師〔歯学部歯科保存学第1講座〕
1970年	同大学助教授〔歯学部歯科保存学第2講座（歯周病学）〕
1978年	東日本学園大学（現北海道医療大学）教授
	〔歯学部歯科保存学第1講座（歯周病学）〕
1986年	北海道大学教授〔歯学部歯科保存学第2講座（歯周病学）〕
1999年	同大学歯学部附属病院長
2000年	同大学大学院歯学研究科口腔健康科学講座歯周病学分野教授
2001年	北海道大学名誉教授
	東京お茶の水歯科クリニック院長
2004年	総合歯科医療研究所所長（東京）
2007年	加藤歯周病研究所所長（水戸）

歯科衛生士のための
最新歯周病学　　　　　　ISBN978-4-263-42254-0

2018年7月10日　第1版第1刷発行
2023年1月20日　第1版第3刷発行

編　著　加　藤　　　熙
発行者　白　石　泰　夫
発行所　医歯薬出版株式会社

〒113-8612　東京都文京区本駒込1-7-10
TEL.（03）5395-7638（編集）・7630（販売）
FAX.（03）5395-7639（編集）・7633（販売）
https://www.ishiyaku.co.jp/
郵便振替番号 00190-5-13816

乱丁，落丁の際はお取り替えいたします　　印刷・木元省美堂／製本・榎本製本
Ⓒ Ishiyaku Publishers, Inc., 2018. Printed in Japan

本書の複製権・翻訳権・翻案権・上映権・譲渡権・貸与権・公衆送信権（送信可能化権を含む）・口述権は，医歯薬出版(株)が保有します．
本書を無断で複製する行為（コピー，スキャン，デジタルデータ化など）は，「私的使用のための複製」などの著作権法上の限られた例外を除き禁じられています．また私的使用に該当する場合であっても，請負業者等の第三者に依頼し上記の行為を行うことは違法となります．

JCOPY ＜出版者著作権管理機構 委託出版物＞
本書をコピーやスキャン等により複製される場合は，そのつど事前に出版者著作権管理機構（電話 03-5244-5088, FAX 03-5244-5089, e-mail：info@jcopy.or.jp）の許諾を得てください．